노인요양병원
완화의료 임상지침서

노인요양병원 완화의료 임상지침서

Jerry L. Old/Daniel L. Swagerty 공저
대한노인요양병원협회 옮김

A Practical Guide to
Palliative Care

메디마크

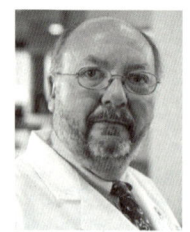

이제는 치료의 목적을
완치에서 완화로 전환할 때

임종기 환자들에게 필요한 치료와 그들이 실제로 받고 있는 치료 사이에는 오랜 기간 상당한 괴리가 있어 왔습니다. 현대 보건의료가 통증 완화에 뛰어난 역량을 발휘할 수 있음에도 불구하고 여전히 많은 환자들이 예방할 수 있는 통증과 고통 속에서 죽음을 맞이합니다.

보건의료 종사자들과 시스템이 전반적인 환자의 진료와 증상 완화를 중요한 요소로 받아들이기 시작한 것은 아직 최근 수십 년에 불과합니다. 단언컨대 현대 보건의료의 우수성은 질병과 기능 저하에 의한 신체적 · 정서적 · 사회적 · 영적 고통을 어떻게 치유하는가에 따라 결정됩니다.

우리는 더 이상 치료가 불가능한 상황에서도 최대한 오랫동안 환자에게 최상의 삶의 질을 제공할 수 있어야 합니다. 노쇠하고 허약한 환자를 돌봄에 있어, 치료의 목적을 어느 시점에 완치에서 완화로 전환해야 할지를 아는 것이 무엇보다 중요합니다.

이 책이 완화의료를 실천하고 있는 독자들에게 큰 도움이 되기를 바라며, 완화의료에 관심을 보여주신 한국의 보건의료 종사자 여러분께 진심으로 감사드립니다.

다니엘 스와거티 의학박사(MD), 공중보건학 석사(MPH)
캔자스대학교 가정의학과/내과 교수
가정의학과 노인병학 완화의료 부학장
랜던 노화연구센터 부원장

Introduction

There has long been too large of a gap between the type of care that people needed toward the end of their life and the care that they actually received. Despite the ability of modern health care to alleviate pain and suffering, people have continued too often to die in pain and with preventable suffering.

It has only been in the last several decades that health care providers and systems have embraced the importance of whole patient assessment and symptom relief. It is clear that excellence in modern health care depends on treating the physical, mental, social and spiritual suffering of disease and decline.

We must give our patients the highest quality of life , for as long as possible, even when a cure is not possible. It is vitally important to know when to transition from attempting a cure to providing comfort as we care for our most frail and venerable patients.

My sincere hope is that this book will help the reader in their care of these patients in their practice.

I am very grateful for the interest in this topic among Korean healthcare providers.

Daniel Swagerty, MD, MPH
Professor of Family Medicine and Internal Medicine
Associate Chair for Geriatrics and Palliative Care, Department of Family Medicine
Associate Director, Landon Center on Aging
University of Kansas School of Medicine
Kansas City, Kansas USA

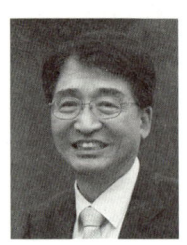

번역서 발간은 의료 선진국과
학문적 교류의 바탕

우리나라 고령화의 속도가 매년 기록을 경신하는 가운데 모두들 무병장수(無病長壽)를 기대하지만 기대와 달리 우리나라의 노인 질환 유병률은 OECD 국가 중 가장 높은 것으로 알려져 있습니다. 이 시간에도 말기 암환자 3만여 명이 우리 1,300여 개의 요양병원에서 임종을 맞고 있으며, 기타 생애 말기 질환으로 5만여 명이 고통 속에 죽음을 맞고 있습니다.

이에 우리 협회는 우리나라 노인의료의 주체로서 이런 말기 질환에 대한 치료와 돌봄 서비스에 대한 학문적 접근과 선진기법을 익히기 위해 꾸준히 선진국과 학문적 교류를 하고 있으며, 그 일환으로 완화의료 임상지침서를 번역 · 발간하게 되었습니다.

이를 유쾌하게 수락해주신 미국 AMDA의 Dan Swagerty 박사에게 먼저 감사를 드리고, 번역 작업에 임해주신 손덕현 박사를 비롯한 여러 선생님께 감사드립니다.

부디 이 역서가 우리나라 노인의료의 호스피스 분야를 비롯, 말기 질환자의 치료와 돌봄의 지침서로 널리 소용되기를 크게 기대합니다.

2014년 9월
대한노인요양병원협회장 의학박사 윤해영

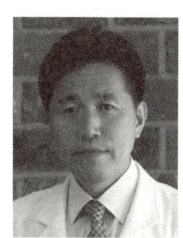

새로운 요양병원 개척의
작은 바탕이 되기를…

완화의료는 1960년대 영국에서 활발하게 전개되었던 호스피스 운동 이후 도입되었고, 1980년대 후반에는 영국에서 '완화의학'이 하나의 전문분야로 인정받게 되었다.

완화의료란 질병의 초기 단계부터 질병으로 인한 증상의 개선 및 예방을 위한 돌봄을 뜻하는 것으로, 말기 환자에게 제공되는 단순한 돌봄이라는 차원을 넘어 호스피스의 영역까지 모두 포함하고 있다. 한국의 호스피스완화의료는 1965년 기독교 선교사를 중심으로 시작되었다. 현재 '암관리법'에 제정된 호스피스완화의료 관련 내용은 다음과 같다.

"말기 암환자는 적극적인 치료에도 불구하고 근원적인 회복의 가능성이 없고, 점차 증상이 악화되어 몇 개월 내에 사망할 것으로 예상되는 암 환자를 말하며, 통증과 증상의 완화 등을 포함한 신체적, 심리사회적, 영적 영역에 대한 통합적인 평가와 치료를 통하여 말기암환자와 그 가족의 삶의 질을 향상시키는 것을 목적으로 하는 의료를 말한다."

2014년 현재 호스피스완화의료 지정기관은 54개이며 병상 수는 868병상이다. 그리고 말기 암환자의 완화의료기관 이용률은 2012년 기준 11.9%(암사망자 7만 3,759명 중 이용자는 9,767명)이다.

본래 완화의료의 대상은 암환자에 국한되어 있지 않고 기대여명이 6개월 이내의 말기 환자를 모두 포함한다. 미국과 영국의 호스피스완화의료도 암환자와 비암성 말기 환자를 모두 포함하고 있다. 미국의 경우 미국 전체 사망자의 44.6%가 호스피스 서비스를 이용하고 있다. 암환자의 비율은 2012년 기준으로 36.9%이며, 비암성 진단이 63.1%를 차지한다. 이 가운데 비암성 질환으로는 쇠약과 치매, 심장병이 3대 주요 원인으로 나타나고 있다. 암뿐만 아니라 만성기 질환의 영역까지 포함되어야 진정한 완화의료가 이루어지는 것이다.

사실 요양병원은 이처럼 진정한 완화의료를 할 수 있는 가장 좋은 여건을 가지고 있다. 그러나 법적으로는 완화의료기관으로 지정되어 있지 못해 참으로 안타깝다. 이미 최고의 요건을 갖추고 있는 국내의 요양병원들이 하루빨리 완화의료기관으로 지정되길 소망한다. 요양병원의 시설과 자원을 잘 활용한다면 수가적인 부분과 함께 아직 혜택을 받지 못하고 죽어가는 암환자와 말기 환자 90%의 사각지대를 커버할 수 있을 것으로 생각한다.

이 책은 총 10개의 섹션과 100개의 장으로 구성되어 있다. 그리고

– 완화의료의 기본개념
– 임종케어에 대한 여러 가지 문화적인 차이의 이해와 이에 대한 다양한 접근방법
– 환자와 가족 특히 자녀들이 죽음을 이해하고 받아들일 수 있도록 다가가는 방법, 환자와 가족에 대한 의료진의 이해, 그리고 함께 그 과정에 참여하는 완화의료 철학
– 최근 문제가 되고 있는 '사전의료의향서'를 통해 죽음의 질을 높이는 방법과 불치 환자의 심폐소생거부권과 자연사 허용권에 대한 문제 접근
– 말기 환자의 경우 기대여명을 예측하는 과학적인 방법과 단계별로 치료해 나가는 체계적인 방법
– 말기 환자들이 가장 많이 겪게 되는 통증에 대한 이해와 통증을 조절하는 방법
– 임종을 앞두고 나타나는 여러 증후군과 임종망상, 그리고 가족이 겪는 슬픔과 이에 대한 의료진의 접근 방법
– 죽음의 윤리적인 문제와 법적인 문제, '무의미한 치료를 멈추어야 할 때'에 대한 기준

등을 담고 있다. 또한 실질적으로 요양병원에서 말기 환자를 치료하면서 일어날 수 있는 여러 가지 상황에 대한 대처와 임상적인 실제 사례를 통해 완화의료의 가이드라인을 제시해 주고 있다. 이 책의 번역을 통해 요양병원이 완화의료기관으로 지정되고, 요양병원에 입원하고 있는 어르신들이 마지막 삶을 아름답게 장식하고 편안한 마무리를 할 수 있도록 되었으면 좋겠다. 아울러 존엄 케어와 죽음의 질을 높이는 지침서로서, 우리 요양병원들이 노인 환자에 대한 의료적인 기능을 충분히 감당하여 한국 요양병원의 새로운 개척의 장을 만들어 나가는 작은 바탕이 되었으면 하는 소망을 담아본다. 번역과 감수를 함께 해준 요양병원협회의 편집이사들에게 진심으로 감사를 드린다.

아직 완화의료에 대한 용어도 통일되지 않은 부분이 많아 어려움이 있었고, 미국과 한국의 제도적·개념적인 차이도 있지만, 가능한 한 직역보다는 그 의미를 살리기 위해 노력했다. 아직 부족한 점이 많이 있을 것이다. 그러나 이제 막 완화의료의 첫 출발점에 서 있기에, 부족하더라도 질책과 함께 격려를 부탁드린다.

책을 출판하기까지 함께 노력해주신 메디마크의 정기국 사장님과 미국 Lippincott 출판사, 그리고 저자이자 미국 AMDA(American medical director association)의 회장인 Swagerty 박사님, 대한노인요양병원협회 윤해영 회장님의 적극적인 지지에 무한한 존경과 감사를 표한다.

편집위원장 손덕현

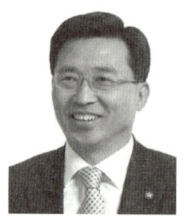

노인 환자에 대한 전문적이고
우수한 완화의료서비스 제공의 계기

먼저 대한노인요양병원협회에서 의료 선진국 미국의 호스피스완화의료 지침을 총정리한 〈노인요양병원 완화의료 임상지침서〉 번역본을 출간하게 됨을 진심으로 축하드립니다. 늦은 감이 있지만 지금부터 고령화 추세에 맞게 노인 암 및 말기 환자를 위한 의료, 특히 노인 환자의 호스피스완화의료에 대한 전문적 시각에서의 접근을 다룬 번역본 발간을 매우 뜻 깊은 시작으로 생각합니다.

한국의 호스피스완화의료는 이미 반세기, 즉 50여 년의 역사를 거치면서 많은 발전을 하여왔습니다. 하지만 아직도 완화의료에 대한 중점적 접근은 정부의 '암관리법'에 따라 말기 암 환자에 국한되어 있는 실정입니다. 게다가 대부분 치료가 불가능한 말기 암 환자 중심으로, 극히 일부 환자(암 사망자 7만 3,759명 중 이용자 9,767명 / 2012년 기준)에 국한되어 혜택을 주고 있을 뿐입니다. 특히 매년 약 3만 명의 노인 암환자가 요양병원에서 치료받고 있지만 제도적 혜택을 누리지 못하고 있어 안타까울 따름입니다. 이에 대한 제도적 개선은 물론 노인 환자들에 대한 혜택이 골고루 제공될 수 있도록 보편적 의료서비스 제공의 필요성을 생각하고 있습니다.

이번 번역본 발간을 계기로 노인요양병원이 중심이 되어 국내 노인 환자에 대하여 전문적이고 우수한 '호스피스완화의료서비스'가 제공되어 암과 말기 질환으로 고통받고 있는 많은 환자들의 삶의 질이 향상될 수 있도록 더욱 분발하여 주실 것을 부탁드립니다. 감사합니다.

국회 보건복지위원장 김춘진

이 한 권의 책이, 생의 마지막 길에서 인간의 존엄성과 행복을 느끼게 하는 등대와 같은 존재가 되길...

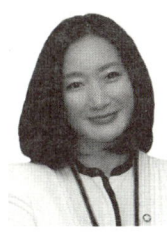

인간의 존엄과 행복을 위해 '언제 죽음을 맞이하는지'보다 '어떻게 죽음을 맞이할 것인지'가 더욱 중요한 시대가 되고 있습니다. 이에 말기 환자들이 삶을 보다 편안하게 마무리할 수 있도록 돕는 것은 환자의 생명과 건강을 첫째로 여기는 의료의 사명을 넘어 국민의 삶의 질을 보장해야 할 국가와 사회의 책무가 되었습니다. 그러나 우리나라의 노력은 충분하지 않습니다. 말기 환자들의 인간다운 여생을 위한 완화의료는 현행 암관리법을 통해 임종 말기의 암환자에 대해서만 제한적으로 허용하고 있습니다.

질병의 완치가 아닌 고통의 완화에 초점을 두고 환자와 그 가족의 고통을 덜어주어 남은 삶을 보다 가치 있고 인간답게 영위할 수 있도록 하는 완화의료의 본질에 비추어 볼 때, 우리나라의 말기환자를 위한 완화의료는 보다 많은 질병에 적용하고 보다 많은 의료기관에 확산되어야 할 필요가 있습니다. 금번에 대한노인요양병원협회 손덕현 부회장님을 비롯한 협회 편집이사님들께서 국내에 소개하는〈노인요양병원 완화의료 임상지침서〉는 이러한 완화의료의 적용과 확산을 위한 그간의 노력이 담겨 있다고 생각합니다.

〈노인요양병원 완화의료 임상지침서〉는 미국 캔사스 의과대학의 Jerry L. Old 교수와 Daniel L. Swagerty, Jr 교수가 공동집필한〈A Practical Guide to Palliative Care〉의 국내 번역본입니다.

이 책은 저자들이 서문에서 밝힌 바와 같이 말기환자를 돌보는 모든 이에게 쉽고 간편하면서도 실질적인 도움을 주고자 쓰여진 책입니다. 그래서 완화의료의 정의와 필요성, 환자의 문화적 특성에 따른 올바른 접근방법 등 완화의료의 개괄적 소개를 통해 완화의료가 익숙하지 않은 이들의 이해를 돕고 있음은 물론, 각 말기 환자의 특성에 따른 증상별 대처방법과 각종 완화요법까지 상세히 설명하고 있어 완화의료 현장에 있는 분들에게도 실질적인 도움을 줄 수 있는 내용을 포함하고 있습니다. "삶의 좋은 시작(출산)을 위해 노력하는 것처럼, 좋은 마침(죽음)을 위해서도 반드시 노력해야 한다."는 두 저자의 견해에 공감합니다.

그러한 만큼 이 책이 말기 환자를 위한 완화의료 임상지침 개선의 이론적, 실질적 토대가 됨은 물론이고, 일반인과 말기 환자 및 그 가족들에게 있어 생의 마지막 어려운 길에서 인간의 존엄성과 행복을 느끼게 하는 등대와 같은 존재가 되길 바랍니다.

국회의원 문정림(국회보건복지위원회, 새누리당)

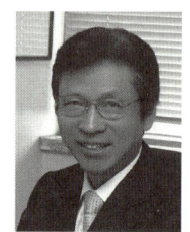

'삶의 질'에서
'죽음의 질'까지…

'백세시대'

이제는 한국 사회에서도 더 이상 낯선 말이 아니다. 평균수명이 80세를 넘는 어느 순간부터 우리 사회는 '삶의 질'에 집중하기 시작했다. 매스컴에서도 '삶의 질'을 다룬 방대한 양의 건강정보를 쏟아내고 있다. 국민의 관심이 건강한 하루하루를 향하고 있는 것이다. 그럼에도 불구하고, 아니 오히려 그래서 삶의 끝에 맞닥뜨리게 될 '건강한 죽음'이라는 화두에 대해서는 상대적으로 인색한 것이 사실이다.

최근 일부 매체에서 '완화의료'의 제도화가 늦어지고 있는 원인을 정부의 무관심으로 지목하고 그 필요성을 제기했다.

그러나, 사람들이 일반적으로 두려워하는 '죽음'의 문제를 공론화하기를 꺼리는 일반 국민들의 심리도 어느 정도는 반영된 것이 아닌지 생각해보아야 한다.

정부와 전문가들이 보건경제학적 관점에서 검토할 수 있는 것과는 달리 국민들은 정서적 측면에서 '죽음'을 연상시키는 '완화의료'가 사회이슈화 되는 것에 선뜻 동의되지 않는다.

이러한 시점에서 〈노인요양병원 완화의료 임상지침서〉의 한국어판이 발간된다는 소식을 접하고, 찬찬히 그 내용을 살펴보았다.

의료인들조차 아직은 낯설 수 있는 완화의료의 개념과 접근방법을 총 10개의 섹션과 100개의 장으로 소개하고 있다. 막연히 '죽음'의 문제로 치부하던 '완화의료'가 엄정한 체계와 학문성을 갖추고 우리에게 다가온 것이다.

우리가 그동안 피상적으로만 알고 있던 완화의료와 호스피스를 준비하는 과정에서 반드시 이해해야 하는 개념들을 자세히 설명하여 호스피스 과정을 운영하려는 분들과 그 가족들에게도 좋은 지침서가 될 수 있을 것으로 생각한다. 의료인의 한 사람으로서 다른 이들보다 앞서 이와 같은 내용을 살펴볼 수 있는 기회를 가질 수 있었던 것에 대해 감사하게 생각한다.

이 책의 번역과 발간을 주관하신 요양병원협회 관계자 여러분들의 노력이 향후 우리나라 호스피스완화의료의 합리적 정착의 기틀을 마련할 것이라는 것을 믿어 의심하지 않는다. 다시 한 번 이 책의 발간을 통해 제도적 답보상태에 놓여 있는 완화의료 관련 제도가 의료계의 합리적 담론을 이끌어내는 원동력이 되기를 희망한다.

병원협회와 병원인들도 '완화의료' 시스템이 안착될 수 있도록 합리적 정책방향 결정 과정에 적극 참여할 예정이다. 이를 통해 우리 한국 사회는 건강한 삶뿐 아니라 '죽음의 질'까지도 향상될 수 있을 것이다.

대한병원협회장 박상근

Section 1_ 완화의료란……

Section 2_ 임종 돌봄에 대한 다문화적 접근

Section 3_ 환자에게 다가가기

CONTENTS

Section 4_ 기대여명 예측하기

Section 5_ 완화의료의 제공

Section 6_ 임종 돌봄 서비스

Section 7_ 통증 이외의 증상 조절

Section 10_ 소아환자

Section 11_ 의료기록 작성하기

Section 12_ 임종 윤리

Section 1

완화의료란…

제1장

완화의료의 정의

언젠가는 환자의 질병을 치료하기 위해 더 이상 아무것도 할 수 없을 때가 반드시 찾아온다. 하지만 그런 순간에도 환자를 위해 무엇인가를 할 수 있다는 것 또한 사실이다.

인간의 사망률은 여전히 100%이다.

완화의료(Palliative Care)

완화의료를 뜻하는 palliative care의 어원은 그리스어로, 애정과 보살핌으로 환자를 '에워싸다(cloak)'라는 의미를 담고 있다. 이는 완화의료가 곧 포기(giving up)나 방치(no care)를 뜻한다고 보는 대다수 건강의학 전문가들의 생각과는 다른 것이다. '안락치료(comfort care)'라는 용어는 'com'과 'forte'의 합성어로 '온 힘을 다해 돌보다'라는 뜻이다. 즉 '안락함'을 제공하기 위한 적극적인 방식의 치료를 의미한다. 이 의미가 바로 호스피스와 완화의료의 토대를 이룬다.

완화의료는……

• 중환자들의 고통을 완화하고 삶의 질을 개선하는 데 초점을 맞춘다.
• 어떠한 질병 단계에서도 제공될 수 있다.
• '방치(no care)'가 아니라 통증이나 증상을 관리하기 위한 적극적인 치료를 의미한다.
• 협진 치료가 필요하다.

- 개인적 · 심리적 · 사회적 · 영적 지원을 제공한다.

- 임종 시 애도를 위한 지원을 제공한다.

- 가장 최근에 승인된 곳은 미국호스피스완화의학학회(American Academy of Hospice and Palliative Medicine: 1995년에 설립, 2006년에 공식적으로 재설립됨)이다.

 완화의료의 정의

완화의료란 완치가 불가능한 환자가 최대한 오랫동안 최상의 삶의 질을 누릴 수 있도록 증상의 완화를 돕는 적극적인 치료법을 말한다.

제2장

완화의료의 철학-치료에서 안락으로

임종을 앞둔 환자에 대한 적절한 치료는 환자의 인생철학과 삶의 목표에 바탕을 두고 철저하게 개인 맞춤형으로 이루어진다.(1)

임종에 관한 대조적인 관점

당연한 말이지만, 환자와 의료진은 임종 치료에 관하여 두 가지 대립적인 시각을 갖고 있다.

나는 천국에 갈 준비가 되어 있다!

에밀리 디킨슨(Emily Dickinson)의 관점
침대를 넓게 만들고
경외하는 마음으로 침대를 정돈하라.
그 안에서 기다려라. 훌륭하고 공정한
심판이 내려질 때까지.
(Ample make this Bed.
Make this bed with Awe!
In it wait till Judgement break……
Excellent and Fair.)

- 이 유형의 환자들은 대개 영적 가치를 중하게 여기며 평화로운 죽음을 계획한다.
- 이 유형의 환자들은 쉽게 죽음을 수용하고 실제로 '천국에 가기'를 고대한다.
- 이 유형의 환자들은 실제로 남아 있는 사람들에게 힘을 북돋아 주는 듯하다.

나는 전사다! 절대 포기란 없다!

딜런 토마스(Dylan Thomas)의 관점

순순히 어둠속으로 들어가지 마시오.

분노하고, 분노하라!

죽음의 빛에 대항하여……….

(Do not go gentle into that good night……

Rage! Rage!

Against the dying of the light……)

- 이 유형의 환자들은 전사와 같다.
- 절대 포기란 없다!
- 효과가 입증되지 않은 치료법이라 하더라도 0.001%의 가능성만 있으면 시도하고자 한다.

우리의 임무

위에서 제시된 임종에 관한 두 가지 관점 가운데 옳고 그른 것은 없다. 따라서 우리가 판단을 내려서는 안 된다.

우리의 임무는:

- 환자의 태도나 생각을 읽어내고 그것에 응답할 수 있어야 한다.
- 우리는 두 유형의 환자들뿐 아니라 그 중간에 위치한 환자까지 모두 상대할 수 있도록 적절한 대응 매뉴얼을 갖추고 있어야 한다.

의료진의 관점에서 심신이 허약한 환자에게 자신의 임종에 관한 관점을 강요해선 안 된다.

환자의 목표

우리는 환자의 목표가 무엇인지 이해하고 그것을 만족시킬 수 있도록 최선을 다해야 한다.(2) 일단 환자의 관점과 목표가 파악되면, 환자를 돌보는 방법을 찾기가 훨씬 쉬워질 것이다.

어느 시점에 다다르면 거의 모든 환자가 편안한 죽음을 자신의 목표로 생각하기 시작한다.(3)

 완화의료의 철학-치료에서 안락으로

임종에 관한 환자의 철학과 목표가 확고하다면, 완화의료가 훨씬 수월해진다.
- 평화로운 죽음-"나는 신께로 갈 준비가 되어 있다!"
- 전사-"나는 끝까지 싸울 것이며 절대 포기하지 않는다. 나는 암을 쳐부술 때까지 모든 노력을 다할 것이다."

우리의 목표는 두 가지 유형의 환자와 중간 유형의 환자들 모두에게 적절한 지원과 치료, 삶의 질을 제공하는 것이다. 인간의 총 사망률은 결국 100%이다.

REFERENCES

1. Saunders C, ed. The Management of Terminal Disease. London: Edward Arnold Ltd.; 1978.
2. Storey P, Knight CF. UNIPAC One. The Hospice/Palliative Medicine Approach to End-of Life Care. 2nd ed, Glenview, Illinois: American Academy of Hospice and Palliative Medicine; 2003.
3. Taylor GJ. Kurent JE. A Clinical Guide to Palliative Care. Blackwell Publishing; 2003.

제3장

'진단과 완치'에서 '고통 완화'로

현대의학은 질병의 '완치(cure)'를 목표로 한다. 따라서 환자가 가진 문제나 증상은 '진단과 치료'를 통해 해결해야 할 도전 과제와 같다. 즉 대부분의 의사들에게 의학의 목적은 완치라 할 수 있다. 그러나 완치를 목표의 대상으로 삼는 한, 우리는 궁극적으로 실패할 수밖에 없다. 사실상 완치란 불가능하기 때문이다. 따라서 현명한 의사라면 환자를 포기하는 대신 '진단과 완치'가 아니라 '고통 완화'로 목표를 전환할 시점을 정확히 인식하고 있어야 한다.(1)

〈표 3-1〉은 완치형 모델(curative model)을 나타낸다.(2) 완치형 모델에서는 각각의 질병에 대응하여 진단과 치료를 수행하지만, 결국 환자의 임종을 맞고는 모두 큰 충격을 받게 된다.

이와 달리 미래지향형 모델(palliative model, 〈표 3-2〉)에서는 지지요법(supportive care)과 증상조절(symptom control)을 조기에 시행한다는 점에 주목해야 한다. 말기에 접어들수록 '진단과 완치' 대신 '고통 완화'에 초점을 맞추고, 말기 환자가 호스피스를 필요로 하는 단계로 접어들면 고통의 완화가 궁극적인 목표가 된다. 이렇게 되면 환자가 사망하더라도 환자 본인은 물론 가족과 의료진 모두 충격을 받을 가능성이 매우 적어진다. 사별에 대한 마음의 준비를 천천히, 충분히 할 수 있기 때문이다.

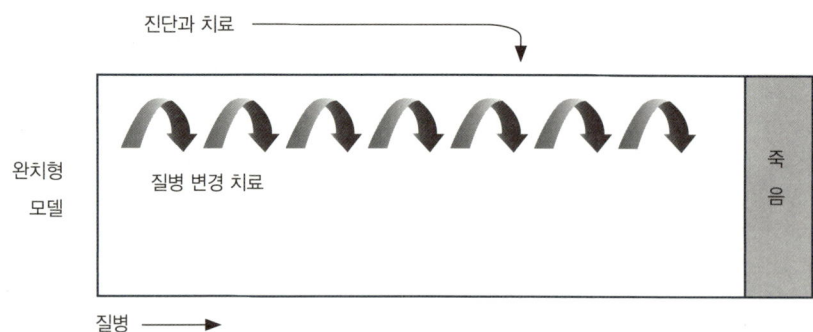

〈표 3-1〉 완치형 모델

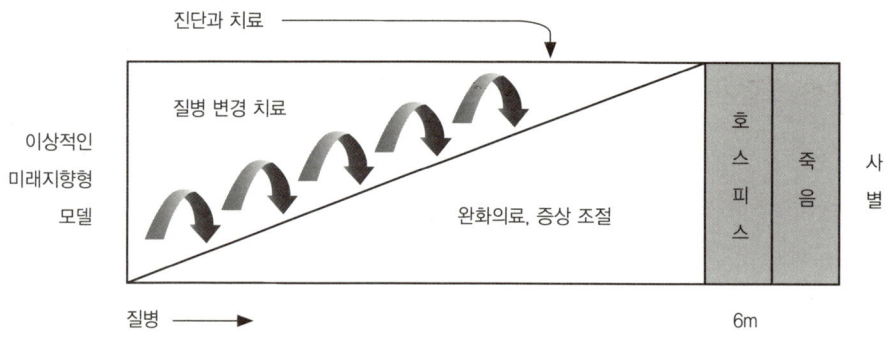

〈표 3-2〉 미래지향형 모델

 '진단과 완치'에서 '고통 완화'로

환자에게 말기 진단이 내려지면 '진단과 완치'에서 '고통 완화'로 목표를 유연하게 전환시키는 것이 중요하다.(3)

REFERENCES

1. Goodlin S. Framework for improving care. In: American Academy of Hospice and Palliative Medicine Bulletin. Available at: http://www.aahpm.org.Accessed August 20, 2006.
2. World Health Organization: Cancer Pain Relief and Palliative Care. Technical Report Series 804. Geneva, Switzerland; 1990.
3. Caring connections—What is hopice? Available at: http://www.caringinfo.org. Accessed August 15, 2006.

제4장

역사적 고찰: 무엇이 바뀌었는가?

현대의학계는 만성 질환(Chronic disease)이라는 새로운 개념을 만들어냈다.(1) 과거에는 평균 기대여명이 짧고 사망률이 높았기 때문에 임종의 상태로 접어드는 과정, 즉 '임종 곡선(彈道, Dying trajectory)'이 매우 가팔랐다.(2) 다시 말해, 질병에 걸리기 전까지는 비교적 건강한 상태를 유지하지만 일단 질병에 걸리면 대부분 사망에 이르곤 했다.(〈표4-1〉) 즉, 만성 질환이 사망의 원인이 될 수 있을 만큼 수명이 길지 못했다는 얘기다.

이처럼 20세기 이전까지는 극소수의 질병만이 치료가 가능했기 때문에 의료계는 증상과 고통의 완화에 에너지를 쏟을 수밖에 없었다.

18세기의 격언:

환자의 완치는 가끔

고통의 완화는 자주

안락함의 제공은 언제나

(To cure sometimes

To relieve often

To comfort always)

20세기 초에 접어들면서, 백신과 항생제, 마취제 등의 발달과 진단 기술 및 수술 방식이 발전하면서 이전까지 치료할 수 없었던 병들의 완치가 가능해졌다. 그리고 이러한 급작스런 변화는 의학 전문가들로 하여금 의학의 본질이 고통의 완화가 아니라 완치라고 생각하게 만들었다.

20세기의 격언:
안락함의 제공은 가끔
고통의 완화는 자주
환자의 완치는 언제나
(To comfort sometimes
To relieve often
To cure always)

의학 전문가들은 더 이상 치료하지 못할 병은 없다고 여기기 시작했고, 이로써 만성 질환의 시대가 시작되었다. 임종 곡선이 변화했고 사망원인은 더욱 복잡해졌으며, 투병 기간 또한 훨씬 길어졌다. 이제 현대인들은 울혈성심부전, 만성폐쇄성폐질환(COPD), 각종 암, 신부전증, 알츠하이머(8~12년까지 병이 진행될 수 있다)와 같은 만성 질환이 사망원인이 될 수 있을 정도로 오래 살게 되었고, 〈표4-2〉와 같다.
하지만 최근 현대의학은 그 한계를 인식하기 시작했다. 기적이 일어난다고 해도, 그리고 신장이나 심장을 이식한 후에도 결국 모든 사람이 죽음을 맞이한다. 이젠 환자의 자유의지와 존엄성, 재정적 문제를 고려하지 않은 채 고통만을 가중시키는 의술은 지양되어야 한다.

21세기의 새 격언:
환자의 완치는 합리적일 때
증상의 완화는 자주
안락함의 제공은 언제나
(To cure when it is reasonable
To relieve symptoms often

To comfort always)

〈표 4-1〉 1900년대의 임종 곡선

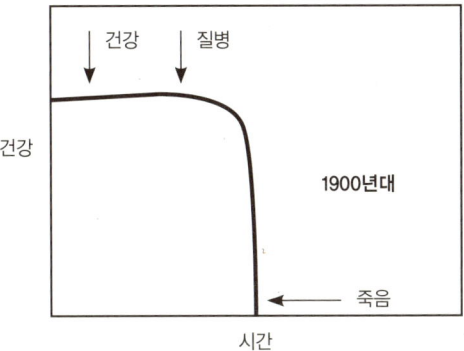

〈표 4-2〉 오늘날의 임종 곡선

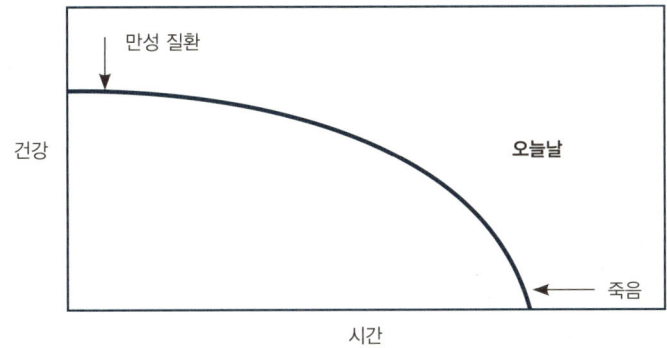

역사적 고찰

현대의학은 조기 사망(Premature death)의 원인이 되는 대부분의 질병들을 치료할 수 있게 됨으로써, 만성 질환을 사망원인의 하나로 만들어냈다. 이로써 사망하기 전까지의 투병기간이 훨씬 더 길어졌다(말기 진단 후 평균 30개월). 이러한 변화들은 신체적, 사회적, 경제적으로 매우 큰 영향을 끼쳤다.

REFERENCES

1. Doyle D, Hanks G, Cherny N, et al. Introduction. In: Doyle D, ed. Oxford Textbook of Medicine. 2nd ed. New York: Oxford University Press; pp. 1–5.
2. Corr CA. Death in modem society. In: Doyle D, ed. Oxford Textbook of Medicine. 2nd ed. New York: Oxford University Press; 1998:33.

Section 2

임종 돌봄에 대한 다문화적 접근

제5장

다양한 인구를 고려한 계획 설정

미국 고유의 특징이라 할 수 있는 인종적·문화적·종교적 다양성은 의료진이 임종 돌봄 서비스를 제공할 때 반드시 숙고해야 하는 구체적인 요구사항들과 함께 새로운 차원의 접근방식을 필요로 한다. 여러 연구에 따르면 인종이나 민족, 성별에 따라 임종 돌봄에 대한 요구가 매우 다르게 나타난다. 특히 주목할 만한 사실은 소수 민족이 현재 미국 인구의 3분의 1을 차지하고 있다는 점이다.(1, 2)

보건의료와 관련하여 다양하고 복잡한 상황에 처하게 되면 환자와 가족들은 치료에 대한 문화적 기대치(Cultural expectations), 가족들의 지지, 종교적 믿음 등과 같은 내적 요인에 기대어 결정을 내린다. 또한 환자와 가족들은 언어나 교육, 경제적 부담, 공식적·비공식적 지원 시스템의 감소 등으로 인해 보건의료에 대한 접근이 용이하지 않을 수 있다.

〈표 5-1〉은 다양한 그룹이 선호하는 각각의 임종 방식이 미국의 보건의료 방식과 상충될 수 있음을 보여준다.

미국에서는 의료진이 환자의 상태를 솔직하게 전달하는 것이 일반적이다. 그러나 이는 때때로 문화적 충돌을 일으키는 원인이 되기도 한다. 예를 들어, 아랍인들은 환자의 가족에게 '나쁜 소식'을 전하기를 꺼려하며, '죽음'이나 '암' 같은 단어들을 사용하지 않는다.

〈표 5-1〉 임종 선호도

	아랍 이슬람교도		아랍 기독교도		히스패닉계		흑인		백인	
	남성	여성	남성	여성	남성	여성	남성	여성	남성	여성
가족이 임종 환자를 돌봐야 한다고 생각한다.	X	X	X	X						
가족이 임종 환자를 돌보지 말아야 한다고 생각한다.							X	X	X	X
임종 시 가족에게 부담이 되고 싶어 하지 않는다.							X			
요양원 같은 시설에서 임종을 맞고 싶어한다.							X	X		
집에서 임종을 맞고 싶어한다.	X	X	X	X					X	X
호스피스에 대해 수용적이다.					X	X			X	X
요양원에 들어가기를 꺼린다.	X	X	X	X	X	X				
호스피스라는 개념을 낯설어한다.	X	X	X	X						
사전의료의향서를 중요하게 여긴다.									X	X
극단적인 생명연장 치료를 요구하지 않는다.	X	X	X	X			X			
임종 시 의료적 개입을 최대한 배제하고 싶어한다.	X	X	X	X	X		X			
임종 시 보다 적극적인 의료 개입을 선호한다.						X		X		

문화적 충돌을 피하기 위한 대화 전략:

• 환자가 진실을 원하더라도 그 가족은 진실로부터 환자를 보호하고 싶어할 수도 있다는 점을 인식하라.

• 환자에게 진실을 알려야 할 의무가 있음을 명심하라. 그러나 환자 및 그 가족들에게는 최대한 위협적이지 않은 방식으로 진실을 전달할 수 있도록 신중해라.

• 특정 그룹 내의 모든 사람들을 일반화하지 않도록 주의하라.

• 이해와 신뢰를 쌓기 위해 환자 및 그 가족과 터놓고 대화하라.

• 환자와 그 가족에게 사전 지시사항들을 알려준 다음 환자에게 가족 중 누가 환자의 치료를 결정하는 데 관여할 수 있는지 물어보라.

문화적 요구를 충족시킬 수 있는 돌봄을 수행하기 위해선 환자와 의사소통을 할 때 융통성을 발휘할 수 있어야 한다. 예를 들어보자.

• '나쁜 소식'을 듣고 싶어 하지 않는 환자와 대화할 때는 '말기 질환'이나 '죽음' 같은 단어들을 사용하지 않는다.

• '호스피스'라는 용어를 불편해하는 사람들과 대화를 할 때는 '호스피스 간호사' 대신 일반적인 '간호사'로 자신을 소개할 필요가 있다.

• 인종이나 민족성, 성별 등이 환자에게 미치는 영향을 고려하면서 세심하게 환자의 특징에 맞춰주는 자세가 필요하다.

• 의료 개입의 여부는 임종 방식에 대한 선호도에 따라 분명히 다르게 나타나며 같은 민족 집단이라 하더라도 성별에 따라 차이를 보인다.(2, 3)

• 히스패닉계의 여성은 대체로 광범위한 연명 치료(life-sustaining treatment)를 선호하지만 영양공급관(feeding tube)은 거부하는 경향이 있다. 이와 대조적으로 히스패닉계 남성은 임종을 맞이할 때 최소한의 의료 개입이 이루어지기를 바란다.

• 아랍계와 흑인 남성은 어떠한 연명 치료도 원하지 않는 반면, 흑인 여성은 수명 연장을 선호한다.

한 집단의 성별 간 차이는 임종 방식을 결정할 때 부딪치는 난관을 나타내기도 한다. 특히 결혼한 여성이 남편의 임종에 관한 의사결정자가 되는 경우 두드러진다. 따라서 의료진은 남편과 아내가 건강한 상태에 있을 때 각자가 선호하는 임종 방식에 대해 논의해보도록 권장해야 한다.(2) 각기 다른 집단들은 임종 방식에 대해 상이한 선호도를 나타낸다.(2) 예를 들면 다음과 같다.

- 백인들은 집에서 임종하기를 원하지만, 흑인들은 양로원 같은 외부시설에서 임종하기를 원한다.
- 아랍인들은 일반적으로 가족이 임종 환자를 돌봐야 한다고 생각하며 환자가 가족에게 짐이 될 수 있다는 점을 크게 개의치 않는다.
- 아랍인들은 요양원에서 임종하기를 꺼려하고, 대체로 호스피스라는 개념을 낯설어하는 경향을 보인다.
- 히스패닉계 사람들 또한 양로원에서의 죽음을 피하고 싶어하지만, 호스피스에 대해서는 비교적 수용적인 자세를 취한다.

각 집단별로 임종 방식에 관한 정보량에 대해서도 선호도가 다르다. 예를 들어보자.
- 백인들은 일반적으로 임종 돌봄과 관련된 선택 사항에 큰 관심을 나타낸다.
- 백인들은 임종 시 예상되는 신체적 징후들을 구체적으로 알기를 원한다.
- 또한 백인들에게는 사전의료의향서(Advanced directives)도 매우 중요하다.

REFERENCES

1. Searight HR, Gafford J. Cultural diversity at the end of life: issues and guidelines for family physicians. Am Fam Physician. 2005;71(3):515–522.
2. Duffy SA, Jackson FC, Schim SM, et al. Racial/ethnic preferences, sex preferences, and perceived discrimination related to end of life care. J Am Geriatr Soc. 2006;54:150–157.
3. O'Brien LA, Siegert EA, Grisso JA, et al. Tube feeding preferences among nursing home residents. J Gen Intern Med. 1997;12:364–371.

제6장

미국의 흑인 문화와 임종

적극적인 임종 돌봄 계획은 대부분의 미국 흑인들에게 낯선 개념이 아니다. 하지만 그들과 논의를 해야 하는 의료진은 여러 가지 중요한 문화적 차이를 염두에 두어야 한다.(1-4)

- 노년층에 접어든 흑인들은 과거에 겪었던 인종 차별적인 보건의료체계에 대한 불신 때문에 참여를 주저할 수도 있다.
- 흑인들은 연명치료중지(DNR orders)나 사망선택유언(Living wills) 등을 포함한 사전 의료의향서(Advance directives)를 작성하지 않는 경향이 있다. 연명치료중지를 선택하면 건강관리 시스템에 따라 수준 이하의 돌봄을 제공하거나 그들의 생명을 '너무 빨리' 포기할 빌미를 주는 것이라고 생각하기 때문이다.
- 대부분의 노년층 흑인들은 근본적으로 신이 모든 것을 주관하고 사망 시점을 결정하는 절대자라는 믿음을 지니고 있다. 따라서 신앙이 큰 영향력을 행사할 수 있다.

말기 질환에 걸렸을 경우, 흑인 환자나 흑인 의사는 모두 백인 그룹에 비해 적극적인 연명치료를 더 선호하는 것으로 나타났다.(1, 3~5)

- 흑인들에게 있어서 생명유지장치(life support)는 곧 환자의 목숨과 같고, 생명연장술을 보류하는 일은 백인들의 제도에 의한 집단 학살 시도와 같다.
- 일부 흑인들은 말기 질환에도 불구하고 경관영양법(Tube feeding; 삽입관을 통한 음

식물 섭취)을 요구하기도 한다. 그러므로 의료진은 경관영양법 시행을 제한하거나 보류할 때는 신중을 기해야 한다.

질병과 예후(prognosis)에 대한 전달 방식은 흑인 가족 사이에서도 다양하게 나타난다.
• 일부 가족은 환자를 충격으로부터 보호하기 위해 진단 결과나 질병 예후 등의 정보 전달을 보류해달라고 요구한다.
• 일부 환자와 가족은 의료 문제나 치료 계획들을 단도직입적으로 논의하길 원한다.
• 일부 환자는 모든 정보를 듣고 싶어한다. 그러므로 환자가 질병에 따른 모든 결과를 알고 싶어하지 않는다면 의료진 대 환자의 직접적인 의사소통은 제한될 수 있다.

기억할 것: 우리는 차이점보다 공통점이 더 많다.

가족의 개념 또한 흑인들 사이에서 매우 다양하게 나타난다:
• 가족(loved ones)이란 환자의 가족 구성원뿐만 아니라 유사 가족(fictive kin) 즉, 직접적인 혈연관계로 맺어져 있지 않더라도 오랜 기간 동안 형성된 친밀한 관계를 토대로 가족이나 다름없다고 생각되는 사람들까지 포함한 개념이다.
• 유사 가족은 주 간병인(primary caregiver) 또는 대리 의사결정자의 역할을 하기도 하며, 때로 직계가족보다 더 환자와 밀착된 관계를 가지고 있다.

사전 돌봄 계획(Advance care planning)과 임종 문제에 대해 논의할 때는 극도의 세심함과 요령이 필요하다. 히스패닉계 사람들과 마찬가지로 흑인들 또한 가족과 함께 결정하는 것을 선호한다.(6, 7)

흑인들에게 임종 돌봄을 제공할 때 기억해야 할 사항은 다음과 같다.
• 그들은 보건의료체계, 특히 사전의료의향서와 임종 돌봄에 대한 불신을 갖고 있을 수 있다.
• 죽음을 준비할 시간이 충분히 있다는 점과 환자의 가족이 항상 옆에 있다는 점을 보

장하라.

- 임종 돌봄에 있어서 흑인들과 그 가족들에게는 신뢰가 무엇보다 중요하다. 따라서 임종 돌봄을 논의하거나 제공하기 전에 신뢰를 먼저 형성하는 것이 필수다.
- 환자나 가족들에게 질병과 치료 선택 사항을 충분히 이해하고 있는지 항상 물어보고 이를 바탕으로 논의를 전개시켜라.
- 대부분의 흑인들은 깊은 신앙심을 가지고 있기 때문에 팀을 꾸릴 때 믿을 만한 종교 상담사를 포함시킨다면 환자에게 큰 도움이 될 수 있다.

종교, 지역, 학력, 경제력 등의 차이에 따라 흑인들의 장례 절차는 매우 다양한 모습을 보여준다.(8~11)

- 감정 표현의 방식이 매우 다양하다. 일부 흑인들은 울부짖거나 통곡하는 반면 다른 흑인들은 침묵과 경건한 자세를 유지한다.
- 많은 사람들이 함께 모여 고인을 향해 정중한 예를 표현하는 것이 일반적이다.
- 남부 지방의 흑인들은 장례식 전날 밤 동안 시신을 집에 모셔두는 관습을 유지하고 있다. 이때 친척과 친구들이 일손을 돕기 위해 집으로 모인다.
- 특히 교회 신도들은 장례식 동안 가족들에게 큰 도움을 준다.
- 죽음을 신의 의지나 계획의 반영이라 생각하고, 고인이 신의 곁으로 갔으며, 사후에 천국에서 재회하게 될 거라 믿도록 이끄는 깊은 신앙심은 고인을 애도하는 동안 흑인들의 슬픔을 달래주는 역할을 한다.
- 유족들은 의료진보다는 성직자에게 도움을 요청하거나 의지하는 경향을 보인다.

REFERENCES

1. Caralis P, Davis B, Wright K, et al. The influence of ethnicity and race on attitudes toward advance directives, life-prolonging treatments, and euthanasia. J Clin Ethics. 1993;4:155-165.

2. Eleazer GP, Hornung C, Egbert CB, et al. The relationship between ethnicity and advance directives in a frail older population. J Am Geriatr Soc. 1996;44:938-943.

3. Hopp FP, Duffy S. Racial variations in end-of-life care. J Am Geriatr Soc. 2000;48:658-663.

4. Mouton CP. Cultural and religious issues for African Americans. In: Braun KL, Pietsch JH, Blanchette PL, eds. Cultural Issues in End-of-Life Decision Making. Thousand Oaks, Calif: Sage; 2000.

5. Mebane EW, Oman RF, Kroonen LT, et al. The influence of physician race, age, and gender on physician attitudes toward advance care directives and preferences for end-of-life decision making. J Am Geriatr Soc. 1999;47:579-591.

6. Perkins HS, Geppert CMA, Gonzales A, et al. Cross-cultural similarities and differences in attitudes about advance care planning. J Gen Intern Med. 2002;17:48-57.

7. Waters CM. Understanding and supporting African Americans' perspectives on end-of-life care planning and decision making. Qual Health Res. 2001;11:385-398.

8. Perry HL. Mourning and funeral customs of African Americans. In: Irish DP, Lundquist KF, Nelsen VJ, eds. Ethnic Variations in Dying, Death, and Grief. Washington, DC: Taylor & Francis; 1993.

9. Hines Smith S. Now that mom is in the Lord's arms, I just have to live the way she taught me: Reflections on an elderly, African American mother's death. J Gerontol Soc Work. 1999;32:41-51.

10. Hines Smith S. Fret no more my child... for I'm all over heaven all day: religious beliefs in the bereavement of African American, middle-aged daughters coping with the death of an elderly mother. Death Stud. 2002;26:309-323.

11. Neighbors HW, Musick MA, Williams DR. The African American minister as a source of help for serious personal crises: bridge or barrier to mental health care? Health Educ Behav. 1998;25:759-777.

제7장

죽음과 임종에 대한
히스패닉계 사람들의 관점

히스패닉계 노인들이 임종 돌봄이나 보건의료를 결정하는 데 있어서 의료진과 환자 사이에 나타나는 문화와 가치관, 종교, 건강 신념(Health beliefs), 세계관의 차이는 문제를 복잡하게 만들 수 있다.(1)

의료진은 히스패닉계 사람들에게 임종 돌봄을 제공할 때 다음 문제들을 유념해야 한다.

- 히스패닉계 사람들은 백인들보다 심폐소생술, 입원, 항생제 사용, 기도삽관(intubation), 정맥 영양(Intravenous nutrition) 등을 쉽게 받아들인다.
- 임종 문제에 대한 논의를 흑인들이나 백인들에 비해 비교적 더 불편하게 생각한다.
- 건강관리 대리인(Health care proxy) 지정이나 사전의료의향서(Advanced health care directives)보다는 가족들에게 의존하는 것을 더 선호한다.

히스패닉계 사람들은 의사와 건강관리 시스템을 매우 불신하기 때문에 사전의료의향서를 받는데 큰 어려움이 있다. 그러나 이는 히스패닉 집단 내에서도 다르게 나타나는 경향이 있다. 예컨대 멕시코계 미국인의 경우 의사에 대한 신뢰도가 더 높으며 사전 의료계획을 논의할 가능성이 더 많다.(1)

히스패닉 집단에게 임종 준비는 여타 집단에 비해 문화적으로 자연스러운 절차이다.(1) 이와 관련해서 의료진은 다음과 같은 사항을 예상할 수 있다.

- 종교, 신앙, 영성(spirituality) 등은 죽음의 수용에 중요한 역할을 한다.
- 임종과 죽음을 논의할 때 히스패닉계 사람들은 신과 신앙심에 대한 격언이나 속담을 자주 인용한다.

그러나 히스패닉계 노인들이 죽음을 더 쉽게 받아들임에도 불구하고 호스피스 서비스의 이용은 매우 저조한 것으로 나타났다.(1, 2) 호스피스 서비스를 이용하지 않는 이유는 다음과 같다.
- 호스피스 프로그램에 대한 지식의 결여.
- 호스피스 서비스의 이용은 죽음을 맞이하는 환자에게 '희망과 신앙의 포기'를 의미한다.
- 무보험.
- 의사나 건강관리 시스템에 대한 불신.

히스패닉계 사람들은 환자가 불필요한 고통을 겪지 않도록 병의 심각성을 알려주지 않는 편이 이롭다고 생각하며, 가족이 모든 상황의 주도권을 잡고 있어야 한다고 믿는다.(1, 3, 4~6) 따라서 의료진은 다음을 기억해야 한다.
- 흑인들과 마찬가지로 히스패닉계 사람들은 사전의료의향서와 임종 돌봄를 가족과 함께 결정하기를 선호한다.
- 특히 히스패닉계 노인들은 임종에 대한 결정을 독자적으로 내리지 않는다. 일반적으로 의사의 지도 하에 가족들 사이에서 결정이 내려진다.

히스패닉 집단의 장례식은 영성을 매우 중요시하는 가톨릭의 영향을 크게 받는다.(7, 8) 이러한 관점은 다음 항목을 보면 쉽게 이해할 수 있다.
- 기도와 묘지 방문을 통해 산자와 죽은자가 지속적으로 관계를 이어나갈 수 있다는 믿음이 존재한다.
- 슬픔은 대개 여성들이 크게 통곡하는 모습을 통해 표현되며, 이때 남성들은 마치스모 (machismo; 강한 남성성), 즉 남자는 강한 모습을 보여야 하고 감정을 겉으로 드러내

서는 안 된다는 신념에 따라 행동한다.

- 화장보다는 매장을 선호한다.
- 노베나스(novenas; 가톨릭에서 행해지는 9일간의 기도)를 드린다.
- 일 년 동안 매주 고인을 위한 미사를 드리고, 그 이후에는 일 년에 한 번씩 미사를 드린다.
- 가족 모임을 갖는 동안 음식을 제공한다.
- 촛불을 밝힌다.

임종 의사결정을 환자나 가족들과 논의할 때 의료진이 참고해야 할 권고사항은 다음과 같다.

- 적당한 시기에 환자와 그 가족들이 보건의료를 결정하는 데 영향을 끼치는 가치들과 임종 문제에 대해 얼마나 이해하고 있는지 평가해보라.
- 사회·역사적 배경, 종교, 영성, 건강 신념 등 노년층의 문화적 배경에 관한 지식을 갖춰라.
- 언어적 한계나 서비스 이용을 가로막는 장벽들을 인식하라.
- 히스패닉계 노인과 그 가족이 임종 문제에 대해 생각하도록 유도하는 방법의 하나로서, 그리고 의료진을 위한 가이드로서 보건의료의 가치와 결정을 만들어낸 기존 과정들을 참고하라.
- 임종 문제를 논의하기 위해 더욱 광범위한 노력을 기울여라.
- 호스피스와 완화의료 프로그램 과정에 히스패닉과 영어라는 두 가지 언어와 문화에 모두 능통한 자원봉사자를 고용하라.

> 외부의 시선으로는 이해가 되지 않던 부분들이 내부의 시선으로 바라보면 종종 이해가 되는 법이다.

REFERENCES

1. Talamantes MA, Gomez G, Braun KL. Advance directives and end-of-life care: The Hispanic perspective: In: Braun KL, Pietsch JH, Blanchette PL, eds. Cultural Issues in End-of-Life Decision Making. Thousand Oaks, Calif: Sage; 2000:83-100.

2. Talamantes MA, Lawler WR, Espino DV. Hispanic American elders: caregiving norms surrounding dying and the use of hospice services. Hosp J. 1995;10:35-49.

3. Rivera-Andino J, Lopez L. When culture complicates care. RN. 2000;63:47-49.

4. Perkins HS. Geppert CMA, Gonzales A, et al. Cross-cultural similarities and differences in attitudes about advance care planning. J Gen Intern Med. 2002; 17,48-57.

5. Waters CM. Understanding and supporting African Americans' perspectives on end-of-life care planning and decision making. Qual Health Res. 2001;11:385-398.

6. Blackhall LJ, Murphy ST, Frank G, et al. Ethnicity and attitudes toward patient autonomy. JAMA. 1995;274:820-825.

7. Clements PT, Vigil GJ, Manno MS, et al. Cultural perspectives of death, grief, and bereavement. J Psychosoc Nurs, 2003;41:18-26.

8. Mnnet-Vilaro F. Grieving and death rituals of Latinos. Oncol Nurs Forum. 1998;25:1761-1763.

제8장

유대인 문화의 이해

유대교는 여러 집단들로 구성되어 있으며, 유대교 율법과 관례에 대한 해석은 종교의식에서도 천차만별로 나타난다.(1)

의료진이 인식해야 할 내용은 다음과 같다.

- 죽음과 동시에 영혼이 천국으로 올라간다는 믿음 때문에 장례식은 사망 후 곧바로 행해지는 것이 일반적이다.
- 육체는 영혼의 신성한 저장고이기 때문에 예를 갖춰 다뤄야 한다고 믿는다.
- 조문객들은 애도와 슬픔을 상징하는 검은 리본이나 천 조각을 착용한다.
- 시바(Shiva; 유대인이 장례식 후 지키는 7일간의 복상 기간)는 상을 치르는 동안 손님들을 받는 절차를 뜻한다.
- 가족들은 애도기간 동안 친구들과 종교단체의 보살핌을 받는다.
- 집안의 거울은 모두 덮어서 가리고, 조문객들은 낮은 의자에 앉는다. 몸치장이나 목욕은 최대한 자제한다.
- 1년의 공식적인 애도기간이 끝날 때까지 무덤에 묘비를 세우지 않는다.
- 조문객들은 상실감을 딛고 다시 삶을 이어나갈 수 있도록 매일 카디시(Kaddish; 애도의 기도문)를 암송한다.
- 신앙을 지키던 사람들은 임종을 맞을 때 유대교의 장례 절차를 고수하기도 하지만 죽음에 직면해서 이러한 전통을 깨트리고 싶어하는 경우도 있다.

REFERENCES

1. Clements PT, Vigil GJ, Manno MS, et al. Cultural perspectives of death, grief, and bereavement. J Psychosoc Nurs. 2003:41:18–26.

제9장

아시아인들의 애도문화

아시아 문화권은 죽음, 특히 유아나 소아의 죽음을 크게 애도하며 다음과 같이 죽음과 관련된 다양한 전통과 믿음을 지니고 있다.(1~3)

- 가족들은 일정 기간 동안 하얀 상복과 머리끈을 착용한다.
- 장례식이 사후 세계로 가는 길을 안내해 준다고 생각하기 때문에 장례 절차를 공들여 준비한다.
- 정신병을 종종 가족의 수치로 간주하기 때문에, 슬픔과 애통이 신체증상으로 표현되기도 한다.
- 불교사상에 의하면 죽음은 내세에 더 나은 삶을 갖도록 해주는 기회이기도 하다. 스님과 가족들에게 둘러싸인 채 긍정적인 마음자세로 죽음을 맞이하면 환자는 더 좋은 곳에서 다시 태어날 수 있게 된다.
- 관습에 따라 슬픔을 겉으로 표현하고, 하얀 상복을 착용하며, 곡소리를 해야 한다.
- 예를 다해 정중하게 시신을 다뤄야 한다.

힌두교는 그 뿌리가 하나의 경전이나 창시자 혹은 어떤 성소에서 나왔다기보다는 일련의 사상과 문화, 생활방식을 나타내는 포괄적 용어라 할 수 있는 매우 독특한 종교다. 하지만 업보나 환생 같은 중심사상 때문에 죽음에 대한 접근방식은 거의 비슷하다.(4, 5)

전반적으로 의료진은 다음 사항들을 예상하고 있어야 한다.

- 현생의 삶은 전생에 취했던 행동들에 의해 결정된다.

- 삶과 죽음은 윤회의 일부분이며, 중생은 좋은 카르마(업보)를 열심히 쌓아 영혼의 해방을 이끌어냄으로써 윤회의 순환고리에서 벗어날 수 있다.

- 시신은 깨끗하게 씻기고 오일로 마사지해서 새 옷을 입힌 다음 저세상으로 편히 갈 수 있도록 해가 지기 전에 화장한다.

- 장례식은 고인의 영혼이 가족을 지켜보는 10일 동안 치러진다. 11일째 날, 영혼은 이전 생과의 모든 연을 끊는다.

> 당신이 기독교인이라면 죽음을 두려워하는 것은 당연하다. 천당이냐 지옥이냐밖에 없기 때문이다. 하지만 나는 내가 다시 태어날 것이라는 걸 알고 있다.

REFERENCES

1. Lawson LV. Culturally sensitive support for grieving parents. Matern Child Nurs. 1990;15:76–79.
2. Dimond B. Disposal and preparation of the body: Different religious practices. Br J Nurs. 2004;13:547–549.
3. Truitner K, Truitner N. Death and dying in Buddhism. In: Irish DP, Lundquist KF, Nelsen VJ, eds. Ethnic Variations in Dying, Death, and Grief. Washington, DC: Taylor & Francis; 1993.
4. Clements PT, Vigil GJ, Manno MS, et al. Cultural perspectives of death, grief, and bereavement. J Psychosoc Nurs. 2003;41:18–26.
5. Spector R. Cultural Diversity in Health & Illness. 5th ed. Upper Saddle River, NJ: Prentice Hall Health; 2000.

제10장

무슬림의 장례문화

무슬림 문화는 죽음의 순간에 영혼이 신을 영접하게 된다고 믿는다. 사후세계에 대한 믿음을 가진 이슬람교는 현세적 삶의 목적이 영생을 준비하는 것이라고 강조한다.(1)

무슬림에게 중요한 의식절차는 다음과 같다.

- 임종을 맞이하는 환자는 메카(*Mecca*; 마호메트의 탄생지로, 이슬람 최고의 성지)를 향해 누워있어야 한다.
- 방 안은 향기로 채우고, 몸이 청결하지 않은 사람은 밖으로 나가야 한다.
- 임종을 맞이하는 환자를 위해 코란 구절을 암송한다.
- 환자가 뇌사 판정을 받을 경우 가족들의 동의하에 장기 기증을 할 수 있다.
- 가족들은 죽음을 공표한 뒤 매장을 준비한다.
- 무슬림 문화는 곡소리를 권장하지는 않지만 눈물을 흘리는 것은 허용한다.
- 서 있는 동안에는 개인적인 기도가 가능하지만 코란에서 발췌한 기도문을 시신 옆에서 암송하는 것은 금지된다.
- 전통에 따라 여성은 묘지를 방문해서는 안 된다.

REFERENCES

1. Ross H. Islamic tradition at the end of life. Medsurg Nurs. 2001;10:83-87.

노인요양병원
완화의료 임상지침서

제11장

다문화 간 문화적 교류의 형성

환자들은 문화적·종교적인 요구에 따라 어떤 의료를 택할 것인지 결정을 내린다. 의료진은 말기 질환과 임종 돌봄을 논의할 때 이를 항상 고려하고 존중해야 한다. 환자에 초점을 맞춘 접근법에 따라 의료진은 환자의 삶의 질뿐만 아니라 임종을 어떻게 준비할 것인지도 환자와 논의해야 한다. 의료진은 죽음과 임종, 말기 치료에 대한 다양한 문화적 태도와 의식 절차들을 고려해야 한다.

예를 들어보자.

- 일부 서아프리카 문화권에서는 누군가에게 자신이 아프다거나 죽어가고 있다고 말한다면 이를 미래에 대한 예언이라고 생각한다. 즉, 나쁜 일이 발생할 거라고 말하면 그 일이 그대로 이루어진다는 것이다.
- 수술을 위해 몸에 칼을 대면 악령이 그 사람 안에 깃들 기회가 생긴다고 믿는 문화권이 많다.
- 일반적으로 라틴계 사람들은 요양시설을 신뢰하지 않으며, 가족들만의 힘으로 말기 질환 환자를 돌보려는 경향이 있다.
- 유럽계 및 아프리카계 미국인들은 대체로 환자 본인도 말기 질환에 걸렸음을 알고 있어야 한다고 여기는 반면, 한국계 및 히스패닉계 미국인들은 그렇게 생각하지 않는다.

미국은 문화적 다양성뿐만 아니라 공식적으로 집계된 것보다 더 많은 종교집단이 존재한다. 그리고 각 집단은 죽음과 임종에 대한 나름의 구체적인 의식절차와 접근방식을 가지고 있다.

- 불교는 임종을 맞이할 때의 마음상태가 매우 중요하다고 가르친다. 임종을 맞이하는 사람이 평화로운 마음으로 죽을 수 있도록 돕기 위해 가족과 친구, 스님들이 곁에 앉아 불교 경전과 만트라(Mantra)를 암송한다.
- 가톨릭교도는 친척과 친구들에게 임종 때 종부성사를 받고 싶다고 알린다. 종부성사는 보통 고해성사, 노자 성체(viaticum; '여행을 위한 돈이나 양식'이란 뜻으로 임종 시에 받는 성찬)를 포함한다.
- 죽음에 대한 이슬람교의 관례는 매우 다양하지만 대부분 죽어가는 사람의 머리를 메카 쪽을 향해 반듯하게 눕힌다. 방 안은 향기로 채워지며, 죽어가는 사람이나 친척에 의해 이슬람교 경전이 암송된다.
- 힌두교에서는 임종 시에 만트라를 읊조리는 동안 성스러운 재를 이마 위에 뿌려준다.
- 유대교에서는 시신을 예를 다해 경건하게 다뤄야만 하며 시신을 공개하거나 방부 처리하는 것은 사람을 사물의 하나로 생각하도록 만들 수 있기 때문에 허용되지 않는다.

종교적 믿음은 말기 치료와 죽어가는 환자의 결말에 큰 영향을 끼칠 수 있다. 의료진은 환자의 종교적·문화적 차이를 열린 마음으로 받아들일 준비가 되어 있어야 한다. 임종 돌봄가 환자와 그 가족의 요구를 존중하는 방향으로 발전하려면 모든 관계자들 간에 공개 대화가 이뤄져야 한다.

문화적·종교적 감수성과 관련하여 의료진이 고려해야 할 주요 사항은 다음과 같다.
- 환자에게 그 스스로 정보를 듣고 결정을 내리고 싶은지 혹은 가족들이 그 문제를 처리하도록 하고 싶은지 물어보라.
- 종교가 중요한 역할을 하는 환자의 경우에는 성직자도 논의에 참석해야 한다.
- 환자에게 솔직해라. 환자에게 그가 원하는 정보를 주고 있음을 확신시키고, 가족 구성원들에게 이야기하기를 바라는지 아닌지를 물어보라.

• 언어적 장벽이 있을 경우, 가족들 중 어린아이나 청소년이 통역을 해야 하는 부담을 짊어지지 않도록 외부 통역사를 참여시켜야 한다.

영성과 관련하여, "무엇이 당신을 강하게 합니까?" 또는 "당신의 인생에서 가장 의미 있는 것은 무엇입니까?"와 같이 대화의 길을 열어주는 질문들을 던져라.

> 소수의 사람들은 "나는 다른 사람들이 각각 다른 방식으로 질병과 죽음을 이해하고 있다는 사실을 잘 압니다. 제발 당신의 생각을 내가 이해할 수 있도록 도와주세요." 같은 말에 불쾌해 한다.

환자의 윤리적 배경이나 종교적 · 문화적 신념과 관계없이 모든 개인의 상황은 바로 그 자체로 문화가 된다. 임종 돌봄에 임하는 의료진은 언제나 당면한 문제에 민감하게 반응할 줄 알아야 하며, 각각의 사안을 개별적으로 처리해야 한다. 모든 사람들은 어떻게 삶의 마지막 순간들을 보낼 것인가에 대한 자신만의 신념과 철학을 가지고 있기 때문이다.

REFERENCES

1. Brandhorst HW. Patterns in grief/loss/bereavement: a comparative ethnic study. Dissertation Abstracts International–B Series. 2000;60/09:4877.
2. Clements PT, Vigil GJ, Manno MS, et aJ. Cultural perspectives of death, grief,and bereavement. J Psychosoc Nurs. 2003;41: 18–26.
3. Dimond B. Disposal and preparation of the body: different religious practices. Br J Nurs. 2004;13:547–549.
4. Perkins HS, Geppert CMA, Gonzales A, et al. Cross–cultural similarities and differences in attitudes about advance care planning. J Gen Intern Med. 2002; 17:48–57.
5. Spector R. Cultural Diversity in Health & Illness. 5th ed. Upper Saddle River, NJ: Prentice Hall Health; 2000.

Section 3

환자에게 다가가기

제12장

나쁜 소식의 전달

어느 누구도 나쁜 소식을 전해주고 싶어하지 않는다. 그러나 나쁜 소식을 서신으로 발송하는 것보다 더 효과적인 것으로 증명된 방법이 있다. 다음의 가이드라인은 의료진에게 전문적인 직업을 갖고 있다는 자신감을 부여해주고 환자나 그 가족으로부터 확실하게 동의를 얻어낼 수 있는 방법을 제공해준다.

나쁜 소식을 전하기 위한 준비

- 아무런 방해도 받지 않는 조용하고 편안한 방을 선택한다.
- 휴대폰은 잠시 꺼둔다.
- 전달받을 사람을 결정한다. 가능한 한 환자에게 물어보는 것이 좋다.
- 의료정보를 면밀히 검토하고 그것이 정확한지 확인한다.
- 환자가 혼수상태이거나 정신적으로 이상이 있는 경우 혹은 언어를 이해하거나 말할 수 없는 등의 특수한 상황에 대비한다.

나쁜 소식의 전달

나쁜 소식을 전달하는 단계

- 자신을 소개하고, 다른 사람들의 자기소개를 들은 뒤 환자와의 관계를 확인한다.
- "현재 상태에 대해 무엇을 알고 있습니까?" 또는 "의사가 무엇을 이야기했습니까?" 같은 질문을 통해 환자나 가족이 무엇을 알고 있는지 확인한다. 절대 추정하지 마라!

- "유감스럽게도 나쁜 소식이 있습니다." 같은 말을 통해 사전 암시를 전한 다음 잠시 침묵한다.
- 직설적이고 간결한 방식으로 나쁜 소식을 전달한다. 오해의 소지가 없도록 전문용어를 자제하고 일반적인 표현을 사용한다.
- 환자가 반응을 보일 때까지 가능한 한 오래 침묵을 지킨다. 그리고 환자의 반응을 보고 어떻게 대응할지 방향을 정한다.
- 오랜 침묵 뒤에도 반응이 없다면 "지금 무슨 생각을 하고 있는지 얘기해주실 수 있나요?"처럼 부드럽게 말을 꺼낸다.
- 분노, 슬픔, 망연자실, 두려움 등 환자의 감정 상태에 대비한다.
- 이러한 감정 상태를 인정해주고 진정시킨다. 적절하다면 사적인 말을 섞는 것도 괜찮은 방법이다. 예) "저도 작년에 어머니가 돌아가셨기 때문에 당신의 심정이 어떤지 잘 압니다."
- 질문에 답하고 간단한 정보를 제공한다. 논의의 과정은 마치 양파의 껍질을 벗기는 것과 같다. 기초적인 정보를 제공한 다음 환자와 가족의 이해도를 평가해보고, 만약 그들이 더 많은 정보를 필요로 한다면 다음 단계의 정보를 전달하여 그들의 요구를 만족시켜라. 대부분의 사람들은 상세한 정보를 요구하지 않는다.
- 자해의 가능성이 있는지 살펴본다.
- 앞으로의 계획을 설명한다. 이는 환자나 가족이 정보를 완전히 이해한 뒤 더 많은 질문을 던지기 때문에 매우 중요하다. 예) "아침에 다시 올 테니 혹시 물어볼 것이 있으면 적어 놓으세요."
- 다른 완화전문가들의 도움을 제안한다. 예) 사회복지사, 목사 등.(1)

맺는 말

환자에게 나쁜 소식을 전하는 것은 여간 어려운 일이 아니다. 그럼에도 불구하고 의료진은 환자가 가장 힘들어할 때 실질적인 치료를 제공함으로써 무한한 만족감을 성취할 수 있다. 나쁜 소식을 전달하는 사람의 태도와 의사소통 능력이 환자가 나쁜 소식을 받아들이고 극복하는 데 있어 매우 중요한 역할을 한다는 것을 알려주는 증거들이 늘

어나고 있다.(2, 3)

- "얼마나 알고 있습니까?"라고 질문하라.
- '사전 암시'를 주어라.
- 나쁜 소식을 전하라.
- 침묵하고 들어라.
- 양파 껍질을 벗기듯 한 번에 하나씩 정보를 전달하라.
- 다음 만남을 정하라.

 나쁜 소식의 전달

1. 정확한 정보를 습득한다.
2. "현재 상태에 대해 얼마나 알고 있습니까?" 또는 "다른 의사들이 어떤 말을 했나요?" 같은 질 문으로 대화를 시작한다.
3. 사전 암시를 전한다. 예) "나쁜 소식이 있습니다."
4. 나쁜 소식을 전해준다. 이때, 환자가 이해하기 쉬운 용어를 사용한다.
5. 대화를 멈추고 침묵을 유지하면서 환자의 반응을 기다린다.
6. 환자가 대화를 이끌도록 한다.
7. 대화를 맺을 때는 항상 다음 스케줄을 알려주고 그 시간을 엄수한다. 예) "오늘 저녁(혹은 내 일 아침)에 다시 이야기합시다."

REFERENCES

1. Ambuel B. Giving bad and sad news. In: Weissman DE, Ambuel B, eds. Improving End-of-Life Care: A Resource Guide for Physician Education. Milwaukee: The Medical College of Wisconsin; 1999.
2. Vandekieft GK. Breaking bad news. Am Fam Physician. 2001;64:1975-1978.
3. Schmid MM, Kindlimann A, Langewitz W. Recipients' perspective on breaking bad news: how you put it makes a difference. Patient Educ Couns. 2005;58:244-251.

제13장

가족회의

완화의료를 하다보면 소아과와 마찬가지로 환자보다 걱정이 더 많은 사람들과 자주 대면하게 된다. 차라리 이들보다 환자를 다루는 게 더 쉬울 때도 많다. 그러나 이들에게도 질문에 대한 답을 들을 기회와 적절한 정보를 제공하는 것은 매우 중요하다. 가족 중 누군가는 최선의 계획을 무산시킬 가능성이 있기 때문이다.

성공을 보장해주는 요소들은 다음과 같다.(1~3)

경고: 먼 친척에게 먼저 알려라!

회의 전

- 의료진 자신을 포함해서 회의에 참석하는 모든 전문가들에게 회의의 목적을 분명히 한다.
- 회의에 들어가기 전 가족들에게 모두가 협력해야 한다는 점을 확실하게 한다.
- 가족들이 편안하게 느낄 수 있는 사적이고 조용한 장소를 물색한다.
- 서로 마주볼 수 있도록 원탁 테이블을 마련하는 것이 좋다.

가족회의에 참석해야 하는 사람은?

누가 그 자리에 있어야 하는가

- 환자(단, 참석이 가능한 경우). 그리고 회의에 누가 참석하기를 바라는지 환자에게

물어보라

- 위임장(DPOA; designated power of attoney)을 받은 법적 의사결정자
- 가족들
- 사회적 지지자(친구, 성직자 등)
- 주요 의학 전문가들

소개

- 자신과 다른 전문가들을 소개한다.
- 가족들과 다른 사람들이 소개하는 시간을 갖고 환자와의 관계를 설명한다.
- 기본 원칙을 설정한다. 모든 참석자들은 질문을 하거나 자신의 견해를 표현할 기회를 갖는다. 이때, 어떠한 간섭도 해서는 안 된다.

질병 검토하기

- "당신은 할머니가 어떤 상태에 있다고 생각하세요?"와 같은 질문으로 가족들이 이미 알고 있는 사실을 재확인한다. 이 질문에 대한 대답을 통해 어떤 합의점에 도달할 수 있는지, 가족들이 무슨 기대를 하고 있는지 금방 알아낼 수 있을 것이다.
- 각 가족들에게 질병에 관해 궁금한 것이 있는지 물어본다.
- 결정을 다음 단계로 연기한다.

누가 언제 이야기할 것인가?

논의

- 환자가 스스로 결정을 할 수 있는 경우라면 환자가 첫 발언권을 가질 수 있도록 한다. 예) "어떻게 결정할지 생각하고 있는 게 있습니까?"
- 만약 환자가 결정할 수 없는 상황이라면 모든 가족에게 물어본다. 예) 환자의 입장에서 당신은 환자가 어떤 결정을 내리길 원한다고 생각합니까?"
- 언제나 논의 중간에 '환자가 무엇을 원하는가?'를 환기시키도록 노력한다.

합의점을 찾을 수 없을 때는

- 연대감을 되살린다. 예) "우리가 의논했던 것들을 검토해보고 내일 다시 얘기합시다."
- 환자가 원하는 것을 최우선으로 두고 결정을 내려야 한다는 점을 강조한다.

멈춰야 할 때를 알라

회의 마무리하기

- 누구나 지칠 수 있다. 회의를 무한정 이어가지 않도록 한다.
- 모두가 확신할 수 있도록 도출해낸 결론을 다시 한 번 정리해준다.
- 합의를 보지 못했다면 이를 재확인하고 다음 회의 날짜를 잡는다. 그리고 이때 결정을 내려야 한다는 사실을 재차 강조한다.
- 지속적인 의사소통을 위해 가능하다면 가족 대변인을 선정한다.
- 시간을 내준 것에 대해 모두에게 감사를 전한다. 설령 회의가 매끄럽게 진행되지 못했더라도 친절한 행동을 보여준다면 다음 회의 때에도 사회자에 대한 기본적인 존중을 받을 수 있다.
- 회의 후 회식을 하러 간다.

회의 후

- 참석자, 토론 내용, 결론, 차후 계획 등을 차트에 상세히 기록한다.
- 사실 그대로 기록하되, 어떤 가족을 향해서도 무례한 표현이나 비하하는 발언을 남겨서는 안 된다. 가족들 간에 갈등이 있을 경우에도 "가족들이 서로 동의하지 못했다" 또는 "합의점에 도달하지 못했다"라고만 기록한다. (당신의 기록이 법정에서 읽혀질 수도 있다는 점을 항상 명심하라!)

REFERENCES

1. Ambuel B. Conducting a family conference. In: Weissman DE, Ambuel B, eds. Improving End-of-Life Care: A Resource Guide for Physician Education. Milwaukee: The Medical College of Wisconsin; 1999.

2. Lang F, Quill T. Making decisions with families at the end of life. Am Fam Physician. 2004;70:719-23, 725-726.

3. Storey P, Knight C. UNIPAC Five: Caring for the Terminally Ill—Communication and the Physician's Role on the Interdisciplinary Team. New York: American Academy of Hospice and Palliative Medicine; 2003.

제14장

분노 다스리기

엘리자베스 퀴블러 로스(Elizabeth Kubler-Ross)는 분노를 말기 질환 환자와 그 가족들의 심리 변화를 나타내는 '죽음의 5단계' 중 하나로 제시한다. 화가 난 환자나 가족과 맞대면하였을 때, 대부분의 의료진은 화를 맞받아치거나 또는 신체적, 정신적으로 그 상황을 외면하려고 한다. 그러나 이 둘 모두 유용한 대응전략이 되지 못한다.(1)

분노의 원인 이해하기

의료진은 환자의 분노와 적대감을 자신이 대신 받는다고 생각하는 것이 도움이 된다. 의료진을 향한 환자의 분노와 적대감이 사실은 자신을 향한 것이 아니라고 생각하는 것이 좋다.

의료진에게 표현된 분노와 적대감은 결국 사라지게 될 것이라고 생각하는 것이 언제나 도움이 된다. [전이; '죽어나는 건 전달자(kill the messenger)' 유형의 반응](2).

그 밖의 분노 원인은 다음과 같다.

- 합리적 분노(Rational anger): 실제적인 모욕. 예) 진통제 처방을 위해 6시간이나 의사를 기다리는 것
- 생리적 이상(Organic pathology): 대뇌전이(Cerebral metastasis), 전두엽 장애(Frontal lobe lesion), 치매, 섬망
- 개인적 성향(성격): 언제나 분노와 불신으로 인생을 접근한다

임종에 대한 '두려움'은 가장 흔한 분노의 원인이 된다.

- 고통에 대한 두려움
- 알 수 없는 죽음에 대한 두려움
- 신체적 기능이나 인지 능력의 상실에 대한 두려움
- 가족에게 짐이 되는 것에 대한 두려움
- 혼자 죽는 것에 대한 두려움
- 끝나지 않은 신체적 혹은 영적 활동에 대한 두려움

분노에 대한 접근법

분노는 자기 자신을 향해 표출될 수 있다. 예를 들어 "나는 나 자신을 돌보지 않았어." 또는 "담배를 피우지 말았어야 했는데!" 등과 같은 유형의 내적 분노는 우울증, 불안, 대인기피 등을 초래한다. 외적으로 분노를 표출하는 성향의 환자들은 의료진이나 병원, 가족, 신을 향해 분노를 드러낸다. 이 때문에 의료진들이 이런 유형의 환자들을 꺼리는 경우가 자주 발생한다. 한 연구조사에 따르면, 이런 경우 죽음을 맞이하는 적절한 무통 치료나 정신적 지지를 받지 못함으로써 필요 이상의 고통을 느끼게 된다.(3)

외적 분노를 상대하는 데 유익한 접근방식은 다음과 같다.

- 환자에게 결코 화를 내서는 안 된다!
- 능동적으로 공감하면서 환자의 이야기를 들어준다. 환자가 분노를 터뜨리도록 놔두고 환자의 이야기와 상황을 이해하려고 노력한다.
  환자의 감정 상태를 정확히 짚어준다. 예) "지금 화가 많이 나셨나 봐요?"
- 당신이 경청하고 있음을 잘 알아차릴 수 있도록 환자의 분노를 인정해준다. "제가 환자분의 상황에 있었다면 분명 속이 많이 상했을 거예요." [이 말은 "저도 참 속상하네요!"(I feel bad for you!)라고 하면서 환자의 분노를 자기 것으로 만드는 것보다 더 효과적이다. 그 이유는 자칫 잘못하면 환자가 자신의 감정을 드러내도 되는 건지 혼란을 일으킬 수 있기 때문이다. 분노를 표현하는 역할은 환자가 해야만 한다!)(4) 치유는 환자에게 화를 낼 권리가 있다고 인정해주는 데서부터 시작되며, 이는 긍정적 치료 관

계(Therapeutic relationship)를 형성할 수 있도록 돕는다.

- 절대 논쟁하지 않는다. 논쟁은 역효과를 낳는다.
- 환자의 두려움을 분석한다. 예) "무엇이 두려운지 얘기해보세요."
- 관심과 공감을 표현하되 "당신이 겪고 있는 걸 저도 잘 압니다." 같은 공허한 말은 삼간다. 환자의 말을 반복해주는 건 당신이 경청하고 이해하려 애쓰고 있다는 걸 보여준다. 예) "그래서 환자분은 항상 자기 몸을 잘 관리해왔는데도 말기 질환에 걸리다니 너무 불공평하다고 느끼시는 거군요."

 분노 다스리기

1. 화를 맞받아쳐서는 안 된다—아마 당신이 분노의 원인은 아닐 것이다.
2. 경청한다.
3. 감정 상태를 짚어준다. 예) "화가 나신 것 같네요."
4. 환자의 분노를 인정해준다. 예) "환자분의 입장이라면 아마 저도 화가 날 거예요."
5. 결코 논쟁을 해서는 안 된다.
6. 환자의 두려움을 명확히 밝힌다.
7. 분노는 슬픔을 표현하는 하나의 정상적인 반응이라는 사실을 환자가 잘 알 수 있게 한다.
8. 진심에서 우러나오는 관심과 공감을 보여준다.

REFERENCES

1. Wang-Cheng B. Dealing with anger. In: Weissman DE, Ambuel B, eds. Improving End-of -Life Care: A Resource Guide for Physician Education. Milwaukee: The Medical College of Wisconsin; 1999.
2. Bell HS. Curbside consultation—a potentially violent patient? Am Fam Physician. 2000;61:2237–2238.
3. Manetto C, McPherson S. The behavioral-cognitive model of pain. Clin Geriatr Med. 1996;12:461–472.
4. Houston RE. The angry dying patient, primary care companion. J Clin Psychiatry. 1999; 1:5– 8.

제15장

영적 진단

죽음에 직면한 환자의 곁에서 의료진은 삶(그리고 의학)의 거대한 미스터리에 환자가 잘 대처할 수 있도록 돕는다. 인간의 마음은 '우리는 어떤 존재인지, 사후에 우리는 어떻게 될 것인지' 의문을 품도록 되어 있다.(1) 전문가로서 우리는 과학적 진실(scientific integrity)과 타협하지 않고 열린 마음으로 균형을 이룬 의료적 접근을 유지하면서 환자의 신체적, 정서적 안녕을 위해 영성의 중요성을 인식해야만 한다. 놀랄 만한 영적 성장은 우리가 죽음을 피할 수 없다는 인간적 한계에 직면할 때 생겨난다. 〈표 15-1〉

〈표 15–1〉 영성의 중요성

95%의 미국인들은	신(또는 초월적 힘)을 믿는다.
96%의 의사들은	영적 안녕이 건강에 중요하다고 생각한다.
77%의 환자들은	그들의 의료진이 영적 욕구를 의료의 일부분으로 받아들이기를 바란다.
80%의 환자들은	의사나 간호사가 그들과 영적 문제를 전혀 또는 거의 논의하지 않는다고 말한다.

영성 VS 종교

많은 이들이 영성과 종교를 같은 의미로 생각하고 있지만, 사실 그 둘은 매우 다르다. 영성은 의미의 추구, 삶의 목적과 진실 등 좀 더 광범위하고 다차원적인 인간 경험의 불가해한 요소들을 뜻한다. 인간의 영성은 우리의 내적 신념체계와 삶의 중요한 순간들의 의미와 관련된 거대한 미지의 세계와 같다.

반면에 종교는 일련의 구체적인 신앙과 가르침, 율법, 관례 등을 통해 인간의 영적인 질문에 대한 답을 제공해주려 한다. 인간의 정신은 하나지만 종교는 무수히 많다. 대부분의 사람들은 종교를 통해 영성을 구하지만, 일부는 자연과의 소통, 음악, 예술, 과학적 진리의 탐구, 가치와 원리원칙 등을 통해 영성을 구한다.(2)

'정신'은 모든 사람에게 주어지지만, 모두가 종교적이지는 않다. 또한 어떤 종교도 영성의 필수사항이 되지는 않는다. 인간은 특정 종교를 실천하지 않더라도 충족시켜야 할 영적 욕구를 지니고 있다.

정신사의 이해

임종 환자의 정신사(A Spiritual History)를 이해하는 일은 매우 중요하다. 환자의 정신력 또는 정신적 고통을 파악한다면 건강상태 및 건강관리에 대한 환자의 반응이 긍정적인가 부정적인가를 알 수 있다.

비공식적인 영적 진단

집, 병실 또는 몸에 나타나는 환자의 영성에 대해 눈에 띄는 증거들을 찾아본다.
- 십자가, 성경, 코란, 예수상, 그림, 그 밖의 종교적 상징물들
- 묵주, 핀, 장신구
- 종교 지도자의 카드, 교회 소식지, 그 밖의 다른 종교 관련 문건들
- TV 시청 목록이나 음악 감상 목록

환자가 사용하는 용어나 말들을 경청한다.
- 환자가 신 또는 초월적 힘을 가리킬 때 사용하는 단어(친구, 구세주, 부모, 위에 계신 분)
- 예문:
  "사람들이 나를 위해 기도합니다."(종교 공동체의 지원)
  "이제 모든 걸 신의 손에 맡깁니다."(신뢰)
  "왜 신은 나에게 이런 일이 일어나게 한 거죠?"(분노)

은유적인 말과 이야기의 주제(의미의 추구, 미지의 것에 대한 두려움 등)를 잘
살펴 듣는다.

- 교회, 기도 등과 관련된 언급들

공식적인 영적 진단

공식적인 영적 진단의 한 방법은 가칭 '희망' 질문들(the HOPE questions)을 던지는 것이
다. 〈표 15-1〉 이 질문들은 연구에 의해 검증되지는 않았지만 영적 문제에 관한 공개토
론에서 임상적으로 그 유용성이 입증되었다.

희망 접근법(the HOPE Approach)은 영성이나 종교 같은 단어에만 초점을 맞추지 않
으면서, 논의할 때 부딪칠 수 있는 언어적 장벽을 최소화한다. 이는 또한 종교를 중요
하게 여기는 사람들이 관련 정보를 스스로 말할 수 있도록 해준다. 〈표 15-1〉은 이에
대한 여러 가지 예들이다.

> **기억할 것: 정신적 고통은 극도의 신체적 고통보다 더 파괴적이다.**

〈표 15-1〉 영적 진단에 대한 희망 접근법(the HOPE Approach)의 질문 예

H: 희망의 근원들(Hope Sources) – 희망, 의미, 안락, 용기, 평화, 사랑, 연대

- "우리는 여러 지원 시스템에 대해 논의했습니다. 당신의 삶에서 당신의 내면을 지지해주던 것들은 무엇이 있습니까?"
- "당신에게 희망, 용기, 안락함, 평화를 주는 것은 무엇입니까?"
- "힘든 시기 동안 당신은 무엇에 주로 의지하나요?"
- 어떤 사람들에게 종교적, 영적 믿음은 삶의 굴곡에 대처할 때 평안과 용기를 주는 역할을 합니다. 이는 당신에게도 마찬가지인가요?"
  대답이 "예"일 경우, 'O'와 'P'의 질문 영역으로 이동하시오. 대답이 "아니오"일 경우, "이전까진 그랬던 겁니까?"라고 질문한다. 대답이 "예"라면, "무엇 때문에 바뀌었습니까?"라고 질문한다.

O: 종교 조직(Organized Religion)

- "당신은 자신이 종교 조직의 일부라고 생각하십니까?"
- "종교는 당신에게 얼마나 중요한가요?"
- "종교의 어떤 측면이 당신에게 도움이 되거나 또는 되지 않는다고 생각합니까?"
- "당신은 종교나 영적 공동체의 일부입니까?" "그것이 당신에게 도움이 되나요?" "어떻게요?"

P: 개인적 실천(Personal Practices)

- "당신은 종교 조직과 무관하게 개인적으로 어떤 영적인 믿음을 가지고 있습니까?"
- "당신은 신을 믿나요?" "당신은 신과 어떤 관계를 맺고 있습니까?"
- "당신의 영성 혹은 영적 실천의 어떤 측면이 당신에게 개인적으로 가장 이롭다고 생각합니까?"(기도, 명상, 성경 읽기, 종교 예배에 참석하기, 음악 감상, 하이킹, 자연과의 소통 등)

E: 의학적 돌봄의 효과와 임종 문제(Effects on Medical Care and End-of-Life Issues)

- "아픔의 고통이 영적으로 당신을 이롭게 하는 것들을 할 수 있도록 어떤 영향을 미치나요?" 또는 "신과 당신의 관계에 어떤 영향을 미치나요?"
- "당신에게 도움을 주는 것들을 당신이 이용할 수 있도록 제가 도울 수 있는 게 있습니까?"
- "당신의 믿음과 의료적 상황/케어/결정 사이에 어떤 충돌이 있을지 걱정됩니까?"
- "병원 목사나 종교 지도자와 이야기하는 게 도움이 됩니까?"
- "의학적 돌봄을 제공하는 동안 제가 알아야 할 구체적인 실천사항이나 제재사항들이 있습니까?" [예를 들어 식단 조절이나 혈액제제(blood products)의 사용 등]

의료 관리에 대한 영적 진단의 효과

영적인 문제를 다루는 게 수월하다고 생각하는 사람도 있겠지만, 우리 스스로 영적인 준비가 되어 있지 않으면 환자와 함께 영적 여행(spiritual journey)을 떠날 수 없다는 사실을 명심해야 한다. 또한 취약한 환자를 상대로 우리의 가치를 강요하지 않도록 경계해야 한다. 그 대신, 건강관리 서비스에 대한 환자의 반응에 영향을 미치는 정신적 욕구들을 확인하고 충족시키는 일에 초점을 맞추어야 한다.

일반적인 영적 돌봄(Spiritual Care)

- 효과적인 의사소통: 경청하기
- 동정과 보살핌
- 현실적인 희망의 독려
- 존재 그 자체로서의 보살핌(Caring presence): 곁에 있어주기(Just be there)!

전문적인 영적 간호

- 전문적인 영적 지도자를 요청한다-목사, 신부, 랍비와 그 밖의 다른 영적 지도자
- 우리는 심장 문제는 심장 전문의에게, 뼈의 문제는 정형외과 의사에게 맡긴다. 그런데 영적인 일에 대해서는 왜 지체 없이 영적 지도자에게 문의하지 않는가?

경고

영성이라는 매우 개인적인 영역에 전문적으로 접근할 때는 환자의 권리인 자율성 및 사상과 신앙의 자유를 최대한 존중해야 한다. 우리의 개인적인 영적 믿음은 거의 관련이 없다. 환자가 우리의 믿음에 관해 묻는 것은 환자의 신앙심이 약화되었거나 혹은 신앙에 대해 호기심을 가지고 있음을 나타낸다. 그러므로 자신의 의견을 바로 제시하는 대신 "환자들이 저의 신앙에 대해 물을 때는 대부분 무언가 걱정거리가 있다는 거예요. 무슨 걱정이 있는지 얘기해 주실래요?"라고 질문하는 것이 치료에 더 효과적이다. 단순하게 자신의 신앙에 대해 환자에게 설명하는 것은 자신의 의도와 상관없이 나름의 의미를 찾고자 하는 환자의 여정을 가로채는 꼴이 될 수도 있다.(3)

 영적 진단

영성은 간과되는 경우가 많지만 환자를 돌보는 데 있어 중요한 요소 중 하나이다.
영성과 종교는 같은 것이 아니다!
영적 진단은 임종 돌봄을 받는 환자를 위해 반드시 수행되어야 한다.
　　비공식적 영적 진단 – 눈에 띄거나 말을 통해 드러나는 증거들
　　공식적 영적 진단 – 가칭 '희망' 질문들
영적 관심사에 대한 판단은 간병인과 환자의 관계에 긍정적인 영향을 끼치며 환자가 어려운 시기를 잘 헤쳐 나갈 수 있도록 돕는다.
열린 마음으로 균형을 유지하고, 환자가 걸어온 삶의 여정을 격려할 수 있도록 환자의 신앙을 지지하라.
심신이 허약한 환자에게 당신의 가치를 강요하지 않도록 경계한다.
영적인 문제는 적절한 영적 지도자에게 신속하게 문의한다.

REFERENCES

1. Benson H. Timeless Healing—the Power and Biology of Belief. New York: Fireside; 1997.
2. Anandarajah G, Hight E. Spirituality and medical practice: using the HOPE questions as a practical tool for spiritual assessment. Am Fam Physician. 2001;63:81–88.
3. Storey P, Knight CF. UNIPAC Two: Alleviating Psychological and Spiritual Pain in the Terminally Ill. New York: American Academy of Hospital and Palliative Care; 2003:70–72.

제16장

현실적인 희망 제시하기

임종 환자 진료에서 중립을 유지하기가 가장 어려운 일 중 하나는 환자의 예후에 대해 현실적이면서도 모든 희망(환자의 미래를 구성하는 토대)을 환자로부터 앗아가지 않는 것이다. 의료진은 진행성 질환을 앓고 있는 환자에게 희망을 증진시키고 긍정적인 전망을 부여하기 위해서 부단히 노력한다.(1) 이 때문에 완화의료 전문가들은 종종 환자의 상황을 솔직히 이야기함으로써 오히려 희망을 무너뜨리는 건 아닌가 하는 두려움에 휩싸이곤 한다.

의료진은 진실을 알리는 것과 희망을 없애버리는 데 대한 두려움 사이에서 갈등하면서 지나치게 낙관적인 예후를 전달하게 되거나 어떤 정보도 알려주지 않게 된다.(2) 환자와 우리 자신을 보호하기 위해서이긴 하지만, 이러한 행동은 환자와 그 가족들에게 '무언가를 감추고 있다'는 의심을 품도록 만든다. 결국, 의료진과 환자 사이에 불신과 희망의 결핍이 나타나게 되면서 우리가 그토록 예방하고자 하는 바로 그 상황이 벌어지고 만다.

한편 의료진은 자신의 성향도 잘 관리해야만 한다. 의료진은 최상의 경우를 희망한다. 다시 말해 우리는 병을 치료하고, 환자의 마음을 더 편하게 해 주며, 고통을 완화시켜 주기 위해 의사가 되었다. 환자와 그 가족들은 희망을 보여주는 의료진에게 고마움을 표시한다. 하지만 우리는 과학적 진리를 추구할 의무가 있으며, '사실'과 현실적인 '희망' 사이에서 균형을 이루어야 한다.

희망과 진실의 전달

희망은 진행성 질병에 대처하기 위한 매우 중요한 요소이다.(3) 그러나 진실의 전달이 반드시 환자의 희망을 앗아가는 것은 아니다.(2) 의료진은 환자의 희망을 바로잡는 게 본연의 임무가 아니라는 걸 깨달아야 한다. 중요한 문제는 환자의 희망이 병에 잘 대처할 수 있도록 실질적인 도움이 되는지, 아니면 오히려 적절하고 효과적인 계획과 행동을 방해하는 건 아닌지 살펴보아야 한다는 것이다. 환자의 말을 경청하면 현실적으로 확실한 것들을 환자에게 전해줄 수 있다.

다음은 희망을 증가시키는 요소들이다.
- 존중받고 있다는 느낌
- 의미 있는 관계의 형성
- 정직
- 유머
- 추억
- 현실적인 단기 · 중기 목표들. 가능하다면 장기적인 목표
- 고통과 증상의 완화

반대로 희망을 없애는 요소들은 다음과 같다.
- 포기: "더 이상 우리가 할 수 있는 것은 없습니다." (질병의 완치를 위해 할 수 있는 건 아무것도 없을지 몰라도 환자를 위해서 할 수 있는 일은 언제나 존재한다!)
- 고립
- 목적과 목표의 결여
- 완화되지 않는 고통과 통증
- 정직하지 않음
- 무시당하거나 가치가 없다는 느낌

목표의 재설정

어떤 연구도 현실적인 희망이 삶의 질이나 생존, 증상 관리(Symptom management), 죽음의 질(quality of death) 같은 의학적 치료성적에 미치는 영향을 실제로 검증해본 적은 없지만, 환자의 목표를 현실적인 희망을 생각하는 쪽으로 재설정하는 일은 환자의 대처능력을 기르는 데 중요한 역할을 한다.

'완치'를 목표로 하지 말고 '손녀딸의 졸업 보기', '결혼 50주년 축하하기', '새로 태어난 아기 맞이하기', '편안하게 죽음 준비하기' 등 좀 더 현실적인 방향으로 수정이 필요하다.

다음은 목표의 재설정과 관련된 의논을 시작할 수 있게 해주는 질문들이다.
• "이 질병과 맞서기 위한 어떤 장기적인 희망이나 꿈을 가지고 있나요?"
• "저 역시 이 병이 호전된 상태로 유지되기를 바랍니다. 그러나 만약 그러지 못한다면, 우리가 함께 시작할 수 있는 다른 단기적인 목표들이 있습니까?"
• "우리는 효과적이지 못한 여러 치료법에 대해 이야기를 나눠봤고, 저는 당신에게 그 치료법들을 추천할 수 없습니다. 그러나 당신을 돕기 위해 할 수 있는 것은 매우 많습니다. 여기에 집중해봅시다."
• "아직 미처 끝내지 못한 일들이 있나요? 어떻게 그것을 실행에 옮길 수 있을지 같이 얘기해 봐요."

최상의 경우를 희망하되, 최악의 경우에 대비하라

환자에게 발생할 수 있는 최악의 경우에 대비하면서 최상의 결론을 희망하는 일은 결코 상호 배타적인 전략이 아니다.(4) 또한 환자와 가족들이 도출할 수 있는 모든 결론에 대비하고 있는 게 합리적이다. 심지어 완치나 기적을 바라는 와중에도 사망선택유언(Living will; 본인이 직접 결정을 내릴 수 없을 정도로 위독한 상태가 되었을 때 존엄사를 할 수 있게 해 달라는 뜻을 밝힌 유언) 작성, 건강관리 대리인(Health care proxy) 지정, 재정적 문제의 대비 등을 미리 해놓는 것은 전혀 해가 되지 않는다. 일부 환자들은 특히 질병 초기 단계에 있을 때 이러한 접근방식을 더 편하게 생각한다.

'최상을 희망하되, 최악에 대비하기'를 주제로 대화를 이끌려면 다음의 질문들로 시작하는 게 좋다.

- "만약 상황이 우리가 바라는 방향으로 흘러가지 않으면 어떻게 될지 생각해본 적 있어요? 때로는 최악의 경우에 대비하여 계획을 만들어놓는 게 당신이 원하는 것에 더 쉽게 집중할 수 있도록 도와준답니다."
- "최악의 경우에 대한 대비가 당신을 포기한다는 뜻이 아니에요. 오히려 무슨 일이 발생하든 최고의 돌봄 서비스를 마련할 수 있게 해준답니다."
- "최악의 경우를 상상하는 건 여간 어려운 일이 아니죠. 무엇을 상상하는 게 가장 힘든가요? 무엇을 걱정하거나 두려워하는 거죠?"

진실 된 희망 전하기

진실 된 희망의 전달은 임종을 앞둔 사람을 돕는 데 있어서 기본적인 요소이다. 숙련된 임종 돌봄 전문가들은 다음과 같은 특징들을 지닌다.(5)

- 정직
- 솔직함
- 자신감
- 경청하는 능력
- 차분한 태도
- 항상 환자와 시선 마주치기
- 동정심
- 고통과 불안을 달래는 능력

말기 질환에 걸린 상황에서도 행복한 삶을 위해 할 수 있는 일들은 언제나 존재하며 그 것이 바로 희망이라고, 우리 모두는 진심을 다해 환자에게 말해야 한다.

희망

문제는 환자의 희망을 무너뜨리지 않고 좋지 못한 예후에 대한 과학적 진실을 환자에게 전달하는 것이다.

"더 이상 우리가 할 수 있는 게 없습니다."라고 절대 말하지 말라. 설령 치료가 불가능하더라도, 당신이 환자를 위해 할 수 있는 일은 언제나 존재한다.

목표를 재설정하라. 예) "어떤 특별한 계획이 있나요? 그 일에 우리의 목표를 맞춰봅시다."

'최상을 희망하되, 최악에 대비하라.'

늘 환자의 말을 경청하기 위해 노력하라. 진심으로 환자를 이해할 때, 진심으로 안심이 되는 말을 전해줄 수 있다.

REFERENCES

1. Butow PN, Dowsett S, Hagerty R, et al. Communicating prognosis to patients with metastatic disease: what do they really want to know? Support Care Cancer. 2002;10:161-168.

2. Tulsky JA. Beyond advanced directives: importance of communication skills at the end-of-life. JAMA. 2005;294:359-365.

3. Herth K. Fostering hope in terminally ill people. J Adv Nurs. 1990;15:1250-1259.

4. Back AL, Arnold RM, Quill TE. Hope for the best, and prepare for the worst. JAMA. 2003;138:439-443.

5. Groopman J. The Anatomy of Hope: How People Prevail in the Face of Illness. New York: Random House; 2004.

제17장

말기 질환 환자의 연명치료 중지(DNR)와 자연사 허용권(AND)

대부분의 병원과 호스피스 병동, 장기요양시설은 연명치료 중지(DNR; Do Not Resuscitate)에서 자연사 허용권(AND; Allow Natural Death)으로 이동하는 추세다. 연명치료 중지는 사랑하는 사람을 위한 돌봄이나 치료를 모두 포기한다는 부정적인 느낌을 주기 때문에 환자와 그 가족들을 혼란스럽게 만드는 경향이 있다.

반면에 자연사 허용권은 긍정적 의미를 내포하고 있다. 죽어가고 있는 환자를 위해 어떤 과도한 개입 없이 모든 일이 자연스럽게 진행될 수 있도록 최선을 다하겠다는 의미를 환자와 가족, 의료진 모두에게 전달하기 때문이다. 다소 억압적인 돌봄 서비스보다는 '삶과 죽음의 순환을 완성할 수 있도록 돕는 것이 우리의 일'이라는 인식이 확산되고 있다.

연명치료 중지와 자연사 허용권은 기본적으로 완화의료의 목표를 전환할 시점이 되었으며, 심폐소생술(CPR, Cardiopulmonary Resuscitation)은 더 이상 적합하지 않다는 걸 의미한다. 그리고 죽음이 임박한 상황에서 (임상적으로가 아닌) 감정적으로 다가가게 되는 환자와 가족들에게는 자연사 허용권이 좀 더 긍정적이고 원만한 접근법이 될 수 있다.

자연사 허용권은 아직 모든 시설에서 허용되고 있지는 않은데, 이 용어에 익숙하지 않은 사람들이 이를 잘못 이해하고 있기 때문이다. 따라서 자연사 허용권을 작성할 때에는 모두가 그 뜻을 정확히 이해하고 있는지 분명히 확인할 필요가 있다.(1)

의학정보

자연사 허용권(또는 연명치료 중지)을 논의하기 전에, 심폐소생술의 결과가 어떻게 나타났는지 보여주는 자료들을 확실히 검토해야 한다.

심폐소생술에 대한 대중의 기대

- 텔레비전 드라마에 따르면 심폐소생술이 후유증 없이 성공할 확률은 75%에서 100%다.(2)
- "자, 어서 나를 다시 한 번 살려보시오. 그 다음에 그것이 좋은지 아닌지 결정하겠소."

심폐소생술에 관한 진실

- 입원 환자들의 심폐소생술 성공률은 13%에서 15%이다.(3, 4)
- 말기 질환을 앓고 있는 노인 환자들의 심폐소생술 성공률은 5% 미만이다.(2)
- 장기적인 돌봄을 받고 있는 환자들의 48시간 이상 생존율은 0%에서 최대 3%이다.(5)

심폐소생술에 의한 합병증

- 흉부 외상(갈비뼈 골절, 기흉 등) 75%
- 호흡장애 25~50%
- 통증 및 존엄성 상실

논의 시작하기

- 논의가 서둘러 진행되지 않도록 충분한 시간을 할애한다.
- 사적인 공간에서는 환자의 옆에 앉는다.
- "환자분의 건강과 관련된 진료적 측면에서 언젠가는 결정을 내려야 할 부분이 반드시 생기거든요. 그래서 이 점에 대해 당신과 이야기를 나눠보고 싶네요."와 같은 말로 시작한다.

환자는 무엇을 이해하고 기대하는가?

• 환자의 이야기를 이끌어낼 수 있어야 한다. 그러기 위해선 다음과 같이 대답을 유도하는 문장들을 사용한다. "지금 상태에 대해서 어떻게 이해하고 계세요?" "의사들이 뭐라고 했나요?"

• 이와 같은 질문에 대한 환자의 대답은 앞으로 할 일이 쉬워질지 힘들어질지 바로 알려준다. 환자가 잘 이해하지 못하거나 현실적인 판단을 보여주지 못할 경우, 계속 진행하기 전에 자료를 다시 검토하는 것이 좋다. 그리고 환자가 현재 상황을 받아들일 수 있도록 충분한 시간을 준 다음 나중에 다시 논의하는 것이 좋다.

• 미래에 대한 환자의 생각을 묻는다. "남아있는 시간을 어떻게 보낼 것인지 구체적인 목표가 있습니까?" 그리고 경청한다! 진행성 질병에 걸린 대부분의 환자들은 이미 죽음에 대해 충분히 생각해본 상태다. 지금은 그들이 자신의 생각을 표현할 때이다.

• 환자의 말을 인정하고 정확히 설명한다. "결국 이 병으로 죽을 거라는 당신의 말이 옳다고 생각해요. 그러니까 그때가 되면 편안하게 죽음을 맞이하고 싶다는 거죠?"

• 가능하다면 어떤 결정을 내릴 수 있도록 이끌어준 가치들이 무엇인지 환자에게 설명해달라고 부탁한다. "왜 그렇게 느끼시는 거죠?"

자연사 허용권과 연명치료 중지를 논의하라

• 환자가 이해할 수 있는 용어를 사용하고 간단한 문장으로 제공한다.

• 개괄적으로 논의를 시작하고 환자가 요구한다면 좀 더 구체화시킨다.

• "우리가 모든 것을 다 하기를 원하십니까?"라고 말해선 안 된다. '모든 것'이라는 말은 잘못 이해되기 쉬우며 명확히 정의하기가 어렵다.

• "만약 치료에도 불구하고 당신이 죽게 된다면, 우리가 심폐소생술을 시도하길 원하십니까?" 하고 말하라. '죽음'이라는 말은 심폐소생술의 심각성을 부각시킨다.

• 환자가 동의한다면, 차트에 자연사 허용권이나 연명치료 중지(DNR)를 기록할 것이라고 이야기한다.

미래 계획을 분명히 하라

- "우리는 연명치료 중지/자연사 허용권을 확정지었습니다. 그러나 환자분의 목표를 충족시키기 위해 최대한 치료를 이어나갈 것입니다."

- "더 이상 할 수 있는 게 없습니다."라고 말하지 말라. 병을 치료하기 위해서 할 수 있는 건 없을지 몰라도, 환자를 위해 할 수 있는 일은 많다.

- 이때야말로 완화의료와 호스피스에 대해 이야기할 적기이다.(6)

- 환자와 함께 심폐소생술에 관한 의학적 사실들을 파악하라.

 말기 질환 환자의 연명치료 중지(DNR)와 자연사 허용권(AND)

환자와 함께 심폐소생술에 관한 의학적 사실들을 파악하라.
환자가 무엇을 이해하고 무엇을 기대하고 있는지 알아내라. "당신의 현재 상태/어머니의 현재 상태에 대해 들은 것이 있나요?"
주의 깊게 들어라. 환자에게 말할 기회를 주지 않고 혼자서만 이야기한다면 결코 성공하지 못할 것이다. 대답을 의도하는 질문들을 던져라.
자연사 허용권이나 연명치료 중지(DNR)를 구체적으로 논의하라. 심폐소생술의 심각성을 강조하기 위해서 '죽음'과 같은 단어를 사용하라. "만약 환자분께서 죽는다면, 심폐소생술을 시도하길 바라십니까?"
환자가 물어보는 정보만을 조금씩 제공한다. 대부분의 의료진은 심폐소생술에 대해 너무 기술적으로 접근한다. 대체로 환자들은 심폐소생술의 결과가 실제로 나타나는 것보다 훨씬 더 좋다고 생각하기 때문에 정보의 공유가 반드시 필요하다.
미래 계획을 논의하라. 환자를 결코 포기하는 일은 없을 것이며, 완화의료가 결코 '치료 종료'가 아니라는 점을 강조한다.
차트에 자연사 허용권과 연명치료 중지를 명기하고 논의 내용과 참석자들을 기록한다.

REFERENCES

1. Meyer C. New designation for allowing a natural death ("AND") would eliminate confusion and suffering when patients are resusc itated aga inst their wishes. Hospice Patie nts Alliance. (Available at: hltp://www.hospicepatients.org/and.html.Accessed February 19,2006.)

2. Diem SJ, Lantos JD, Tulsky JA. Cardiopulmonary resuscitation on television. Miracles and mis-information. N Engl J Med. 1996;334:1578–1582.

3. Education for Physicians on End-of-Life Care Trainer's Guide. Module 11, withholding, with-

drawing therapy. In: Emanuel LL, von Gunten CJ, Ferris FD, eds. Education for Physicians on End-of-Life Care/Institute for Ethics at the American Medical Association. Chicago: EPEC Project, The Robert Wood Johnson Foundation; 1999.

4. The Support Principle Investigators. A controlled trial to improve care for seriously ill hospitalized patients. The study to understand prognosis and preferences for outcomes and risks or treatments (SUPPORT). JAMA. 1996;275:1232.

5. Finucane TE, Harper GM. Attempting resuscitation in nursing homes: policy considerations. J Am Geriatr, 1999;47:1261-1264.

6. von Gunten CF, Weissman DE. Discussing DNR orders in the hospital setting. Fast Facts and Concepts. Milwaukee: Medical College of Wisconsin; 2002.

제18장

사전의료의향서

의료진은 임종 시 선택의 문제와 관련하여 환자의 의견을 따를 의무가 있다.(1) 사전의료의향서(Advanced Directives)는 환자가 스스로 결정을 내릴 수 없을 경우에 대비하여 그가 원하는 바를 사전에 미리 정해두는 제도이다.

사전 의사표시는 환자가 직접 하거나 대리인에 의해 이뤄진다. 〈표 18-1〉

지시적 사전의료의향서 또는 사망선택유언

사망선택유언(Living will)은 환자가 더 이상 결정을 내릴 수 없게 되었을 경우 받고자 하는 치료법을 설명해놓은 지시적 사전의료의향서를 가리킨다.

사망선택유언의 장점

- 환자가 받기를 원하거나 거부하는 치료 절차를 구체적으로 명시한다.
- 환자가 원하는 바를 의료진에게 알려준다.

사망선택유언의 단점

- 다른 사람이 의학적 결정을 내릴 수 없게 만든다.
- 사망선택유언은 '특단의 조치 거부', '최후의 수단 거부', '정상적인 회복이 불가능할 경우'와 같이 주관적으로 해석될 여지가 있는 모호한 말들을 사용한다.
- 미래에 직면할 수 있는 모든 가능성들을 사망선택유언에 포함시키기 힘들다.

건강관리 대리인 지정

대리인 지정(DPOA; Durable Power Of Attorney)은 지정된 대리인이 환자를 대신하여 의학적 의사결정을 내릴 수 있도록 하는 위임장을 말한다. 대리인은 환자의 상태가 심각할 정도로 나빠질 경우 환자를 대신하여 의학적 의사결정을 내릴 수 있다.

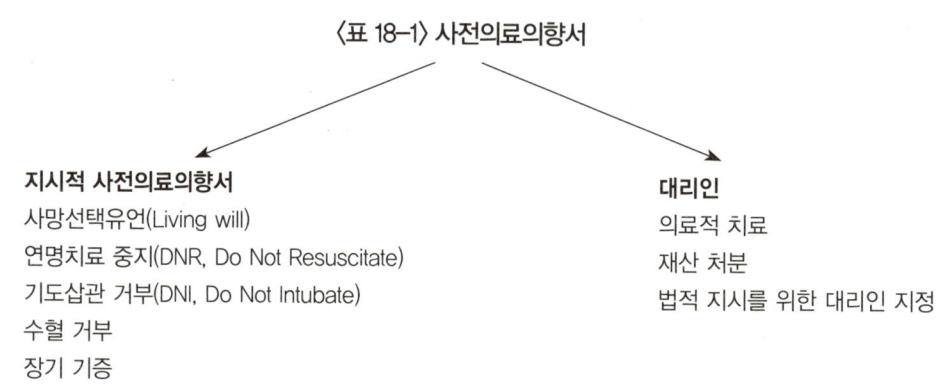

〈표 18-1〉 사전의료의향서

지시적 사전의료의향서
사망선택유언(Living will)
연명치료 중지(DNR, Do Not Resuscitate)
기도삽관 거부(DNI, Do Not Intubate)
수혈 거부
장기 기증

대리인
의료적 치료
재산 처분
법적 지시를 위한 대리인 지정

대리인 지정의 장점

사망선택유언에는 가능한 모든 의학적 개입이 포함되지 않는다. 따라서 대리인 지정은 사망선택유언과 함께 합리적인 결정을 내릴 수 있도록 해준다.

대리인 지정의 단점

• 환자의 권한이 줄어든다. 환자는 자신이 원하는 대로 대리인이 결정을 내릴 것이라고 믿어야만 한다.

• 대리인 지정은 지속적인 업데이트를 통해 가장 최신 버전을 항상 유지해야 한다. 예를 들면, 가장 초기의 대리인 지정은 자격을 상실하고 더 이상 기능하지 않는다.

> 요점: 사전의료의향서 거부는 환자가 의사결정을 내리는 게 가능하다면 시행될 수 있다.

> 결론: 누구라도 어리석은 결정을 내릴 권리가 있다!

누가 대리인으로 지정될 수 있는가?

자격이 있는 성인이면 누구든지 대리인으로 지정될 수 있다. 대부분의 환자들은 가족이나 친구를 대리인으로 선택한다. 그러나 환자의 선택은 반드시 대리인으로 지정된 사람으로부터 동의를 얻어야 한다. 예를 들어 동의를 받지 않고 임의로 유명한 스포츠 선수나 영화배우를 대리인으로 임명할 수 없다.

사전의료의향서에 대해 논의할 시기는 언제인가?

사전의료의향서는 사전에 미리 논의되어야 한다. 정기적인 신체검사나 건강검진을 받는 동안 논의하는 것이 가장 이상적이다.

법적 문제

'대리인 지정 방식'은 미국의 50개 주에서 모두 인정한다. 1990년에 제정된 환자의 자기결정권(Patient Self-Determination Act)에 관한 미 연방법에 의하면 모든 환자는 사전의료의향서를 가질 권리 및 건강관리 결정(Health care decisions)에 참여할 권리에 관한 정보를 제공받아야 한다.(1) '사전의료의향서'는 50개 주 모두 법적으로 의무화하고 있다.

환자는 사전의료의향서를 어떻게 준비할 것인가?

- 인터넷이나 병원, 호스피스 시설에서 제공하는 서식을 이용한다.(2)
- 환자가 원하는 것을 (편지나 목록 형식으로) 작성한 다음 서명을 남긴다. 증인이나 공증인이 함께 서명할 경우 훨씬 더 효과적이다.
- 변호인에게 위임한다(복잡하지 않을 경우라면 꼭 필요한 절차는 아니다).
- 의사와 가족에게 복사본을 맡긴다. 의사는 환자의 진료기록지에 '사전의료의향서'를 기록할 의무가 있다.
- 입원해 있는 병원에 복사본을 제출한다.

사전의료의향서의 변경

사전의료의향서는 언제든지 변경이 가능하다. 그러나 환자가 기존 서식을 없애고 신규 서식을 받아야 될 사람 모두에게 제대로 전달했는지 꼭 확인해야 한다.

한계와 도전과제

현재의 사전 돌봄 절차(Advance care process)는 대부분의 환자들이 사전의료의향서를 작성하지 않는다는 사실을 포함하여 많은 한계점들을 지니고 있다.(3) 여전히 많은 의사들이 환자가 심각한 질병을 앓고 있음에도 불구하고 임종 문제나 연명치료 중지에 대해 환자와 의논을 하지 않는다.(4) 서류들을 준비해놓는다 해도 잃어버리거나 기한이 지난 경우가 많고, 사전의료의향서가 서류에 포함되어 있지 않는 경우도 허다하다.

사전의료의향서

- 사전의료의향서의 도입은 임종 돌봄을 개선하기 위한 가장 주요한 전략 중 하나이다.
- 사전의료의향서는 사전에 미리 환자와 논의되어야 한다.
- 지시적 사전의료의향서는 사망선택유언이나 환자의 지시사항 이외의 다른 서식들을 포함한다.
- 대리인 지정은 환자가 의사표시를 할 수 없는 상태에 이를 경우 대신해서 의사결정을 내릴 수 있는 사람을 선정하는 것이다.

REFERENCES

1. Patient Self-Determination Act 1990. 42 USC 139 cc(a). Available at: http://caselaw.lp.findlaw.com/scripts/getcase.pl?court=9th&navby=case&no+9435534&exact=1. Accessed February 18, 2006.
2. US Living will Registry. Available at: http://www.uslivingwillregistry.co m/forms.shtm. Accessed February 18, 2006.
3. Crane MK, Wittink M, Doukas DJ. Respecting end-of-life treatment preferences. Am Fam Physician. 2005;72:1263-1270.
4. Teno JM, Stevens M, Spernak S, et al. Role of written advance directives in decision making: insights from qualitative and quantitative data. J Gen Intern Med. 1998;l3:439-446.

제19장

의사결정 능력

모든 동의는 환자가 스스로 의사결정을 내릴 수 있도록 해야 한다는 윤리원칙에 입각한다. 그러나 완화의료에서는 환자가 더 이상 스스로 결정을 내릴 수 없게 되어 환자의 의사를 대신해서 표시할 수 있는 대리인이 필요한 상황이 자주 발생한다. 문제는 환자가 내린 결정이 확실한 것인지 확인하는 데 있다.

환자의 자율성

서구 문화는 법적 · 윤리적으로 자기결정권에 대한 환자의 개인적 권리를 옹호한다.(1) 다시 말해, 환자는 스스로 결정을 내릴 능력이 있는 한 나쁜 선택을 내릴 권리를 가지고 있다. 우리 사회에서 자율성을 제한하려면 환자의 결정이 의도치 않게 회복 불가능한 피해를 초래할 것이라는 설득력 있는 증거를 제시해야만 한다. 따라서 환자는 결정적인 증거가 제시되지 않는 한 스스로 의사결정을 내릴 자격을 가지고 있는 것으로 간주된다.(2)

정의

권한(competency): 권한은 법률 용어이며, 의료진은 권한을 결정할 수 없다. 오직 판사만이 권한을 결정할 권한이 있다. 의료 상황에서는 "권한이 있다(competent)"는 말을 삼가라!

능력(capacity): 환자 스스로 의사결정을 할 수 있는 자격.

결정력(decisional): 법률 용어인 '권한'보다 오해를 일으킬 가능성이 적기 때문에 더 적합한 단어라 할 수 있다.

환자가 의사결정을 내리기 위해서는 다음과 같은 사항이 필요하다.

1. 환자는 정보를 습득해야 한다. 환자의 정보력은 구두 정보나 서면 정보에 한정되지 않으며, 환자가 알고 있는 모든 정보를 포함한다.
2. 환자는 상황과 관련된 정보를 검색할 수 있어야 한다(아래쪽의 '의사결정의 한계점' 참고).
3. 환자는 정보를 교환하거나 자신의 결정을 전달할 수 있어야 한다.

시간성

의사결정은 일시적이거나 영속성을 가지는데, 심지어 시시각각 바뀌기도 한다. 따라서 환자는 신중을 기해 의사결정을 내리고, 자신의 결정에 대해 일관성을 유지해야 한다.(3) "우리가 방금 내린 결정을 한 번 더 말씀해주실래요?" 또는 "이 결정이 무엇을 의미하는지 다시 이야기해주세요." 같은 질문들이 도움이 된다.

매번 대답이 바뀌는 환자는 의심해봐야 한다. 만일 환자가 기존 가치에 따라 의사결정을 했다면 명확성과 일관성을 보여줄 것이다.

의사결정의 한계점

환자의 의사결정 능력과 관련하여 복잡한 문제가 있다. 일부 환자의 경우 의사결정을 내리는 것이 매우 까다로운 작업이 될 수 있다는 점이다. 이는 일부 의사결정이 매우 복잡한 상황 속에서 내려져야 하기 때문이다.

환자에게 의사결정 능력이 있는지 없는지 판단하기 위해서는 의사결정을 내릴 당시 이점과 위험성을 어느 정도 따져볼 수 있는 능력이 있는지 파악해야 한다. 예를 들면, 가슴 통증을 호소하는 초기 알츠하이머병 환자는 폐렴을 치료하기 위한 항생제 투여의 필요성을 이해할 수는 있지만 심장 카테터법(cardiac catheterization) 또는 관상동맥 질환을 위한 혈관확장술(angioplasty)이 갖는 이점과 위험성은 전혀 이해하지 못할 것이다.

이런 환자는 점심 메뉴로 무엇을 고를지는 결정할 수 있지만 증권에서 어떤 주식을 거래할지는 결정하지 못한다.

이해하기 힘든 것을 결정하기 위해서는 고도의 의사결정 능력이 필요하다. 많은 전문가들은 '의사결정 능력'에 대해 상황에 따라 신축성 있게 접근해야 한다고 믿는다. 환자의 결정이 더 큰 위험이나 피해를 일으킬 가능성이 있는 경우, 환자가 자신의 결정에 대해 틀림없이 확신하고 있는지 살펴볼 필요가 있다.(4)

위험성

심각한 우울증이나 절망감 같은 정신과적 진단들은 환자의 의사결정 능력을 판단하기 어렵게 만든다. 환자가 논리적으로 결론을 도출해냈다고 장담할 수 없기 때문이다. 예컨대 만약 환자가 외계인이 시켜서 어떤 결정을 내렸다고 말한다면, 우리는 다음과 같은 의문을 품게 될 것이다. "환자의 가치를 기준으로 내려진 결정인가 아니면 신체적, 영적 질병 때문인가?"

이외의 여러 복잡한 상황들에 대응하기 위해서는 정신건강의학과 의사나 병원윤리위원회와 상담해보는 것이 좋다.

 의사결정 능력

- 의사결정 능력은 문지기(gatekeeper)와 같다. 의사결정 능력을 갖춘 환자는 스스로 결정을 내릴 수 있으며, 대리인을 필요로 하지 않는다.
- 환자는 결정적인 증거가 제시되지 않는 한 의사결정 능력이 있는 것으로 간주된다.
- 권한(competency)은 의학 용어가 아닌 법률용어이다. 그 대신 '능력(capacity)'이나 '결정력(decisional)' 같은 말을 사용하라.
- 결정력이 있는 환자는 정보를 습득하고 처리할 줄 알며, 교환할 수 있는 능력을 지니고 있다.
- 결정을 내려야 할 문제가 복잡하면 복잡할수록, 더 고도의 의사결정 능력이 요구된다.
- 심각한 우울증이나 정신적 질환은 의사결정 능력을 판단하기 어렵게 만든다.

REFERENCES

1. Beauchamp TL, Childress JF. Principles of Biomedical Ethics. 4th ed. New York: Oxford University Press; 1994.
2. Storey P, Knight CF. Ethical and Legal Decision Making When Caring for the Terminally Ill. 2nd ed. New York: American Academy of Hospice and Palliative Medicine; 2003:25-33.
3. Arnold R. Decision making capacity. Fast Facts. Milwaukee: The Medical College of Wisconsin. Available at: http://www.eperc.mcw.edu/fastFact/ff_55.htm. Accessed February 23, 2006.
4. Tunzi M. Can the patient decide? Evaluating patient capacity in practice. Am Fam Physician. 2001;64:299-306.

제20장

목표 설정

목표 설정은 완화의료에서 가장 중요한 부분이다. 환자나 가족의 목표가 분명하다면, 더 확신을 갖고 치료에 임할 수 있게 된다. 그러나 명심해야 할 것은 완화의료의 주된 목적은 삶의 질 향상에 있다는 점이다.

의료진은 환자에게 '치료'냐 '치료의 중단'이냐를 선택하도록 종용한다. 여기서 치료의 중단은 부정적 선택으로 비칠 수 있다. 그러므로 환자 중심의 긍정적 결론을 도출해내기 위해서는 "남아있는 시간 동안 환자분이 편안하게 잘 지내실 수 있도록 어떻게 도와드릴 수 있을까요?"와 같은 말로 대화를 시작하라.(1)

> "이보게, 왜 타이타닉호의 갑판 위에 꽁꽁 묶여 시간을 소비하고 있는 건가?"

'잘 살기(Living well)' 개념이 필요할 때

- 암, 뇌졸중, 울혈성심부전(CHF; Congestive Heart Failure), 만성폐쇄성폐질환(COPD; Chronic Obstructive Pulmonary Disease) 등을 앓던 환자가 시한부 판정을 받은 경우
- 장기 만성 질환을 가지고 있는 외래 환자와 사전 질병 계획(advanced disease planning)을 논의할 때
- 건강한 사람이 정기 검진을 받는 동안 사전의료의향서에 대해 논의할 때

관련자들

- 의사결정 능력이 있는 환자(환자의 결정력과 관련된 의문에 대해서는 '의사결정 능력'을 다룬 19장을 참조)
- 의사 및 기타 의료진
- 기타 가족이나 친구, 목사 등. 목표는 환자가 원하는 바에 따라 설정되어야 한다는 것을 명심하라.

논의하기

- 환자에게 관심을 보여주고 환자의 상황이나 이해도, 희망사항 등을 파악한다.
- 환자가 무엇을 알고 있는지 다음과 같이 파악한다. 이때 어떤 가정도 금물이다.

    "환자분의 현 상태에 대해 들은 것이 있나요?"

    "앞으로 어떻게 될 거라고 생각하세요?"

    "아는 사람 중에 당신과 같은 질병을 갖고 있던 사람이 있나요? 그분은 어땠었나요?"

가능한 목표(2)

- 적극적인 치료와 실험적인 치료를 포함한 모든 치료는 병의 완치를 목표로 한다.
- 인공호흡기 금지, 비입원, 영양공급관 금지 등을 통해 공격적 처치들을 제한하고 치료를 받는다.
- 기존의 치료 개입을 모두 또는 선택적으로 중단한다.
- 삶의 질 향상을 위해 적극적으로 완화의료를 받는다. 예) 신체기능 유지, 통증 조절, 안락함 추구, 기타 증상 조절

질문의 예

- "무엇이 당신을 행복하게 합니까? 어떻게 하면 당신이 최대한 편안히 잘살 수 있도록 도울 수 있을까요?"
- "특별히 하고 싶은 일이 있나요?"
- "삶의 질을 유지하는 것과 오래 사는 것 중에 선택해야 한다면, 어떤 걸 택하시겠어

요?"

- "가족들은 어떻게 관여하나요?"
- "어떤 방식으로 남은 시간을 의미 있게 보내실 건가요? 어떻게 도와드릴까요?"

환자의 질문 유도하기

- 환자는 이런 쟁점들에 관해 생각해볼 시간이 필요할 수 있다.
- 환자는 가능한 목표를 한 번 더 또는 여러 번 반복해서 듣기를 원할 수 있다.
- 추후 계획에 대해 동의하는지 물어본다.

목표 설정하기

- 목표는 현실적이되, 환자의 희망을 무너뜨려서는 안 된다(16장 참조).
- 목표를 성취하기 위해 구체적으로 어떤 것들이 필요한지 살펴본다.
- 목표는 대개 질병이 진행되는 동안 바뀌게 된다는 점을 명심한다. 예) "투석을 계속 받고 싶긴 하지만, 이젠 너무 힘들어서 더 이상 받고 싶지 않습니다."
- 환자가 병의 어느 단계에 있느냐에 따라 목표를 재설정한다.

 목표 설정

심각한 질병일 경우 목표는 초기에 논의되어야 한다.
'완치'는 많은 목표들 중 하나일 뿐이다.
환자의 목표가 세워지면, 더 확신을 갖고 치료를 결정할 수 있다.

REFERENCES

1. Hammes BJ, Rooney BL. Death and end-of-life planning in one midwestern community. Arch Intern Med. 1998;158:383-390.
2. Crane MK, Wittink M. Doukas DJ. Respecting end-of-life treatment preferences. Am Fam Physician. 2005;72:1263-1268, 1270.

제21장

호스피스 논의

호스피스는 중증 질환에 걸린 환자들을 위해 특화된 돌봄을 제공한다. 그러나 환자들은 호스피스의 이용을 힘들게 결정하거나 감정적으로 결정하는 경우가 많다.

'호스피스'를 '죽음'과 바로 연결시켜 생각하는 사람이 있는가 하면 가능한 한 오랜 시간 동안 최상의 삶의 질을 누릴 수 있도록 도와주기 때문에 '삶'과 관련된다고 생각하는 사람도 있다. 지금까지는 호스피스를 이용할 것인지 말 것인지 결정하는 것이 삶의 질(quality of life)이냐 삶의 양(quantity of life)이냐의 선택으로 간주되어 왔지만, 최근의 연구 결과에 따르면 많은 환자들이 호스피스/완화의료를 통해 두 가지 모두를 보장받을 수 있다.(1)

호스피스 철학과 목표 설정

환자의 목표가 확실히 정해진다면, 완화의료 제공은 훨씬 더 쉬워진다. 환자가 죽음을 물리쳐야 할 적으로 간주하고 끝까지 싸우고자 한다면, 이는 환자가 죽음을 자연적인 과정의 하나로 받아들이지 않고 있음을 나타낸다. 그러나 일단 목표가 '완치'에서 '고통 완화'로 전환된다면, 호스피스는 환자에게 더 많은 것을 제공할 수 있다.

• 시설이 아닌 집에서 죽음을 맞이할 수 있다.
• 환자의 주도하에 임종에 관한 결정들을 내릴 수 있다.
• 가족과 친구들 곁에서 임종을 맞이할 수 있다.

• 고통 없이 편안하게 자연스러운 죽음을 맞이할 수 있다.

호스피스는 무엇을 제공하는가?

호스피스는 '돌보지 않음(No Care)'이 아니라 '더 많은 돌봄(More Care)'을 의미한다. 환자나 가족들에게 "환자분을 위해 더 이상 할 수 있는 게 없어서 호스피스를 제공하려고 합니다." 같은 말은 절대 해서는 안 된다.

> **질병을 완치시키기 위해 할 수 있는 건 아무것도 없을지 몰라도, 환자를 위해 할 수 있는 건 언제나 존재한다.**

미국에서의 호스피스는 의학 돌봄 호스피스 보조금(Medicare Hospice Benefit)으로부터 보수를 받으며, 많은 보험사들이 호스피스 혜택 서비스를 제공한다. 대부분의 호스피스는 지불능력과 관계없이 환자를 수용한다. 호스피스가 제공하는 서비스는 다음과 같다.

• 방문간호 서비스(24시간 가능)
• 사회복지 방문 서비스.
• 영적 상담 서비스(대부분 목사를 통해 제공된다).
• 가정 방문 간호(Home health aide).
• 환자와 가족을 위한 임종 교육.
• 환자 사망 이후 13개월까지 사별한 가족을 지속적으로 보살핌.
• 통증과 증상 관리.
• 말기 진단을 받은 환자를 위해 내구성 있는 의료장비 제공.
• 요실금 용품 지원, 상처관리 간호사 방문, 의사 방문, 영양 지원, 그 밖의 기타 혜택들

호스피스 진단을 위한 자격 요건

호스피스 서비스를 제공받는다는 것이 곧 병원으로 다시는 돌아갈 수 없다거나 다른 치료들을 받기 위해 이미 내린 결정을 다시 바꿀 수 없다는 의미는 아니다. 목표는 변할 수

있다. 호스피스를 받을 자격이 있는 환자는 대개 다음 범주에 속한다.

- 완치보다는 완화를 목표로 한다. 그러나 연명치료 중지가 호스피스를 제공받기 위한 필수조건은 아니다.
- 능력이 있고 적극적인 간병인을 구할 수 있다. 가족 구성원이 간병인이 될 필요는 없으며, 장기간의 돌봄이 가능한 사람을 간병인으로 고용할 수 있다. 일부 호스피스는 독립된 '호스피스 요양원(Hospice houses)'을 통해 관련 서비스를 제공한다.
- 환자는 의학 돌봄와 같은 호스피스 재정보조금을 신청할 수 있다.
- 말기 진단과 관련하여, 과거에 '암'은 호스피스 진단을 받게 되는 가장 주요한 원인이었다. 그러나 현재는 말기 심장병, 말기 폐질환[만성폐쇄성폐질환(COPD), 폐섬유증(pulmonary fibrosis) 등], 말기 치매, 말기 근위축성 측색 경화증(일명 루게릭병. ALS; amyotrophic lateral sclerosis), 말기 신장질환, 말기 간질환 등 시한부 판정을 받은 어떤 병이든 호스피스 진단을 받을 수 있다.
- 평균기대여명이 6개월 미만인 환자. 기대여명을 정확히 예측하기 힘들기 때문에(2) "이 환자가 6개월 이내에 죽는다면 놀랄 일일까요?"라고 묻는 게 가장 좋은 방법이다.

만약 환자의 자격 요건에 관한 질문이 있다면, 호스피스 담당자와 상담할 것을 권한다.

6개월 테스트(6-MONTH TEST)

이 부분은 환자와 가족뿐 아니라 의료진도 어렵다고 느끼는 부분이다. 어느 누구도 정확히 언제 죽을지 예측할 수 없다. 그렇지 않다면, 왜 즉시 생명보험회사로 달려가지 않는가!

다행히 미국 의학 돌봄(CMS)도 기대여명의 예측은 어려울 수밖에 없다고 인정하고 있으며, 예상이 빗나갔다 하더라도 그것이 죄는 아니라는 인식이 확산되고 있기 때문에 6개월 테스트는 매우 보편화되었다.

- 미국 CMS(보건의료재정청 HCFA)는 의사가 환자의 예상수명이 6개월인지 아닌지 구체적으로 알 필요는 없지만, 시한부 선고를 받은 환자들이 대체로 6개월 이내에 사망

한다고 명시한다.(돌봄은 예컨대 생존율이 10% 또는 50%라고 말하면서 6개월 이내의 시한부 선고를 받은 환자들의 최대 생존율에 대해서는 구체적으로 밝히고 있지 않다.)(3)

- "말기 질환 환자의 기대여명 검증은 질병의 일반적인 진행과정을 토대로 내린 의사나 의료 책임자의 임상적 판단에 근거한다."(4)

> "만약 이 환자가 6개월 이내에 사망하게 된다면 놀랄 일인가요?"라고 묻는 게 더 나은 방법이다.

환자와 호스피스 논의하기(5)

환자나 환자의 가족과 호스피스를 두고 논의하는 것은 언제나 치료보다는 관리를 목표로 두고 이뤄져야 한다. 휴대폰을 끄고 편안한 환경을 조성한 뒤 다음과 같이 논의를 시작한다.

- "환자분의 돌봄에 대해 전반적으로 목표를 어떻게 설정할 것인지 얘기해봅시다."
- "의사들이 환자분의 돌봄에 대해 뭐라고 했나요?" "현재 이 병에 대해서 어떻게 이해하고 있나요?" 만약 환자가 자신의 상황을 잘 이해하고 있지 않다면, 호스피스 논의는 나중으로 미뤄야 한다.
- "앞으로 어떻게 될지 생각해보셨나요? 앞으로 어떻게 되길 바라세요?"라고 질문한 뒤 환자의 대답에 주의를 기울인다.
- "환자분은 가족들에게 짐이 되고 싶지 않기 때문에 가능한 한 모든 걸 혼자 감당하고 싶다는 거죠?"라는 식으로 대화를 이끌어나갈 수 있다.
- 다소 과격한 표현일 수도 있지만 "저는 많은 사람들이 호스피스의 의미를 잘못 이해하고 있다고 확신해요. 그러나 환자분의 말씀을 들어보면, 저는 환자분이 목표를 달성할 수 있도록 그들이 적극적으로 도와줄 거라는 생각이 드네요."라고 이야기를 꺼낸 뒤 '호스피스는 증상 조절과 관련된 일'이라 정의를 내리고 호스피스가 제공하는 서비스를 설명한다. 많은 사람들은 호스피스를 자발적으로 죽기 위해 가는 장소라고

생각한다. 환자의 질문에 성심성의껏 답하고, 다음과 같이 말하는 것도 하나의 좋은 방법이다.

- "만약 당신이 내 어머니/형제/아버지였다면, 나는 당신이 호스피스 서비스를 받기를 원할 겁니다."
- 환자의 감정에 적절히 대응하라. 감정적 반응은 보통 짧게 나타나기 때문에 조용히 앉아 있거나 안심할 수 있도록 토닥여주는 것이 도움이 될 수 있다.
- "우리가 나눈 대화를 토대로, 저는 당신에게 호스피스 전문가를 만나 함께 대화를 나눠보도록 추천하겠습니다."라고 권고한다.
- "저는 환자분께서 호스피스 전문가들과 이야기를 다 나눈 뒤에 돌아오겠습니다. 그때 논의를 더 이어나가 봅시다."라고 추후 계획을 설명한다.

 호스피스 논의

- 호스피스의 철학을 잘 이해하고 호스피스가 환자에게 제공할 수 있는 장점들을 숙지한다.
- "만약 이 분이 6개월 이내에 사망한다면, 놀랄 것 같은가요?"라고 완곡한 표현을 사용한다.
- 호스피스적 관점에서 목표에 접근한다.
- 환자가 무엇을 이해하고 어떤 목표를 지니고 있는지 알아낸다.
- 환자의 목표를 재확인한 다음 어떻게 호스피스가 그 목표를 충족시킬 수 있는지 설명한다.
- 권고사항을 제공한다.
- 지속적으로 경과를 모니터한다.

REFERENCES

1. Cancer pain relief and palliative care. Report of a WHO Expert Committee. World Health Organ Tech Rep Ser 1990;804: 1–75.
2. Christakis NA, Lamont EB. Extent and determinants of error in doctor's prognoses in tenninally ill patients: prospective cohort study. BMJ. 2000;320:469–472.
3. Keay TJ, Schonwetter RS. Hospice care in the nursing home. Am Fam Physician. 1998;57:491–497.
4. Hospice care enhances dignity and peace as life nears its end. CMS Provider Education article. Available at: http://www.cms.hhs.gov/transmiltals/downloads/ab03040.pdf. Accessed March 25, 2006.
5. Von Gunten C. Discussing hospice. Fast Facts and Concepts. National Residency End-of-Life Curriculum Project. Milwaukee: Medical College of Wisconsin; 2002.

제22장

자녀들에게 나쁜 소식 전하기

말기 질환에 걸린 젊은 환자를 돌보는 일이 어렵긴 하지만, 가족 중에 어린아이가 있는 경우에는 비할 바가 못 된다. 그러나 제대로만 하면 임종을 앞둔 부모가 자신의 아이들이 앞으로 살아가는 데 큰 도움이 될 수 있는 적응력과 대처능력을 가질 수 있도록 지도하는 것을 옆에서 도와줄 수 있다.(1) 다양한 아이들의 발달능력에 따라 슬픔을 표현하는 반응 또한 매우 다르게 나타난다.(2)

인식

중증 질환에 걸린 환자에게 어린 자녀들이 있다면 다음과 같이 대처하라.

● 자녀들의 나이, 성격, 대처능력에 대해 물어본다.
● 자녀들이 부모의 병에 대해 알고 있는지, 부모와 아이들 간에 어떤 대화가 오고갔는지 파악한다.
● 자녀가 최근에 학교나 집 또는 친구들과 어떤 문제를 일으켰는지 물어본다.

대비

한 연구결과에 따르면 부모의 질병에 대한 정보와 엄마 또는 아빠가 죽게 된다는 사실을 자녀들에게 지속적으로, 정직하게 이야기하는 것이 낫다.(3) 자녀들과의 대화가 그 해법이라 할 수 있는데, 부모의 상황이 나쁘면 나쁠수록 자녀들과 대화를 나누는 것이 반드시 필요하다. 물론 자녀들이 모든 세부사항을 알 필요는 없다. 자녀들이 진정으로

필요로 하는 건 솔직하고 설득력 있는 설명이기 때문이다.(4)

부모의 죽음을 자녀가 대비할 수 있도록 부모가 할 수 있는 일은 다음과 같다.

- 자녀들에게 질문을 하고 자신의 감정을 표현할 수 있는 기회를 준다.
- 자녀의 생활에 대해 관심을 표현한다.
- 가능한 한 평범한 일상을 유지하도록 노력한다. 특별히 함께하는 시간을 가지는 것도 매우 좋다.
- 자녀들에게 솔직한 정보를 지속적으로 제공한다. 아이가 '우연히' 나쁜 소식을 접하게 된다면 이는 최악의 상황이라 볼 수 있다.
- 자녀들을 참여시켜라. 즉, 아이들이 자신의 생각을 표현할 수 있게 해주어라.
- 자녀들의 현재 상황을 선생님이나 상담교사에게 이야기한다.
- 의사나 사회복지사, 의료진은 자녀들을 위한 지원을 제공할 수 있다. 부모는 여러 가지 문서를 통해 이 문제에 관한 궁금증을 해결할 수 있다.

죽음

부모의 죽음에 대한 가족들의 반응은 그들의 문화와 종교, 대처방식에 의해 결정된다. 어떤 가족은 호스피스의 도움을 받으면서 가정에서 환자를 돌보기를 원하고, 어떤 가족은 병원에서 임종 돌봄을 받기 원한다. 자녀들이 임종의 순간을 함께하고 있음을 느끼도록 돕는 방법들은 다음과 같다.

- 감정적으로 큰 고통을 겪더라도 병원에서 임종을 맞고 있는 부모 곁을 지키도록 한다.(1)
- 자녀들은 그림을 그리거나 부모의 유품을 챙기면서 죽음을 현실로 받아들이기도 한다.
- 남아 있는 부모는 자녀가 장례식이나 추도식, 그림 그리기, 묘지 방문 등을 통해 슬픔을 표현할 수 있도록 해준다.
- 어른뿐만 아니라 자녀도 비논리적인 죄책감에서 벗어날 필요가 있다.

사별

일반적으로 아이들(또는 청소년들)은 부모의 상실 이전의 삶으로 되돌아가고 싶어 하지만 인생은 멈출 수 없다는 사실을 인정한다. 따라서 일상으로의 복귀가 매우 중요하다. 성공적인 복귀는 깊은 슬픔을 아예 없애지는 못하지만 크게 경감시켜 줄 수 있기 때문이다.

호스피스 완화의료팀은 다음과 같이 비정상적으로 나타나는 슬픔의 징후들에 각별히 주의를 기울이고 이를 방치하지 않도록 해야 한다.

• 사별 6개월 이후까지 나타나는 퇴행적 행동
• 생존 부모와의 심각한 분리불안 증상이 사별 후 6개월 이상 지속적으로 나타날 때
• 학교나 집, 친구들과의 정상적인 생활이 어려울 정도의 심각한 우울증
• 남아있는 부모와의 심각한 갈등
• 위험한 행동들
• 가족 외의 다른 사람과 대화를 나누고 싶어하는 증상

자녀들에게 나쁜 소식 전하기

인식 점검: 자녀들은 현재 몇 살인가? 자녀들은 부모의 병에 대해 잘 알고 있는가?
자녀를 대비시켜라. 대화가 그 해법이다. 자녀들에게 부모의 병에 대해 진솔한 설명을 해줘야 한다.
부모의 죽음이 임박했다는 사실을 숨기지 말라. 자녀들이 마지막으로 병문안을 하거나 임종의 순간에 곁을 지킬 수 있도록 격려하라. 자녀들이나 청소년들이 가질 수 있는 비이성적인 죄책감을 없애라.
사별의 성공적인 극복은 일상으로의 복귀와 슬픔의 경감을 의미한다.
6개월 이상 지속되는 비정상적인 슬픔의 징후들을 면밀히 관찰하라.

REFERENCES

1. Christ GH, Siegel K, Christ, AE. Adolescent grief—"It never really hit me... until it actually happened." JAMA. 2002;288:1269–1278.
2. Geis H, Whittlesey SW, McDonald NB, et al. Bereavement and loss in childhood. Child Adolese Psychiatr Clin North Am. 1998;7:73–85.
3. Christ GH. Healing Children's Grief: Surviving a Parent's Death from Cancer. New York: Oxford University Press; 2000.
4. Keeley D. Telling children about a parent's cancer. BMJ. 2000;321:462–463.

제23장

환자의 기도요청

의료진은 지도자나 권위적 인물로 간주되는 경우가 많다. 때문에 두려움에 떨거나 고통을 겪고 있는 환자들은 의료진에게 기도를 부탁하기도 한다. 이런 경우 의료진이 자신의 신앙을 저버리지 않으면서도 환자에게 위로와 지지를 전해줄 수 있는 방법은 없을까? 또한 환자에게 의료진 자신의 가치를 강요하지 못하도록 예방할 수 있는 방법은 무엇일까?

선택

환자가 기도를 요청할 때는 다음의 기본적인 네 가지 선택사항을 적용한다.

• 환자를 위해 함께 기도하라. 기도가 환자에게 위안을 줄 수 있다고 판단되면, 그리고 의료진이 자신의 영성에 대한 확신이 서 있다면 환자의 기도요청을 받아들인다.(1) 우리 스스로 영적인 준비가 되어 있지 않다면 환자와 함께 영적 여행(Spiritual journey)을 떠날 수 없다.

• 종교적 믿음이나 교리는 매우 다양하다. 환자를 위해 기도하기로 결정했다면, 특정 종교에 국한되지 않는 보편적인 기도를 함께 드린다. 구체적인 결과보다는 위로를 부탁하는 기도나 신의 의지에 맡기겠다는 기도를 드리는 것이 안전하다.

• 환자의 기도를 들어주어라. 환자를 위해 기도하는 것이 불편하다면, 환자가 기도하는 동안 조용히 앉아 함께 기도하는 자세를 취할 수 있다. 이런 식으로 의료진은 자

신의 신앙을 겉으로 드러내지 않으면서도 환자의 신앙체계에 대한 지지를 표현할 수 있다.(2)

- 다른 이에게 부탁하라. 의료적인 문제를 다른 부서에 의뢰하는 것은 당연하다고 생각하면서 영적인 문제를 의뢰하는 것은 꺼리는 경우가 많다. 환자의 기도요청을 검증된 종교 지도자에게 맡기는 것도 하나의 좋은 방법이 될 수 있다. 이는 의료진에게 가해질 수 있는 종교적 강압을 피할 수 있도록 해준다.(3) 그러나 기도요청은 신속하게 이뤄져야 한다는 점을 명심하라.

- 정중히 거절하라. 위의 선택사항들을 소화하기 힘들거나 불편하게 느낀다면 정중하게 기도요청을 거절할 수 있다. 하지만 환자를 거부하지는 말아야 한다. "죄송하지만 저는 사실 기도를 주도하는 역할에 자신이 없거든요."처럼 정직하게 말하는 것이 가장 좋다. 또는 "환자분을 항상 생각할 거예요." 같은 비종교적 지지 발언도 큰 도움이 된다.

핵심 포인트

- 환자의 기도요청은 영적인 곤궁 상태를 나타낸다. 따라서 전문 사제나 영적 지도자의 상담을 받아보는 것이 필요하다.(4) (제15장 '영적 진단' 참고.)

- 시간이 절대적으로 중요하다. 환자에게는 매우 중요한 문제인 영적인 요구를 미루거나 경시해서는 안 된다.

- 기도할 마음이 없는데도 환자를 위해 기도한다고 말하지 마라. 진실성의 결여는 환자와의 관계를 손상시키는 잠재적 원인이 된다.

환자의 기도요청

- 당신이 괜찮다면 환자를 위해 기도하라.
- 환자가 기도하는 동안 조용히 앉아 있어라.
- 영적 지도자에게 부탁하라.
- 정중히 거절하되 환자를 거부하지는 말라.
- 정직해라.

REFERENCES

1. Koenig HG. Religion, spirituality, and medicine: application to clinical practice. JAMA. 2000;284:1708.
2. Kwiatkowski KK, Arnold B, Barnard D. Physicians and prayer requests. Fast Fact and Concept #120, 2004. Available at: http://www.eperc.mcw.edu/FastFactPDF/Concept%20 l20.pdf. Accessed March 10, 2006.
3. Post SG, Puchalski CM, Larson DB. Physicians and patient spirituality: professional boundaries, competency, and ethics. Ann Intern Med. 2000;132:578–583.
4. La B, Ruston D, Kates LW, et al. Discussing religious and spiritual issues at the end of life: a practical guide for physicians. JAMA. 2002;287:749–754.

제24장

사망선고

"오셔서 환자에게 사망선고를 내려주세요!"

사망은 대개 쉽게 내릴 수 있는 진단이다. 그러나 대부분의 의료진은 환자의 사망 문제와 관련한 체계적인 수련을 거의 받지 못한다.(1, 2)

병실에 들어가기 전

환자의 병실이나 집에 들어가기 전, 확실한 정보를 확보하고 대비책을 마련하는 것이 도움이 된다.

- 사망을 예상했는지, 예기치 못했는지 사망 정황에 대해 물어본다. 사망이 병원 밖에서 발생했거나 의심스러운 경우 또는 사망자가 소아인 경우에는 검시관을 요청한다.
- 주치의가 호출을 받았는지 알아본다. 병원에서는 환자가 사망선고를 받은 다음 주치의가 호출을 받는다.
- 가족들이 함께 있는가? 그들의 상태는 어떤가? 조용히 슬퍼하고 있는가, 망연자실해 있는가, 화를 내고 있는가?
- 가족들이 장기기증센터와 이야기를 나눴는가?
- 종교의식이나 문화적 요구 등 특별히 신경 써야 할 사안들이 있는가?
- 호흡을 가다듬고 마음을 진정시켜라!

병실 안

사망선고는 엄숙한 의식이다. 항상 냉정을 유지하고 자신감 있는 전문가의 모습을 보여라. 일단 환자 앞에 서면 다음과 한다.

- 가족들에게 자신을 소개한다. 환자와 당신의 관계를 설명하고 그들의 이름과 환자와의 관계를 물어본다.
- 가족들이 원한다면 그대로 있어도 좋다고 말한다. 의료진이 환자를 검사하는 동안 나가 있는 게 좋다고 생각하는 가족들도 있다.

선고

사망을 증명하기 위해 특정 검사를 수행할 필요는 없지만,(3) 가족들은 다음의 확인 절차를 기대한다.

- 환자의 전반적인 몸 상태를 확인한다.
- 환자의 신원을 확인한다.
- 맥박이나 경동맥을 체크한다.
- 호흡을 관찰한다. 임상의가 체인 스토크스 호흡(Cheyne-Stokes respiration; 호흡곤란과 호흡정지가 교대로 되풀이되는 증상) 같은 맥박 지연 현상에 속는 일이 가끔 있기 때문이다.
- 심장과 가슴을 청진한다.
- 이외의 검사는 할 필요가 없다. 예를 들어 흉골 문지르기나 젖꼭지 비틀기 등의 통증 검사 또는 동공에 불빛을 비춰보기 등을 하면서 사망을 확인할 필요가 없다.
- 사망시간을 기록한다.

환자의 맥박을 재면서 다음에 무엇을 해야 할지 생각할 시간을 벌 수 있다.

가족과 논의하기

가족들과 다음 사항을 논의한다.

- 환자가 사망했음을 분명히 전달하고 위로를 건넨다.

노인요양병원
완화의료 임상지침서

- 잠시 침묵하면서 가족들의 반응을 기다린다.
- 질문에 답한다. 대답할 수 없다면 답변해줄 수 있는 다른 사람을 찾는다.
- 가족들이 부검을 요구하는지 확인한다.
- 가족들이 어떤 장례식장을 원하는지 알아본다.
- 가족들이 떠나기 전 친척들에게 통보하거나 그 외의 판단을 내릴 수 있도록 충분한 시간적 여유를 제공한다.
- 가족들이 원할 경우 사제나 목사 같은 종교 지도자와 연결해준다.
- 방을 나설 때, 고인의 손이나 이마를 만지거나 잠시 침대 옆에서 묵념하면서 작별 인사를 고하는 자세를 취한다.

기록

환자의 의무기록에 다음 사항을 기록한다.

- "아무개의 사망이 선고됨."
- "환자의 맥박, 호흡, 심장박동이 멈춤."
- "몇 날 몇 시에 환자가 사망한 것으로 선고됨."
- 가족이 함께 있는지 또는 통보를 받았는지 기록한다.
- 주치의가 통보를 받았는지, 받았다면 언제인지 기록한다.
- 가족이 부검을 원하는지 기록한다.
- 검시관이 통보를 받았는지 기록한다.

사망선고

준비: 환자가 사망할 당시 주변 상황은 어떤가? 가족이 환자와 함께 있는가? 그렇다면 현재 가족의 상태는 어떤가? 특별한 종교적 혹은 문화적 요구가 있는가?

자기소개를 한 후 가족들의 이름과 환자와의 관계를 파악한다. 원한다면 가족들이 환자 곁에 있도록 해준다.

사망선고: 맥박과 호흡, 심박수 등 전반적인 검사를 시행하되 세부적인 검사는 필요 없다. 흉부 문지르기 등의 통증 검사는 하지 말라. 사망시간을 기록한다.

가족에게 환자가 사망했음을 분명히 전달한다.

위로를 건네고 원한다면 가족이 머물러 있도록 해준다. 고인에게 작별 인사를 고하는 자세를 취한다.

기록: 사망한 환자의 신원을 정확히 확인하고 사망 날짜와 시간을 기록한다. 가족이 환자의 임종을 지켰는지 또는 사망 소식을 통보 받았는지 확인한다. 부검이나 장기기증 여부, 검시관 요청 등에 대해 기록한다.

REFERENCES

1. Weissman DE, Heidenreich CA. Death pronouncement in the hospital. Fast Facts and Concepts # 4. Milwaukee: The Medical College of Wisconsin; 2002.

2. Marchard LR, Kushner KP, Siewert L. Death pronouncement: survival tips for residents. Am Fam Physician, 1998. Available at: http://www.aafp.org/afp/980700ap/rsvoice.html. Accessed February 6, 2006.

3. Hallenbeck J. Palliative care in the final days of life— "they were expecting it any time." JAMA. 2005;293:2265-2271.

제25장

사망진단서의 작성

의료진은 전문적 지식을 바탕으로 심혈을 기울여 사망진단서를 작성하여야 한다. 무엇보다도 의료진이 할 일은 시의적절하고 정확하게 구체적인 사망원인을 밝히는 것이다.

사망진단서의 중요성

화장이나 매장을 하기 전, 사망진단서는 매우 폭넓은 영향을 끼칠 수 있다. 예를 들어 사망진단서는 생명보험금이나 암보험금 신청, 재산 양도, 은행계좌 해지, 주식 처분, 연금수당 결정, 법정에 제출되는 증거 등 법적으로 사용될 수 있다. 또한 사망진단서는 연구비 신청과 연구를 위한 기본자료로 이용된다. 따라서 사망진단서에 기록하는 정보는 연구비 신청이나 연구 수행에 대한 국가와 지방, 지역의 우선순위를 정한다.(1)

서명의 기술

가족과 대리인은 명확하게 알아볼 수 있고 깨끗하게 복사할 수 있는 사망진단서를 신뢰한다. 그러므로 오직 검은색 만년잉크만을 사용해야 하며, 수정액이나 지우개는 절대 허용되지 않는다. 약어 또한 사용하지 않는다.

대체로 의사 또는 의료와 관련된 부분을 제외한 진단서의 나머지 부분은 장례식장이 작성한다. 일반적으로 사망시간은 이를 증명할 수 있는 사람이 기입한다.

사망진단서 서명자

환자의 사망원인을 가장 잘 아는 의사가 서명하는 것이 이상적이다. 주치의가 서명자가 되기도 하지만, 상담자나 완화의료 담당 의사도 서명자가 될 수 있다. 다만 완화의료 담당 의사는 오직 (사망진단서의 '사망의 종류'란에 표시된) '자연사'의 경우에만 서명할 수 있다. 검시관은 방치사, 의문사, 타살이나 자살, 사고사나 외상에 의한 사망, 아동 사망의 경우에 서명을 남긴다.(2)

사망원인

심정지나 호흡정지 같은 보편적인 사망원인은 기입하지 않는다. 죽음에 이르면 모든 사람의 심장이 멈추기 때문에, 통계를 내는 데 전혀 도움이 되지 않기 때문이다. 그 대신 사망의 직접적인 원인이 되는 질병의 진행 과정을 기입하라.(3) "어떤 병이 진행되면서 환자를 사망에 이르게 했는가?" 또는 "어떠한 병리과정도 없었다면 이 환자는 여전히 살아있을까?"라고 자문해보라.

대부분의 경우, 시간에 따른 인과관계 고리가 형성된다. 직접 사인부터 기입한 다음 사망에 이르게 한 인과관계를 한 칸에 한 개씩 기입한다. 중요하다고 판단되지만 직접적인 연관성이 없는 기타 사항은 별도로 작성한다.(4) 분명히 합리적인 경우라면 추정진단(probable diagnosis)을 기입할 수도 있다. 예를 들면, 원발부위 미상 전이암(metastatic carcinoma of unknown primary)을 사인으로 작성할 수 있지만, 이때 '미상'이라는 단어는 사용하지 말아야 한다. 만약 사망원인이 불명이라면 이를 밝히는 일은 검시관의 손에 넘긴다.

검시가 이뤄질 경우에는 '미결'로 표시하고 추후에 진단서를 수정한다.

예시:

1. 사망의 종류: 자연사. 사인: (가)직접사인- 포도상구균패혈증(staphylococcal sepsis). (가)의 원인- 메티실린 내성 포도상구균폐렴(methicillin-resistant staphylococcal pneumonia). (나)의 원인- 만성 흡인(chronic aspiration). (다)의 원인- 파킨슨병(Parkinson's disease).

2. 사망의 종류: 자연사. 사인: (가)직접사인- 심실세동(ventricular fibrillation). (가)의
원인-급성심근경색(acute myocardial infarction). (나)의 원인-관상동맥 혈전증(coro-
nary artery thrombosis).

> 서류작업이 끝나기 전까지는 어떤 일도 완료된 것이 아니다!

 사망진단서의 작성

- 때를 놓치지 마라. 시신에 영향을 미칠 수 있기 때문에 잠시도 지체해서는 안 된다.
- 읽기 쉽고 정확하게 작성하라.
- '죽음의 종류'를 확인하라. '자연사'가 아닐 경우에는 검시관이나 검시소에 넘겨라.
- 환자의 사망에 영향을 끼친 질병의 진행과정을 토대로 '사망원인'을 기입하라. '심정지' 같은
  보편적인 사망원인은 작성하지 않는다.
- 논리적 순서대로 '인과관계' 란을 기입하라. 기타 중요한 진단내용은 별도로 작성한다.
- 서명하라.

REFERENCES

1. Swain GR, Ward GK, Hartlaub PP. Death certificates: let's get it right. Am Fam Physician. 2005;71:652.
2. Nowels D. Completing and signing the death certificate. Am Fam Physician. 2004;70:1813–1818.
3. U.S. Department of Health and Human Services, Centers for Disease Control and Prevention. National Center for Health Statistics. Writing cause-of-death statements. 2004. Available at: http://www.cdc.gov/nchs/about/major/dvs/handbk.htm. Accessed March 5, 2006.
4. U.S. Department of Health and Human Services, Public Health Service, National Center for Health Statistics. Physicians' handbook on medical certification of death. Hyattsville, Md: U.S. Government Printing Office; 2003. DHHS publication no. PHS 2003–1108.

제26장

주변인에게 환자의 사망 소식 알리기

사람들은 환자가 사망했을 때 의료진이 필요한 정보와 적절한 위안, 앞으로 어떻게 할지 방향을 제시해줄 것이라고 기대한다. 한 연구결과에 따르면 사려 깊은 말이나 세심한 배려는 남겨진 가족들에게 지속적인 영향을 미친다. 기억과 인상은 남겨진 사람들의 슬픔과 상실감을 회복하는 과정에 영향을 준다.(1)

이와 관련된 정보는 '나쁜 소식 전하기', '사망선고', '문상편지 쓰기(Writing a Condolence Letter)' 등의 장에서 찾아볼 수 있다. 이 장에서는 특별히 환자의 사망 소식을 중요한 사람들에게 알릴 때 사용할 수 있는 유용한 정보들을 정리해보고자 한다.

준비

• 환자의 사망을 확정하기 위한 검사를 시행한다.(제24장 참조)

• 환자의 가족들에게 사망 소식을 전달하기에 적당한 사적인 장소를 물색한다. 때로는 고인의 침대 곁이 될 수도 있다.

• 가능하다면 사망 소식을 전달받는 사람들의 이름과 환자와의 관계를 미리 알아둔다.

가족이나 주변인들과 만났을 때

사망을 통보하는 과정에서는 의사소통 기술과 공감 능력이 발휘되어야 한다. 이는 물론 개인적인 상황 또는 사망이 예상된 것인지 아닌지에 따라 달라질 것이다.(2)

- 자신을 소개하고 그 자리에 온 사람이 누구인지 파악한다.

- 모든 종교적, 문화적, 윤리적 전통을 존중한다.

- 악수, 시선 맞추기, 상황에 알맞은 신체적 접촉 같은 신체언어를 사용한다.

- 동정을 표시한다. 예) "애석하게도 환자분께서 돌아가셨습니다."

- 환자의 사망에 관해 공식적으로 이야기하라. 대화를 시작할 때 '돌아가셨다' 또는 '사망했다'와 같은 단어와 고인의 이름을 말한다.

가족들이 죽음을 가리킬 때 주로 어떤 말을 사용하는지 유심히 들어보라.
예를 들어, 그들은 "그녀가 세상을 떠났습니다." 또는 "그가 죽었습니다."라고 말할 수 있다.

- 감정에 대비한다. 불면증 해소를 위해 짧은 기간 동안 약한 진통제를 처방해도 괜찮다.

- 고인을 위해 작별인사를 고한다.(제24장 참조)

- 바란다면 가족이 고인과 함께 있는 시간을 제공한다.

- 후속 조치를 제공하고 질문에 대답한다.

후속 조치

- 조문카드나 문상편지를 보낸다.(제27장 참조)

- 위령제나 장례식 또는 추도식에 참석하는 것을 고려해본다. 가족과 함께 슬픔을 나누는 것이 적합하지 않거나 비전문적인 것이라고 생각할 이유가 없다.

- 사별한 가족들을 지속적으로 보살펴준다. 그리고 병적 애도반응은 계속 주시한다.(제41장 '애도: 정상 애도반응과 병적 애도반응' 참조)

주변인에게 환자의 사망 소식 알리기

· 준비: 죽음을 확정한 뒤 사망 소식을 전하기에 적당한 사적인 장소를 물색하고, 자기소개를 한 다음 누가 그 자리에 참석했는지 확인한다.

· 모든 전통과 문화를 존중하라.

· 신체언어를 사용하라.

· 동정을 표시하라.

· 사망에 대해 공식적으로 이야기하라.

· 감정에 대비하라.

· 질문에 답하라.

· 사제나 목사의 방문을 요청하라.

· 고인에게 작별인사를 고하는 자세를 취하라.

· 후속 조치를 제안하라.

REFERENCES

1. Midland D. Informing significant others of a patient's death. Fast Facts and Concepts # 64. Milwaukee: Medical College of Wisconsin; 2002.

2. Hallenbeck J. Palliative care in the final days of life—"they were expecting it any time." JAMA. 2005;293:2265–2271.

제27장

문상편지 쓰기

유족들은 환자가 사망한 뒤 의료진의 문상편지나 문상전화, 조문을 대체적으로 반긴다. 진심어린 문상편지는 사별한 가족들의 슬픔을 치유하는 데 큰 도움이 될 수 있다.(1)

왜 문상편지를 쓰는가?

대부분의 의사나 의료진은 사망한 환자의 유족들에게 다가서기를 주저하는 편인데, 이는 가족들이 환자의 사망에 대해 그들에게 책임을 묻거나 화를 낼지도 모른다는 인식 때문이다. 많은 의사들은 환자의 사망을 자신의 실패로 생각한다.

그러나 사별의 과정은 대화나 정보의 질, 환자의 가족에 대한 염려로부터 큰 영향을 받는다는 사실이 여러 객관적 근거들에 의해 입증되었다. 환자의 가족과 만나 진심어린 걱정과 슬픔을 표현하는 의료진은 자신에게 향할지도 모르는 분노를 최소화할 수 있다.(2)

게다가 문상편지 보내기는 임종 돌봄을 담당하는 의료진에게도 자신의 감정을 추스를 있는 기회를 제공한다. 환자가 사망한 뒤 잠시 동안 유족과 관계를 유지하는 것은 애도 기간 동안 그들이 보여주는 용기와 강인함, 사랑, 배려심 등이 전달될 수 있도록 해주고, 이는 의료진이 자신의 일을 계속할 수 있도록 힘을 북돋아준다.

내용

좋은 문상편지는 고인에 대한 헌사와 남은 사람에 대한 위로가 목적이다.(3) 좋은 문상편지는 또한 다음과 같은 구체적인 특징들을 지닌다.

- 환자의 사망 뒤 2주 이내의 적절한 시기에 편지를 보낸다.

- 손으로 직접 쓴 일반 규격의 편지나 카드를 보낸다.

- 환자의 죽음을 인정하고 고인의 이름을 정확히 말한다. 사별한 가족에게 당신이 환자의 죽음에 관하여 어떻게 알게 됐는지, 그 소식을 듣고 어떤 감정을 느꼈는지 이야기한다. 고인의 이름을 씀으로써 그들에게 위로를 줄 수 있다.

- 동정을 표시한다. 예)"그분께서 돌아가셔서 정말 안타깝습니다."

- 당신이 기억하고 있는 고인의 특징을 묘사한다. 남은 사람들은 항상 죽은 사람에 대한 기억을 간직하고 있기 때문에 기억을 끄집어내기를 두려워하지 않는다. 사별한 사람들은 특히 죽은 환자와 관련된 재미있는 이야기를 고마워한다.

- 헌사를 보낸다. 예) "아무개 씨를 알게 되어서 영광이었습니다.", "그분이 그리울 거예요."

- 남은 사람들에게 그들이 얼마나 대단한 강인함을 지니고 있는지 상기시킨다. 예) "아무개 씨가 편찮으셨을 때 많은 힘이 되어줬던 가족이 곁에 있어서 정말 다행이었어요." 사별은 대개 자기 회의와 불안을 초래한다. 유족들에게 얼마나 훌륭한 태도(인내, 낙관, 충실함)를 보여줬는지 말함으로써, 그들이 슬픔을 잘 헤쳐 나가도록 도와줄 수 있다.

- 만약 도움을 제의한다면, 적극적으로 도와줘라.

- 동정을 표하는 말로 편지를 끝맺는다. "진심을 다해"나 "애정을 담아" 같은 문구보다는 "당신을 생각하며 기도드리겠습니다."나 "당신과 당신 가족을 기억하며" 같은 문구를 사용한다.

문상편지 쓰기

목적: 고인에 대한 헌사를 바치고 유족들에게 위로를 건넨다.

· 2주 이내에 편지를 보내라.

· 친필 편지를 보내라.

· 죽음을 인정하고 고인의 이름을 정확히 말하라.

· 동정을 표시하라.

· 고인의 특징 또는 고인에 대한 기억을 묘사하라.

· "그분을 알게 되어서 영광이었습니다."라고 말하라.

· 유족의 특별한 자질들을 언급하라.

· 실제로 행할 마음이 없다면 어떤 도움도 제안하지 마라.

· "당신을 생각하며 기도드리겠습니다."라고 편지를 끝맺어라.

REFERENCES

1. Bedell SE, Cadenhead K, Graboys TB. The doctor's letter of condolence. National Vital Statistics Reports Final Data, 1998. N Engl J Med. 2001;344:1161–1162.

2. Main 1. Improving management of bereavement in general practice based on a survey of recently bereaved subjects in a single general practice. BrJ Gen Pract. 2000;50:863–866.

3. Wolfson R, Menkin E. Writing a condo lence letter. Fast Facts and Concepts. Milwaukee: Medical College of Wisconsin; 2002.

제28장

사별 가족 관리

환자는 저마다 독특한 특징과 대화법, 개인적 요구를 가진 한 가족의 구성원이다. 완화의료를 받으러 온 환자와 가족은 대개 위기상황에 처해 있는 경우가 많다. 그러므로 중증환자나 죽어가는 환자의 지원과 교육에 대한 요구를 철저히 반영하기 위해서는 완화의료팀, 환자, 가족의 조언 등을 돌봄 계획(POC; Plan Of Care) 내에 포함시키는 것이 필요하다.

가족의 정의: 친족 또는 환자가 가족과 다름없이 중요하다고 여기는 사람들.

평가 기술
- 최대한 귀 기울여 듣는다.
- 선부른 판단은 금물.
- 임종 문제를 논의하고 돌봄의 목표를 설정할 준비가 되어 있는 환자나 가족들에게 세심한 주의를 기울여라.(1, 2)

"들어라, 그렇지 않다면 당신의 혀가 당신을 귀머거리로 만들 것이다."

가족 평가
- 진단과 예후에 대해 가족들이 얼마나 이해하고 있는지 점검한다. "앞으로의 일을 어

노인요양병원
완화의료 임상지침서

떻게 예상하십니까? 그 시기는요?"

- 의사결정자와 주 간병인이 누군지 확인한다.
- 최근에 있었던 죽음, 여러 가족의 죽음, 재정 문제, 병의 지연, 대처해야 할 문제 등 공존하는 문제들이 있는지 확인한다.
- 가족들이 서로를 지지해주는가, 곤경에 처해있는가, 소원하게 지내는가, 단절되어 있는가?
- 죽음이나 질병과 관련된 어떤 문화 전통을 지니고 있는지 확인한다.
- 가족 구성원의 역할과 책무에 어떤 변화가 있는가?
- 알코올/약물 중독이나 이혼 같은 소위 '방 안의 코끼리'(elephant-in-the-room, 뻔히 보이는 중대한 문제지만 불편하고 꺼림칙한 상황을 만들까 두려워 모른 척하거나 말을 꺼내지 않는 것)가 있는지 살펴본다.
- 환자가 어린 자녀들에게 알리고 싶어하는지 확인하고, 아이들에게 얼마나 두려워하는지, 얼마나 걱정하는지 물어보면서 아이들의 대처능력을 평가한다.
- 환자와 가족이 어떤 가치를 중히 여기는지, 그리고 환자를 위한 삶의 질(QOL)을 어떻게 묘사하는지 확인한다.
- 환자가 사전의료의향서나 연명치료 중지/자연사 허용권을 가지고 있는가?
- 가족들이 장례 계획을 세워놓고 있는가? 이에 대해 환자가 어떤 걸 선호하는지 고려하고 있는가?
- 교육에 대한 요구가 있는지 확인한다.

> **"서로를 사랑하고 돌봐주는, 그런 끈끈한 유대감을 가진 대가족이 있다면 행복이지요.
> 단, 다른 도시에 있을 때만요." – 조지 번즈(George Burns)**

개입

- 환자와 가족의 경험을 일반화시킨다.
- 가족이 대처전략을 세울 수 있도록 돕는다.
- 적절한 시기에 병의 경로, 증상 조절 이유, 죽음이 임박했음을 알리는 신호 등에 관

해 교육한다.

- 가족 간의 역학관계에 따라 "가장 중요한 다섯 가지"(Five Things That Matter Most)를 작성하도록 돕는다.(3)

  · 나를 용서해줘

  · 당신을 용서해

  · 고마워

  · 사랑해

  · 안녕

- 가족들이 모여서 함께 살아왔던 삶에 대한 이야기를 나눌 수 있도록 도와준다.

> "가족 이야기를 해보세요, 들으면서 알게 되고, 말하면서 치유된답니다." – C. 스캔런(C, Scanlon), 해군

가족들의 주요 요구사항

- 환자의 곁에서 지내면서 도움 주기
- 제때에 환자의 상태 변화에 대한 정보 듣기
- 시행된 의료와 시행 이유 파악하기
- 환자의 안락 보증하기
- 돌봄을 잘 받고 있다는 확신과 위안 받기
- 안전한 곳에서 감정을 분출할 수 있도록 해주기
- 환자를 대신하여 내린 결정이 적절한 것이라는 보증 받기
- 환자의 병과 죽음에서 의미 발견하기

> "결과가 다르게 나오길 모두가 바랐다고 말해도 괜찮습니다." – 카린 포터 윌리엄슨(Karin Porter-Williamson), 의학박사

가족 돌보기

·신뢰를 쌓아라.
·적절한 교육을 제공하라.
·울분을 터뜨릴 수 있도록 조용히 경청하라.
·가족회의 일정을 잡아라.
·환자에게 편안함을 줄 수 있도록 가족에게 관심과 돌봄을 제공하라.

REFERENCES

1. King DA, Quill T. Working with families in palliative care: one size does not fit all. J Palliat Med. 2006;9:704–715.
2. Rolland JS. Mastering family challenges in illness and disability. In: Walsh F, ed. Normal Family Processes. 3rd ed. New York: Guilford; 2003:460–489.
3. Byock I. The four things that matter most: A book about living. New York: Free Press; 2004.

Section 4

기대여명 예측하기

제29장

"내가 얼마나 살까요?"

말기 질환이 진행되는 동안 기대여명을 정확히 예측하기는 어렵다. 그러나 임종을 앞둔 사람들이 가장 많이 하는 질문 중 하나가 바로, "내가 얼마나 살까요?"이다. 이런 질문에는 구체적인 기간을 제시하지 말고 다음과 같은 문구를 사용해서 대략적으로 답하는 것이 좋다.

- 수개월에서 수년 이내
- 수주에서 수개월 이내
- 수일에서 수주 이내
- 수시간에서 수일 이내

수주에서 수개월 이내

- 불편감(discomfort)의 증가
- 식욕 감소
- 피로와 수면시간의 증가
- 죽음에 대해 이야기한다.
- 일상생활 수행능력(ADLs)의 감소

수일에서 수주 이내

- 경구섭취량 급감

- 메스꺼움

- 과다 호흡 또는 호흡 곤란

- 폐액이나 위액 과다 분비

- 각성상태는 떨어지지만 자극에 반응

- 혈압 저하

- 맥박 증가

- 소변 배출량 감소

수시간에서 수일 이내

- 걷지 못함

- 발한

- 체온 조절 능력 저조

- 먼저 사망한 사랑했던 가족의 꿈을 꾸거나 환영을 봄

- 방향감각 상실(disorientation)

- 불안, 초조

- 옷을 만지작거리거나 허공에 손 뻗기

제30장

호스피스에 관한 가이드라인

미국에서 의학 돌봄(medicare)으로 호스피스 혜택을 받으려면 말기 환자(terminal ill-ness)가 전형적인 진행양상을 보이고 있는 경우 기대여명이 6개월 미만이라는 의사의 진단서가 필요하다.

왜 환자를 호스피스에 위탁하는가?

- 환자가 가정에서 임종을 맞이할 수 있도록 해준다.
- 환자뿐 아니라 환자를 돌보는 사람의 신체적·정서적·영적 욕구를 충족시킬 수 있도록 팀 기반의 접근법을 제공한다.
- 말기 질환(terminal illness)에 필요한 의료장비와 약물치료를 제공한다.
- 임종 돌봄에 대한 환자와 가족의 만족도를 높인다.

언제 환자를 호스피스에 위탁하는가?

- 환자의 기대여명이 6개월 미만이라는 진단을 받았을 때
- 환자와 가족이 완치(curative care)보다는 완화의료를 선택했을 때
- 현재 환자가 메디케어 부문 A(Medicare Part A, 입원비 등 병원에서 발생하는 비용에 대한 의료비 혜택)로 치료를 받고 있지 않을 때

호스피스와 함께하는 주치의의 역할은 무엇인가?

- 말기 질환에 대해 첫 진단을 내리고 호스피스 서비스를 처방한다.
- 직접 진료(hands-on care)나 진단, 평가 등을 포함하여 지속적으로 환자에게 보건관리 서비스를 제공한다.
- 호스피스 기관에 환자 돌봄 계획에 관한 조언이나 최신 정보를 제공하는 등 자문활동을 한다.

호스피스에 관한 진실

호스피스의 혜택

- 통증 조절에 전문화된 서비스
- 심리사회적(psychosocial)·영적 돌봄
- 의료장비
- 말기 질환과 관련된 약물치료
- 최소 1년 동안 사별한 가족들에 대한 지원(bereavement support)

돌봄의 단계

- 정기적인 가정방문 돌봄 서비스 제공
- 의학 돌봄에서 승인한 장기요양시설이나 병원에서 일시적 위탁 서비스(respite care) 제공
- 의학 돌봄에서 승인한 장기요양시설이나 병원에 입원 서비스 제공
- 환자가 위급한 순간에 최대 하루 24시간 동안 침상 옆에서 지속적인 돌봄 서비스 제공

〈호기심 해결사〉(Myth Busters)[1]

- 호스피스 환자는 말기 질환(terminal illness)과 관련이 있는 질병뿐만 아니라 관련이 없는 질병 모두에 대해 지속적으로 주치의로부터 진료를 받을 수 있다.
- 호스피스 환자는 말기 질환(terminal illness)과 관련이 없는 질환에 대해서도 다음과 같은 의학 돌봄의 혜택들을 받을 수 있다.

- 입원

- 장기요양시설에서 제공하는 전문적인 돌봄 혜택

- 가정 보건의료 서비스(home health service)

- 호스피스와 주치의 이외의 다른 의사의 진료

- 호스피스 환자는 연명치료 중지(DNR) 요청서를 작성하도록 요구받지 않는다.

- 호스피스는 장기요양시설에 있는 환자에게도 가정방문 돌봄 서비스와 도 똑같은 서비스를 제공한다.

〈호기심 해결사〉(Myth Busters)[1]
〈호기심해결사〉(원제: MythBusters→신화 깨부수기)는 미국의 대중 과학 프로그램이다. 미국과 한국 등지에선 디스커버리 채널에서 방송중이며, 영국에선 BBC2 채널에서 방송 중이다. 특수 효과 전문가인 애덤 새비지와 제이미 하이네만이 진행하는 본 프로그램은 다양한 소문들(urban legend)을 과학적인 방법으로 증명한다.
−위키백과사전

노인요양병원
완화의료 임상지침서

제31장

의사의 기대여명 예측

말기 질환을 진단하는 의사가 지나치게 낙관적인 태도를 보이면 환자의 병이 이미 많이 진행된 상태에서 호스피스에게 인도된다. 이는 호스피스의 혜택을 충분히 받지 못하는 결과를 초래한다. 호스피스에 머무는 평균 기간은 3주 미만이며, 대부분의 환자는 단 며칠만 호스피스의 돌봄 서비스를 받기도 한다.(1, 2)

호스피스 서비스
- 가정 돌봄 서비스
- 전문적인 통증 및 증상 조절
- 간병인을 위한 서비스

질병의 초기 단계에서 호스피스에 관한 정보를 제공하면 환자가 생명 유지 치료와 완화의료에 관해 잘 알고 있는 상태에서 의사결정을 내릴 수 있게 된다. 호스피스로 위탁하는 적절한 시기를 놓치게 되면 호스피스가 제공하는 서비스를 받을 기회를 제한받게 된다.(2)

적절한 시기에 호스피스 진단을 내리기 위해서 의사들은 "환자가 6개월 이내에 사망한다면 내가 놀라게 될까?"라고 자문해봐야 한다.

몇 가지 지표들은 말기 질환 환자의 기대여명을 예측하는 데 도움이 된다. 기능 저하를 나타내는 임상적 소견들은 다음과 같다.

- 인지 기능
- 일상생활 수행능력
- 체중 감소
- 자주 넘어짐
- 혈액검사 수치 변화

임종이 다가왔음을 알려주는 비임상적 요인들은 다음과 같다.
- 기분과 성격 변화
- 사회적 위축
- 외로움

REFERENCES

1. Casarett DJ, Crowley RL, Hirschman KB. How should clinicians describe hospice to patients and families? J Am Geriatr Soc. 2004;52:1923-1928.
2. Oliver DP, Porock D, Zweig S. End-of-life care in U.S. nursing homes: a review of the evidence. J Am Med Dir Assoc. May/June 2004:147-155.

노인요양병원
완화의료 임상지침서

제32장

완화의료 수행지수

완화의료 수행지수(PPS; Palliative Performance Scale)는 카노프스키 수행지수(Karnof-sky Performance Scale)를 수정한 것으로, 생존 가능성을 예측하는 데 유용하다. 거동, 활동수준, 자가 간호, 음식물 섭취, 의식 정도를 참작해서 측정하는 완화의료 수행지수는 50% 미만일 경우 기대여명이 6개월 미만임을 나타낸다.(표 32-1)

주치의로부터 호스피스 돌봄를 받는 것이 좋겠다는 진단을 받은 암환자는 기타 임상 지침들을 따를 필요가 없다.

〈표 32-1〉 완화의료 수행지수

%	활동과 질병 징후		의식		
	보행	활동과 질병 징후	자가 간호	음식물 섭취	의식 수준
100	정상	정상 활동 질병의 징후 없음	정상	정상	정상
90	정상	정상 활동 약간의 징후	정상	정상	정상
80	정상	얼마간의 노력이 필요한 정상 활동 약간의 징후	정상	정상 또는 감소	정상
70	감소	일상적인 업무 수행 불가 약간의 징후	정상	정상 또는 감소	정상

	활동과 질병 징후		의식		
60	감소	취미활동이나 가사일 수행 불가 중증	일시적인 보조 필요	정상 또는 감소	정상 또는 혼미
50	주로 앉아있거나 누워있음	아무 일도 할 수 없음 질병의 확장	상당한 정도의 보조 필요	정상 또는 감소	정상 또는 혼미
40	주로 누워있음	위와 같음	주로 보조에 의존	정상 또는 감소	정상 또는 기면 또는 혼미
30	항상 누워있음	위와 같음	전반적인 돌봄 (total care)에 의존	감소	정상 또는 기면 또는 혼미
20	위와 같음	위와 같음	전반적인 돌봄에 의존	몇 모금 정도의 최소량	정상 또는 기면 또는 혼미
10	위와 같음	위와 같음	전반적인 돌봄에 의존	구강 간호 (mouth care)에만 의존	기면 또는 혼수 상태
0	사망	–	–	–	–

제33장

특수한 질환들: 비암성 질환

말기 질환이 진행되는 동안 기대여명을 결정하기 어려움에 따라, 미국의 의학 돌봄 & 메디케이드 서비스 센터(CMS; Centers for Medicare & Medicaid Services)는 비암성 질환의 예후를 결정하기 위한 의료기준을 설정했다. 하지만 환자가 모든 기준에 맞지 않더라도, 동반 질환이나 급격한 쇠약이 일어날 수 있기 때문에 호스피스의 돌봄을 받는 것은 적절한 조치라 할 수 있다.

울혈성심부전(Congestive heart failure)

1과 2가 모두 나타날 경우 말기 질환으로 진단한다.

1. 환자는 이미 적절하게 이뇨제와 혈관확장제로 치료를 받고 있고, 이들 약물에 금기사항이 있는 경우, 의식이 명료한 상태에서 이 약물들을 사용하지 않기로 결정한 경우.

2. 환자가 안정을 취하고 있을 때 울혈성심부전(CHF)의 재발을 의미하는 심각한 증상들이 나타나는 경우(즉, 불편함 없이 신체적 활동을 수행할 능력이 없을 때 혹은 설사 신체적 활동을 하더라도 불편함이 크게 증가될 때), 박출률(ejection fraction)이 20% 미만일 경우 심각한 울혈성심부전이라고 할 수 있지만, 이용 가능한 상태가 아니라면 반드시 필요한 건 아니다.

추가할 수 있는 요인들.

• 부정맥 증상(symptomatic arrhythmias)

- 심정지나 소생술을 받은 과거력
- 심장의 문제로 인한 뇌색전증(Brain embolism of cardiac origin)
- 동반된 HIV 질환
- 안정 상태에서 발발한 협심증(Angina pectoris)
- 심근경색 과거력

만성폐쇄성폐질환(chronic obstructive pulmonary disease)

1과 2, 또는 1과 3이 나타나는 경우 말기 질환으로 진단한다.

1. 아래 a와 b가 모두 나타나는 심각한 만성 폐질환
  a. 안정을 취해도 호전되지 않는 호흡곤란, 기관지확장제(bronchodilator)에 미미하게 반응을 하거나 반응을 하지 않음, 폐기능의 감소(예; 침대나 의자에 머무는 생활, 피곤, 기침). 기관지 확장제 반응검사에서 기관제확장제 투여 후 FEV1이 예상치의 30% 미만인 경우 호전되지 않는 호흡곤란의 객관적인 증거가 될 수 있지만 반드시 그 기록이 필요한 것은 아니다.
  b. 응급실 방문이나 폐감염 및 호흡부전으로 인한 입원 횟수의 증가 등을 통해 말기 폐질환의 진행이 입증된다(FEV1이 매년 40mL씩 감소하는 것은 병의 진행을 나타내는 객관적인 증거가 될 수 있지만 반드시 그 기록을 받을 필요는 없다).
2. 실내에서 안정을 취하고 있는 상태에서 저산소혈증(hypoxemia)[산소분압(PaO_2) < 55mmHg 미만 별도의 산소공급 하에 산소포화도(SaO_2) < 88%] 또는 과탄산혈증[이산화탄소 분압(PCO_2) > 50mmHg].
3. 폐질환에 의해 이차적으로 발생한 폐성심(cor pulmonale)과 우심부전(RHF; Right Heart Failure).

추가할 수 있는 요인들
- 지난 6개월간 의도하지 않은 체중의 점진적인 감소(10% 이상)
- 분당 100회 이상의 안정 시 빈맥(tachycardia)

루게릭병–근위축성측색경화증(ALS; amyotrophic lateral sclerosis)

루게릭병의 급속한 진행을 입증하는 다음의 임상적 소견 중 하나가 최초의 호스피스 진단 이전의 12개월 이내에 나타나야 한다.

1. 독립보행이 가능한 상태에서 휠체어나 침대에 머물러야 하는 상태로 진행
2. 정상적으로 말을 할 수 있는 상태에서 거의 혹은 전혀 알아들을 수 없는 말을 하는 상태로 진행
3. 정상식에서 죽 등을 먹어야 하는 상태로 진행
4. 대부분의 일상생활이 가능한 상태에서 간병인의 보조에 의존해야 하는 상태로 진행

다음의 임상문제들 또한 말기 질환임을 나타낸다.

1. 심각하게 약화된 폐활량
   · 정상치의 30% 미만의 폐활량
   · 안정을 취하고 있는 상태에서 일어난 심각한 호흡곤란
   · 안정을 취하고 있는 상태에서 별도의 산소공급 필요
   · 환자가 침습적 인공호흡(invasive artificial ventilation)을 거부하는 경우
2. 심각한 영양불량
   · 영양소와 수분의 경구섭취량이 생명을 유지하기에 불충분한 경우
   · 지속적인 체중 감소
   · 탈수 또는 저혈량증(hypovolemia)
   · 인공영양법(artificial feeding methods)의 부재
3. 생명을 위협하는 합병증들
   · 흡인성 폐렴(aspiration pneumonia)의 재발
   · 상부요로 감염(upper urinary tract infection). 예) 신우신염(pyelonephritis)
   · 패혈증(sepsis)
   · 항생제 치료 후 반복되는 발열
   · 3~4단계 욕창(decubitus ulcer)

치매

다음 기준 가운데 최소 4개 이상이 나타나는 경우.

1. 도움 없이 걷지 못한다.

2. 도움 없이 옷을 입지 못한다.

3. 도움 없이 목욕하지 못한다.

4. 간헐적 또는 지속적 요실금과 대변실금.

5. 아무 의미 없는 말을 한다. 말하기 능력은 단지 상투적 문구나 6개 이하의 단어들로 제한된다.

지난 12개월 동안 다음의 심각한 상태 중 하나 이상 나타나면 말기 질환으로 판정.
- 흡인성 폐렴
- 신우신염 혹은 기타 요로감염
- 패혈증
- 다발성, 3~4단계의 욕창(decubitus ulcer)
- 항생제 투여 후 반복되는 발열
- 충분한 수분과 칼로리 섭취가 어려워 지난 6개월간 체중의 10% 손실 또는 혈청알부민(serum albumin) ⟨ 2.5g/dL

간질환

아래 1과 2가 모두 나타나는 경우 말기 질환으로 판정한다.

1. 환자가 아래 a와 b를 모두 나타내는 경우

  a. 프로트롬빈 시간(prothrombin time, PT) ⟩ 5초 또는 INR(international nomalized ratio) ⟩ 1.5

  b. 혈청알부민 ⟨ 2.5g/dL

2. 말기 간질환 증상이 나타나고 다음 중 하나가 나타날 때

  a. 복수(ascites)

  b. 자발성 세균성 복막염(spontaneous bacterial peritonitis)

c. 간신증후군(hepatorenal syndrome): BUN/CR 상승, 요량 감소증(oliguria)

　　d. 반복되는 정맥류 출혈(variceal bleeding)

추가할 수 있는 요인들

• 영양 불량의 진행

• 근력·지구력 감소가 동반

• 알코올 중독 증상이 지속됨(하루 80g 이상의 에탄올 섭취)

• 간세포암(hepatocellular carcinoma)

• B형간염 항원(Hepatitis B, HBsAg) 양성

• 인터페론 및 약물치료에 반응하지 않는 C형간염(Hepatitis C)

간 이식을 기다리는 환자가 위 기준을 충족시킬 경우 의학 돌봄 호스피스 혜택을 받을 수 있다. 그러나 이식받을 장기가 있다면, 환자는 더 이상 호스피스 서비스를 받지 못하게 된다.

신장질환(renal disease)

아래 1, 2, 3을 모두 충족시키는 경우.

1. 환자가 투석(dialysis)이나 신장이식을 바라지 않는다.

2. 크레아티닌 청소율(creatinine clearance) 〈 10mL/min(당뇨병 환자는 〈 15mL/min)

3. 혈청크레아티닌(serum creatinine) 〉 8.0mg/dL(당뇨병 환자는 〉 6.0mg/dL)

급성신부전(acute renal failure)을 나타내는 요인들은 다음과 같다.

• 기계적 인공호흡(mechanical ventilation)

• 악성종양(malignancy)

• 교정되지 않는 고칼륨혈증(hyperkalemia) 〉 7.0

• 요독성 심낭염(uremic pericarditis)

• 간신증후군(hepatorenal syndrome)

- 교정되지 않는 수분 과부하증(fluid overload)

- 면역억제/에이즈(immunosuppression/AIDS)

- 알부민(albumin) 〈 3.5g/dL

- 악액질(cachexia, 병의 말기나 만성 질병에서 볼 수 있는 극도의 전신쇠약 증세)

- 혈소판 수(platelet count) 〈 25,000/uL

- 파종성 혈관내응고(disseminated intravascular coagulation)

- 위장관 출혈(gastrointestinal bleeding)

- 만성 폐질환

- 진행된 심장질환(advanced cardiac disease)

- 진행된 간질환(advanced liver disease)

- 패혈증

만성신부전(chronic renal failure)을 나타내는 요인들은 다음과 같다.

- 요독증(uremia)

- 요량 감소증(하루 400mL 미만)

- 교정되지 않는 고칼륨혈증(hyperkalemia)

- 요독성 심낭염

- 간신증후군(hepatorenal syndrome)

- 교정되지 않는 수분 과부하증(fluid overload)

뇌혈관질환(cerebral vascular disease)

급성기 출혈성 · 허혈성 뇌졸중(acute phase of hemorrhagic or ischemic stroke)은 아래 1, 2, 3 중 하나가 나타나야 한다.

1. 3일 이상의 혼수상태 또는 지속적 식물인간 상태.

2. 무산소증후뇌졸중(postanoxic stroke)의 경우, 3일 이상 심각한 간대성근경련(myoc-lonus)을 동반한 혼수상태(coma) 또는 급속한 기능력 둔화(obtundation).

3. 생명을 유지하기에 충분한 음식 및 수분 섭취가 어려운 연하곤란(dysphagia) 상태이

나 인공 영양공급을 받지 않는 경우.

만성기 출혈성 · 허혈성 뇌졸중은 아래 1, 2, 3 중 하나가 나타나야 한다.

1. 뇌졸중 후 치매(poststroke dementia)

· 도움 없이 걷지 못한다.

· 도움 없이 옷을 입지 못한다.

· 도움 없이 목욕하지 못한다.

· 간헐적 또는 지속적 요실금과 대변실금(urinary and fecal incontinence).

· 말하기 능력은 6개 이하의 단어들로 제한된다.

2. 완화의료 수행지수 40% 이하의 수행능력 저하상태

3. 영양불량 - 지난 6개월간 체중의 10% 손실 또는 혈청 알부민 〈 2.5g/dL

에이즈(AIDS)

1과 2가 모두 나타나는 경우 에이즈로 진단한다.

1. CD4+count 〈 25cells/mc/L 또는 혈장 바이러스 양(viral load) 〉 100,000 copies/mL. 그리고 다음 중 하나.

· 중추신경계 림프종(CNS lymphoma)

· 소모성 질환[체지방 체중(lean body mass)의 33% 손실]

　Mycobacterium avium 세균혈증(Mycobacterium avium complex bacteremia)

· 진행성 다병소성 백질뇌증(progressive multifocal leukoencephalopathy)

· 전신성 림프종(systemic lymphoma)

· 내장 카포시육종(visceral kaposi sarcoma)

· 투석을 받지 않는 신부전

· 크립토스포르디움(cryptosporidium) 감염

· 톡소플라스마증(toxoplasmosis)

· 진행된 AIDS 치매(advanced AIDS dementia complex)

2. 완화의료 수행지수(Palliative Performance Status Scale) 50% 이하의 수행능력 저하 상태

추가할 수 있는 요인들

• 1년간 지속된 만성 설사.

• 혈청알부민 〈 2.5g/dL 상태의 지속.

• 약물 남용.

• 50세 이상의 나이.

• 항레트로바이러스(antiretroviral) 약물치료와 완화 항암제 요법(chemotherapeutic), 예
   방을 위한 약물치료를 받지 못함.

• 톡소플라스마증(Toxoplasmosis).

• 안정 시에도 발생하는 울혈성심부전.

전신쇠약(general debility)

전신쇠약은 구체적인 기준을 정하기가 어렵다. 다만 아래와 같은 경우 매우 낮은 생존
가능성을 예측할 수 있다.

1. 증상이나 징후, 검사 결과에 따라 예상한 대로 병이 진행된다.

2. 완화의료 수행지수의 하락

3. 체중 감소

4. 아래의 일상생활 활동 가운데 2개 이상을 도움에 의존해야 하는 경우

   · 식사하기

   · 거동하기

   · 대소변가리기

   · 이동

   · 목욕

   · 옷 입기

5. 영양 결핍을 초래하는 연하곤란

6. 수축기혈압(systolic blood pressure)의 감소나 기립성 저혈압(postural hypotension)
   의 진행

7. 전문적인 서비스의 필요성 증가

8. 인지기능 저하

9. 최적의 진료에도 불구하고 진행되는 3~4기의 압박궤양(pressure ulcer)

기타

환자는 아래 1부터 6까지의 기준에 모두 맞아야 호스피스 서비스를 받을 수 있다.

1. 시한부 조건

2. 환자와 가족이 시한부 선고를 받는다.

3. 환자와 가족이 완화의료를 선택한다.

그리고 다음 기준 가운데 한 개 이상을 충족시킬 경우.

4. 질병이 임상적으로 진행됨을 나타내는 근거

　　다음 중 한 개 이상에 의해 입증된 것.

　　· 임상병리 검사

　　· 영상의학 검사

　　· 다수의 응급실 방문

　　· 병원 입원

　　· 환자가 집에 있을 때 가정간호사의 평가

5. 최근의 기능상태 저하.

　　다음 중 한 개 이상에 의해 입증된 것.

　　· 완화의료 수행지수 50% 이하.

　　· 세 개 이상의 일생생활을 도움에 의존.

6. 최근의 영양실조.

　　다음 중 한 개 이상에 의해 입증된 것.

　　· 지난 6개월 간 점진적으로 체중의 10% 이상 감소.

　　· 혈청알부민 〈 2.5g/dL.

REFERENCES

1. Medicare Reference Guide for Hospice Agencies, Coverage Guidelines, September 2003.
2. Palmetto GBA. Medicare Part A Hospice Training Manual, 2005.

Section 5

완화의료의 제공

제34장

병원의 완화의료 병동

노인인구의 증가, 인간의 고통, 연민, 경제여건 등은 병원들로 하여금 완화의료를 수행하도록 한다.(1) 건강관리의 새로운 패러다임으로서 완화의료는 계속 발전해나가겠지만, 현재까지의 특성은 다음과 같다.

- **입원 환자 상담 서비스**: 일반적으로 의사, 의사의 보조자, 사회복지사, 성직자, 윤리위원회, 상처관리 전문가로 구성된 다학제 팀이 입원 환자 상담 서비스를 주도한다. 이 전문가 그룹은 또한 완화의료에 관한 교육도 담당한다.
- **완화의료 병동 또는 병실**: 호스피스와 같은 기능을 담당하지만, 환자가 여기로 옮겨올 필요는 없다. 완화의료 병동 또는 병실은 중환자실보다 훨씬 적은 비용으로 이용할 수 있다.
- **완화의료 철학**: 정식으로 완화의료를 시행하는 병원은 환자와 간병인의 만족도가 더 높으며, 통증 개선과 증상 조절, 짧은 입원기간(간소화된 돌봄), 낮은 병원비 등이 장점이다.(2) (완화의료의 목적은 많은 돈을 버는 것이 아니라 비용을 줄여주는 것이다). 생명을 위협하는 병이 진행되는 초기 단계에 완치 모델과 완화 모델을 통합시키는 방법이 높은 평가를 받고 있다.(3)

병원의 완화의료 병동

· 기존의 완치 모델과 완화 모델의 통합은 계속 발전해나가는 추세다.
· 완화의료를 제공하는 병원은 환자의 높은 만족도, 통증 개선과 증상 조절, 낮은 병원비 등의
  장점이 있다.
· 완화의료란, 마땅히 해야 할 옳은 일을 하는 것이다.

REFERENCES

1. Fine RL. The imperative for hospital-based palliative care: patient, institutional and societal benefits. Proc (Baylor Univ Med Cent). 2004;17:259-264.

2. Morrison RS. Health care system factors affecting end-of-life care. J Palliat Med. 2005; 8(suppl 1):S79-S87.

3. Passik SD. Ruggles C. Brown G. et al. Is there a model for demonstrating a beneficial financial impact of initiating a palliative care program by an existing hospice program? Palliat Support Care. 2004;4:419-423.

제35장

병원에서의 완화의료 자문

우리가 하는 일

- 의료적 합의를 도출하기 위하여 환자의 과거력, 상태, 치료방법의 위험성과 유익성, 예후 등에 대한 의사들 사이의 의견을 조정한다.
- 환자와 가족의 뜻에 맞는 치료계획을 세우기 위해 도출된 의료적 합의를 환자와 가족의 세계관에 통합시킨다.
- 실행 계획: 질병이 진행되는 동안 환자와 가족에 대한 전인적 진단(whole person assessment)과 협진의료 서비스를 제공한다.
- 결정: 병원에서 안정을 취하고 치료를 받을 것인지 아닌지, 병원에서 임종 돌봄 서비스를 시행할 것인지 아니면 다른 장소에서 시행할 것인지 결정한다.

무엇이 완화의료 자문을 특별하게 하는가?

- 환자와 가족을 위해 돌봄 계획에 최선을 다한다.
- 큰 결정을 바로 내려야 할 때가 자주 있다.
- 심각한 질병과 삶의 변화를 논의하고 인식하는 일은 가족이라는 기초를 뒤흔들 정도로 큰 파장을 가져온다. 가족의 유대관계는 시험대에 오르고, 대처방법의 장단점이 모두 드러난다.

- 질병에 초점을 맞춘 돌봄에서 환자 중심의 돌봄으로 패러다임을 전환시킨다. 즉, 돌봄 시스템은 기존의 방식과는 다르게 접근한다는 사실을 사람들이 인지하기 시작했다.
- 의료진이 명심해야 할 것들:
  · 우리 모두 자신이 최선을 다했음을 의식해야 한다.
  · 우리 모두 환자의 죽음이 자기 탓이라고 생각하지 말아야 한다.
  · 우리는 모두 "누구를 위해 돌봄 계획을 제공하는 거지? 환자, 가족, 아니면 나 자신?" 과 같은 문제 제기를 지지해줄 누군가가 필요하다.

우리는 무엇을 해야 하는가?

- **조정 및 중재**: 환자의 과거력, 상태, 이익과 위험을 고려하여 선택할 수 있는 치료방법들, 예후 등에 대한 서비스 제공자들의 생각들을 조정하고 중재하여 합의된 의견을 갖도록 한다.
- **통합(integration)**: 합의된 의견과 환자와 가족들의 가치관을 조화롭게 통합하여 완성을 이룬다. 그리하여 환자와 가족의 특정한 돌봄 목표에 초점을 맞춘 치료계획을 도출한다.
- **계획된 조치를 시작함**: 질병의 경과에 따라 환자 및 가족의 욕구를 전인적으로 평가하여 다학제 간 중재를 실시한다.
- **결단**: 돌봄 서비스가 종료되면 병원에 계속 있어야 할지 다른 호스피스 기관으로 이동할지를 계획한다.

자문의의 역할: 상담자의 역할에 대한 접근방식

- **순수상담형(Pure Consultation model)**: 주치의는 최종 결정을 내리고 지휘하는 자리이다. 이에 반해 자문의는 문제와 관련된 구체적인 권고사항이나 전문지식을 제공한다.
- **공동관리형(Co-management model)**: 주치의는 전반적인 돌봄 계획을 계속 이끌어나가는 반면, 자문의는 필요에 따라 처방을 내리면서 특별한 문제들을 관리한다.
- **돌봄장악형(Assumption of care model)**: 자문의는 환자의 돌봄 계획 모든 구체적인 관리결정 사안에 대한 통제권을 갖는다.

자문 예절

의뢰인이 누구인지 정확히 파악하라.

- 주치의
- 다른 의사와 간호사들, 기타 환자를 돌보는 보조자들

많은 이들이 환자의 요양 서비스에 종사하고 있다. 환자의 신체적, 정신적 상태에 대해 들려주는 이들의 조언에 귀를 기울이고, 이를 통해 그들의 지식을 활용하고 의견을 이끌어낼 수 있어야 한다. 그들의 의견을 모두 종합해보면, 최고의 결론을 도출해낼 수 있을 것이다.

해야 할 일

1. 항상 주치의와 가장 먼저 대화한다. 질문 목록은 다음과 같다.
- "이 상황에서 어떻게 당신을 도울 수 있을까요? 우리가 확실히 알아두길 바라는 특별한 사안들이 있나요?"
- "이 환자에 대한 당신의 목표는 무엇인가요? 앞으로 어떻게 되길 바라세요?"
- "당신이 볼 때, 앞으로 어떻게 될 가능성이 큰가요?"

2. 현재 환자의 돌봄 계획에 대해 이해가 가지 않거나 동의할 수 없는 부분이 있다면, 위압적이지 않은 방식으로 이에 대해 물어본다. 예) "(당신이 아니라) 우리가 어떤 일을 해서 어떤 성과를 이뤘으면 하는지 제가 이해할 수 있도록 도와주세요."

3. 초기에 당신의 의견을 내세운다. "그 상황에서 제 눈에 띈 것은 A와 B, 그리고 C예요. 제 생각에 동의하시나요?" 또는 "의논을 끝내고 나면 환자와 가족들은 X나 Y 또는 Z를 선택할 것 같네요. 이렇게 결론이 나도 괜찮을 것 같아요?"

4. 그들에게 동정을 표하고, 당신이 보기에도 그들이 환자를 잘 돌보고 있는 것 같다고 이야기한다. 환자가 행복한 결말을 맞이할 수 있다면, 그들이 당신에게 자문을 의뢰할 필요가 없었을 것이다. 그들 역시 당신의 지지를 필요로 한다.

5. 통제의 소재를 분명히 하기 위해 "당신은 제가 그냥 권고만 하길 원하십니까, 아니면

144

적절하다고 판단할 때 처방을 내리길 원하십니까?"라고 묻는다. 이는 주치의로서 의사에 대한 존중의 표시이다. 시간이 지나면 다른 의사들이 어떻게 이 상황을 다루는지 알게 될 것이다.

6. 일부 의사들은 임종 상황을 매우 불편해 한다. 그들이 원한다면 그 상황에서 벗어날 수 있도록 해주고, 환자와 가족의 요구에 잘 부응할 수 있다고 생각될 때 환자를 받을 것을 제의한다.

당신 자신의 업무를 파악하라

환자나 가족들과 논의를 할 때는 모든 의료진이 특정 상황에 대해 어떻게 생각하는지 잘 파악하여 똑같은 내용이 전달될 수 있도록 해야 한다. 또한 소통한 내용을 다른 의료진들에게도 전달하여 모든 사람이 같은 내용을 이해할 수 있도록 해야 한다. 치료 권고를 내릴 때는 최선이 무엇인지 파악하고, 이를 잘 뒷받침할 수 있어야 한다.

응답하라

그들은 어려움을 인식했기 때문에 당신에게 자문을 구한 것이다. 만일 당신이 그들의 의뢰를 받지 않거나 별로 중요하지 않다고 말한다면, 다시는 그들이 당신을 찾을 일은 없을 것이다.

마무리

상담자로서 동의하는 자세를 취한 뒤 환자와 가족, 의료진 모두에게 합리적인 돌봄 계획을 공고히 할 수 있도록, 환자의 증상과 사회심리적 문제, 영적 요구, 목표 설정에 필요한 논의 등을 끝까지 살핀다.

하지 말아야 할 일

1. 설령 의뢰인이 수개월 동안 계속 말도 안 되는 돌봄 계획을 실행해왔다 하더라도, 절대 의뢰인을 비웃거나 거명을 해서는 안 된다. 그렇다면, 당신은 다시는 의뢰받지 못할 것이다.

2. 당신은 어떻게 의사결정이 이뤄졌는지 그 과정을 지켜보지 못했다. 뒷북치지 마라!

3. 환자나 가족들 앞에서 의뢰인을 비하하지 마라. 전문가답지 못한 짓이다.

4. 환자와 가족은 모든 의료진들이 자기 편이며, 옳고 그름을 두고 서로 싸우지 않는다고 확신할 수 있어야 한다.

5. 환자의 의료기록에 의뢰인을 비하하는 말을 쓰지 마라. 전문 의료진이 동의하지 않는다면, 이는 학제간 회의에서 해결을 보면 될 일이다. 제발 의료기록을 두고 전쟁을 벌이지 마라!

6. 문제가 무엇이든 의뢰인을 돕기 위한 대안이나 타협안 없이 절대 "안 돼요."라고 말하지 마라. 예) 통증 조절을 위한 조언

 병원에서의 완화의료 자문

완화의료 자문은 언제나 중대한 이해관계에 얽혀 있다. 어떤 전문가라 하더라도 환자와 가족, 직원, 주치의와의 대화가 열쇠다.

제36장

완화의료 제공에서 호스피스의 역할

호스피스는 현재 미국에서 완화의료를 보급하는 가장 주요한 수단이다.(1) 원래 대체의학으로 출발했던 호스피스는 빠르게 말기 환자 돌봄 서비스의 기준이 되었다. 의학 돌봄은 모든 호스피스 돌봄에 대해 약 80%의 비용을 지급한다.(2)

호스피스는 무엇을 제공하는가?

미국에서의 호스피스 프로그램은 1974년 1개, 1994년 2,312개, 2004년에는 3,650개까지 꾸준히 증가해왔다.(1) 모든 호스피스 회사나 단체는 의학 돌봄의 기준에 따라 최소한 다음과 같은 서비스를 제공해야 한다.

- 의사에 의한 관리 감독
- 간호사 방문-일주일 내내 24시간 응급상황 항시 대기
- 사회복지사 방문
- 가정 방문 보조 서비스
- 영적 돌봄은-일반적으로 목사와 사제 수녀들이 담당한다.
- 자원봉사 서비스
- 사별 가족 지원
- 말기 진단에 적합한 약물치료
- 내구성 있는 의료장비(병원 침대, 실내용 변기, 휠체어 등)
- 기타 서비스: 일부 호스피스 기관은 상처 치료, 요실금 용품, 언어 치료, 물리 치료, 작

업 치료(occupational therapy), 영양 지원 등을 하기도 한다.

자격: 의학 돌봄 호스피스 혜택

- 환자는 반드시 의학 돌봄 Part A(병원 의료비 혜택)를 받을 자격이 있어야 하고, 병원 의료비와 호스피스 모두 혜택을 받을 수 있도록 승인을 받아야 한다.
- 환자는 호스피스 원장 이외의 의사 1명(보통 주치의)의 보증을 받아야 한다.
- 연명치료 중지(DNR) 요청서는 필수조건이 아니다.

진단

환자는 질병이 진행될 경우 자연스럽게 기대여명이 6개월 미만이라는 진단을 받는다. 의사(주치의)는 환자가 첫 6개월을 넘어서 사망할 가능성이 있다고 판단하면 다시 증명서를 발급해줌으로써 지속적으로 서비스를 받게 할 수 있다. 가장 흔히 받는 진단은 다음과 같다.

- 암
- 말기 심장질환/울혈성심부전
- 치매
- 전신 쇠약
- 말기 폐질환
- 말기 신장질환
- 루게릭병(ALS)
- 말기 파킨슨병
- 뇌졸중(cerebrovascular accident)
- 기타 말기 질환

완화의료 제공에서 호스피스의 역할

· 호스피스는 대부분의 외래환자들에게 완화의료를 제공한다.

· 호스피스 기관을 위한 구체적인 의학 돌봄 지침이 있다.

· 말기 진단을 받은 환자에게 호스피스 서비스를 받을 자격을 부여한다.

REFERENCES

1. National Hospice and Palliative Care Organization statistics. Available at: www.nhpco.org/nds.

2. Centers for Medicare & Medicaid Services. Hospice Center. Available at: http://www.cms.hhs. gov/center/hospice.asp. Accessed July, 9, 2006.

제37장

요양원에서의 호스피스

호스피스 서비스는 장기 요양서비스 제공기관에서 더 많이 이용한다. 미국인의 25% 이상이 요양원에서 죽음을 맞이하는데, 장기 요양시설 입소 환자 대부분이 최적의 임종 돌봄 서비스를 받지 못한다는 사실이 상당수의 연구에 의해 밝혀졌다.(1) 임종을 맞아 직원이나 환자, 가족들의 요구가 급증하고 긴급할 때, 호스피스 팀의 다학제 간 지원 서비스는 일반적인 요양원의 돌봄 서비스를 지원하는 데 유용하지 않을 수 있다.(2)

장기요양에서 호스피스의 유용성

많은 의료진뿐만 아니라 환자 및 그 가족들도 과도한 방법으로 생명 연장을 하는 것보다 안락함을 목적으로 하는 것이 장기 요양이 필요한 환자들에게 보다 합리적이고 더 큰 만족을 준다는 점을 인식하기 시작했다.(3) 의학 돌봄을 지원하는 호스피스는 요양원 직원과 의사 그리고 기타 의료진이 말기 환자들에게 포괄적인 완화의료를 제공하기 쉽도록 해준다.

연구결과에 의하면 호스피스 서비스를 받는 요양원 입소자들은 적절하게 통증에 대한 평가와 관리를 받는 반면 부적절한 약물 사용, 신체 구속 등의 빈도는 더 적은 것으로 나타났다.(4)

다음은 요양원에서 말기 환자에게 제공하는 호스피스 서비스의 또 다른 장점들이다.

• 말기 환자는 자신에게 맞춰진 환경에서 지낼 수 있으며, 어떤 강제적인 개입 없이 자

연스럽게 죽음을 맞이할 수 있다.

- 특별히 숙련된 호스피스 전문가(의사나 간호사, 사회복지사, 목사 등)와 자원봉사자는 일반적으로 장기 요양에서 제공되는 것 이상의 서비스를 제공할 수 있다.

- 의료의 목표는 통증 완화와 증상 조절이다.

- 말기 환자일수록 더욱 필요한 위생 관리가 제대로 이뤄진다.

- 호스피스는 환자의 가족과 요양원 직원을 대상으로 임종 교육을 실시한다.

- 호스피스는 환자와 감정적으로 친밀한 관계를 형성했던 가족과 요양원 직원에 대한 사별 가족 지원 프로그램을 제공한다.

- 오랜 기간 동안 환자를 방문해서 환자의 말을 경청하고 공감해주면서 친분을 쌓는다.

- 말기 진단과 관련된 약물과 의료용품을 이용할 수 있다.

- 영적 지지가 제공된다.

- 입원과 생명연장 치료는 제한된다.

- 유족들은 요양원에 대해 매우 큰 만족을 갖는다.

- 현장에 있는 호스피스 전문가들은 요양원 직원들에게 꾸준히 임종 돌봄 교육을 실시한다.

장기요양에서의 호스피스에 대한 장애물들

미국의 연방 정책은 요양원 돌봄의 목표로서 '재활'과 '회복'을 강조하기 때문에 이 부분에 초점을 맞추어 지원이 이루어진다. 그러나 임종을 앞둔 환자의 경우 '재활'과 '회복'은 실패할 수밖에 없는 목표이다. 이런 점에서 요양원은 미국에서 가장 규제가 심한 산업이라 해도 과언이 아니다. 체중 감소, 식욕 감퇴, 기능 저하, 마약제제나 항정신병 약(antipsychotic medication)의 사용량 증가 같은 평가 기준에 있는 항목들이 완화의료에서는 흔하게 나타난다. 그러므로 이러한 '의료 철학 간 충돌'을 피하기 위해서는 목표 설정과 이에 따른 기록이 반드시 필요하다.

다음은 장기요양시설에서 양질의 임종 돌봄 서비스를 제공하기 어렵게 만드는 여러 가지 장애물들이다.

- 많은 장기요양시설들은 환자들이 호스피스 서비스를 받을 수 있음을 보장하기 위한

절차를 갖추지 못하고 있다.(5)

- 장기 요양을 받는 환자들의 50% 이상이 진행성 치매를 포함한 여러 가지 동반 질환을 앓고 있으며 이로 인해 기대여명을 추정하기가 더욱 어렵다. 이 때문에 이들은 예측이 쉬운 암 진단 환자들보다 더 늦게 호스피스에 맡겨질 가능성이 높다.(6)
- 장기요양 분야에서 직원 이직률이 높은 것은 전형적인 현상이다.
- 직원 교육이 부족한데다 인력 또한 불충분하다.(7)

장애 극복하기

호스피스가 장기요양을 받는 모든 말기 환자들에게 언제나 옳은 선택은 아닐지 몰라도, 호스피스에서 주목할 만한 성과가 나오고 있다는 사실은 확실히 입증되었다. 장기 돌봄의 한계를 극복하는 방법은 다음과 같다.

- 환자, 의사, 가족, 요양원 직원, 호스피스 전문가 사이의 활발한 의사소통
- 사전 돌봄 계획 지원(support for advanced care planning)
- 목표 설정
- 장기요양시설 및 호스피스의 올바른 기록
- 좀 더 빠른 호스피스로의 위탁
- 교육

 요양원에서의 호스피스

믿을 만한 연구에 의하면, 요양원의 말기 환자들에게 제공된 일반 서비스 외에 추가적으로 제공되는 호스피스 서비스는 환자와 가족의 만족도뿐만 아니라 의료적 성과도 향상시킨다.
요양원에서 제공하는 호스피스는 회복을 강조하는 정책, 의사소통의 결핍, 기대여명 예측의 어려움 같은 장애 요소를 갖고 있다.
활발한 의사소통 및 목표 설정, 기록, 교육을 통해 장애 요소를 극복할 수 있다.

REFERENCES

1. Casarett D, Karlawish J, Morales K, et al. Improving the use of hospice services in nursing homes. JAMA. 2005;294:211– 217.
2. Keay TJ, Schonwetter RS. Hospice care in the nursing home. Am Fam Physician. 1998;57:491–497.
3. The care of dying patients: a position statement from the American Geriatrics Society. J Am Geriatr Soc. 1995;43:577–578.
4. Miller SC, Mer V, Teno J. Hospice enrollment and pain assessment and management in nursing homes. J Pain Symptom Manage. 2003;26:791–799.
5. Petrisek AC, Mor V. Hospice in nursing homes: a facility–level analysis of the distribution of hospice beneficiaries. Gerontologist. 1999;39:279–290.
6. Zerzan J, Stearns S, Hanson L. Access to palliative care and hospice in nursing homes. JAMA. 2000;284:2489–2494.
7. Hanson Le, Ersek M. Meeting palliative care needs in post–acute care settings "To help them live until they die." JAMA. 2006;295:681–686.

Section 6

임종 돌봄 서비스

제38장

임박한 죽음 증후군

환자가 자연적인 죽음을 맞이하게 되면 몸의 기능이 멈추기 시작하고, '임박한 죽음 증후군(Actively dying stage; 급속히 진행되는 임종기)'이 나타난다.(1) 임상의와 가족은 이 상황을 인식하고 이에 대비하는 자세가 필요하다. 다음은 임박한 죽음 증후군의 핵심 요소들이다.

초기 단계

- 병석에 누워 있는 상태
- 식욕 감퇴
- 수면 증가
- 임박한 죽음에 대한 인식/섬망

중기 단계

- 잦은 발열
- 의식 소실의 진행
- 죽어가는 사람이 내는 가래 끓는 소리: 연하 반사(swallowing reflex)의 손실로 인한 경구 분비물(oral secretions)의 고임 현상

말기 단계

- 사지가 차갑게 식고 반점이 생김
- 혼수상태에 빠져 통증 자극에도 반응하지 않음
- 종종 흡인성 폐렴에 의한 발열이 흔히 나타남
- 호흡 패턴의 변화: 호흡이 빨라지거나 느려지며, 잦은 간격으로 무호흡 발생
- 사망

고려사항

이 단계를 거치는 데 경과되는 시간은 24시간 이내에서 10일~14일까지 매우 다를 수 있기 때문에 정확히 예측하기 힘들다.(2) 그러나 환자의 가족들은 '몇 주' 또는 '몇 개월'이 아니라 '며칠 내'로 환자가 사망할 것 같다는 얘기를 들을 수 있다.

이 시기에는 신체의 신진대사가 멈추기 때문에 음식물이나 수분 섭취가 불필요하다. 그러나 가족들은 환자가 배가 고프거나 목이 마를 거라 생각할 수 있기 때문에, 이에 관한 정보를 확실히 알려주어야 한다. 환자는 영양 결핍이 아니라 질병에 의해 사망한다.(3)

임박한 죽음 증후군에 대한 치료

죽음이 다가올수록 증상이 악화되면서, 모든 정보를 숙지하고 있는 가족들조차 이 상황을 잘 컨트롤할 수 있을지 의심하기 시작한다.(4) 이럴 때는 경험이 풍부한 임상의가 곁에 있다는 사실만으로도 매우 큰 위안이 된다. 주요 조치들은 다음과 같다.

- 가족에게 지속적으로 정보를 제공한다. 환자의 죽음이 빠르게 진행되고 있다고 설명하고, "예후가 좋지 않거나 주의를 요함"이 아니라 "환자가 죽어가고 있음"으로 기록한다.
- 환자의 평안함을 해치는 모든 치료 즉 채혈침(fingersticks)이나 경구용 약(oral medications), 정맥주사, 항생제 등의 중단을 논의한다.
- 가래 끓는 소리: 스코폴라민 패치 한 개 또는 두 개를 사용한다. (완화의료의 기준량은 2개이다. 처방전에는 반드시 '완화의료용'이라고 써야 한다.) 경우에 따라 아트로핀 안약(Atropine eye drops)을 4시간마다 2~4방울씩 경구로 투여한다. 정맥주사를 맞

고 있는 환자에게는 글리코피롤레이트(glycopyrrolate)를 매 4~8시간마다 0.4~0.8mg 을 주입할 수 있다.

- 호흡 곤란이나 과다호흡을 조절하기 위해 모르핀(Roxanol, 20mg/mL)을 투여한다. 이 는 호흡수(Respiratory rate)를 10~15회로 유지하기 위해서이다.

- 통증을 조절하기 위해 오피오이드(Opioids)를 지속적으로 공급한다. 죽음이 임박할 때는 진통제를 중단하지 말고 통증이 계속 발생한다고 가정하라. 또한 가족들은 환자 가 고통을 겪고 있지 않다는 확신을 받고 싶어한다.

- 구강이나 피부를 청결하게 관리한다.

- 환자가 이 단계에 접어들었을 때는 곁을 지키는 게 가장 중요하다고 가족들에게 말 한다.

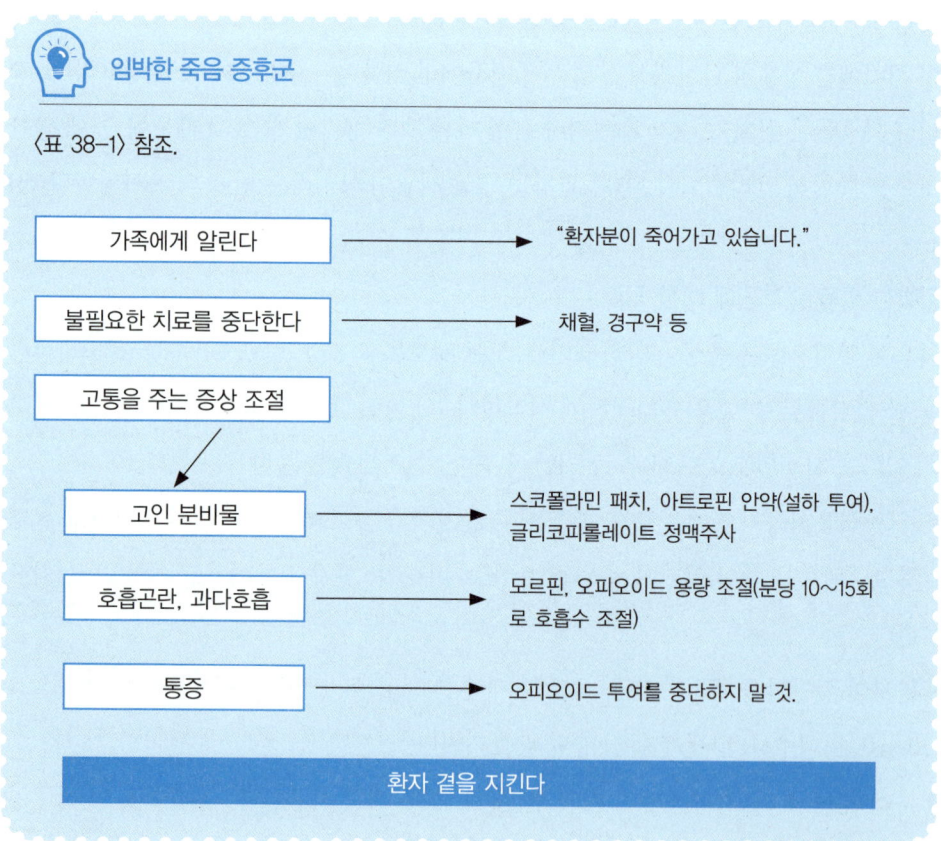

〈표 38-1〉 임박한 죽음 증후군

노인요양병원
완화의료 임상지침서

REFERENCES

1. Weissman DE. Syndrome of imminent death. Fast Fact and Concept #3. 2nd ed. July 2005. End-of-Life Palliative Education Resource Center. Available at: http://www.epere.mcw.edu/fastFact/ff_003.htm. Accessed June 25, 2006.

2. Furst CJ, Doyle D. The terminal phase. In: Doyle D, Hanks G, Cherny NI, et al., eds. Oxford Textbook of Palliative Medicine. 3rd ed. New York: Oxford University Press; 2004: 1117–1133.

3. McCue JD. The naturalness of dying. JAMA. 1995;273:1039–1043.

4. Taylor GJ, Kurent JE. A Clinician's Guide to Palliative Care. Malden, Mass: Blackwell; 2003.

제39장

임종 자각

임종 자각(NDA; Near Death Awareness)은 많은 이들이 임종기(dying process)에 경험하는 보편적인 현상이다.(1) 임종 자각은 아직 입증되지 않은 주제이기 때문에 섬망으로 잘못 해석될 수 있다. 간병인이나 가족, 친구, 의료진은 임종 자각을 인식하고 있어야 하며, 두려움이나 불만, 부적절한 약물 처방, 짜증 등의 형태로 반응하지 말아야 한다. 임종 환자에게 더 큰 고립감과 고통을 안겨줄 수 있기 때문이다.

섬망은 방향감각 상실, 단기 기억 손실, 주의력 결핍 등을 일으키는 반면, 임종 자각은 환자에게 안락감을 제공하는 긍정적인 현상이다. 꿈을 표현할 때와 같이 환자가 임종 자각을 묘사하기 위해 사용하는 언어는 상징적이고 이해하기 어렵다.

의료진과 가족, 친구, 간병인이 인내를 갖고 돌본다면 임종 자각의 내용을 이해할 수 있을 것이다.(2)

임종 자각 현상이란?

환자는 매우 혼란스러워 보이거나 꿈을 꾸고 있는 것처럼 보인다. 임종 자각과 섬망의 차이를 구별하기는 어렵다. 임종 자각을 분간하기 위해선 주의 깊게 경청하는 자세가 필요하다. 임종 자각은 환자에게는 편안함을 주지만 보는 사람을 불안하게 만든다. 다음은 임종 자각에 흔히 나타나는 현상들이다.

• 다른 이들에게는 보이지 않는 사람들에게 말을 한다.
• 보이지 않는 누군가를 잡는 듯이 허공에 손을 뻗는다.

- 보이지 않는 물체를 가리키거나 잡는다.

- 천사들이나 밝은 색, 빛, 평화로운 장소 등을 봤다고 이야기한다.

임종 자각이 나타내는 메시지는 두 가지의 넓은 범주로 설명이 가능하다.

죽음을 구체적으로 묘사하려는 시도

- 죽은 친척이나 친구를 보고 그들과 대화를 나눈 경험을 얘기한다.

- 그들이 보았던 또 다른 세계의 장소를 묘사한다.

- 커다란 변화를 맞이할 마음의 준비나 긴 여행을 떠날 채비를 한다.

- 죽음이 닥칠 때 일어날 일을 예견한다.

- 평온한 감정을 나타낸다.

평안한 죽음을 위한 마지막 요구

- 대인 관계나 영적 관계를 끝맺고 싶어하거나 용서를 빌고자 한다.

- 모든 윤리적 문제를 종결짓고자 한다.

- 평안한 죽음을 가로막는 것들을 제거하고자 한다.

- 특별한 물건이나 의식을 통해 죽음을 준비하고자 한다.

섬망과 달리 임종 자각은 환자를 불편하게 만들지 않으며, 대체로 의료적 개입이 불필요하다.

임종 자각 현상을 대하는 자세

일반적으로 임종 자각은 약을 처방할 필요가 없다. 환자와 정서적으로 가장 가까운 사람이 임종 자각 현상을 가장 잘 이해할 수 있을 것이다.(3) 임종 자각에 적용되는 조치들은 다음과 같다.

- 환자가 하는 말을 수용하고 인정한다. 화를 내거나 반박하지 마라. 임종 자각 경험은

환자를 매우 편안하게 해줄 수 있다.

- 환자가 불안해 보인다면 섬망의 원인들을 검토해보고, 적절한 시기에 치료한다.
- 곁을 지킨다. 침대 옆에 앉아 있거나 환자가 대화를 시도하는 것을 열린 마음으로 대한다.
- 자신이 이해되지 않고 있다는 메시지로 인해 동요가 일어날 수 있음을 의식하고 있어야 한다.
- 이해되지 않는 메시지에 대해서는 환자에게 부드럽게 물어본다. "누구 혹은 무엇을 봤나요?"
- 이해가 되지 않는다고 솔직하게 말한다. 환자에게 당신이 계속 이해하려고 노력하고 있음을 보여준다.
- 환자에게 죽음이 임박했고, 그래서 우리가 이해하지 못하는 것들을 그가 경험하고 있다고 솔직하게 말한다.
- 환자가 갖고 있는 특정한 문제들을 종결지을 수 있도록 돕는다. 어떤 문제들인지 확인할 수 있다면, 특정 사람들(친척이나 친구, 목사, 랍비, 신부 등)이 그 문제를 처리할 수도 있다.
- 어떻게 말해야 할지 모르겠다면, 침묵을 유지하되 곁을 떠나지 않는다.
- 함께 환자의 곁을 지키는 다른 이들에게 임종 자각에 대한 교육과 지원을 제공한다. 환자의 임종 자각 현상이 다른 이들의 삶에 큰 영향을 끼치는 사건이 될 수도 있기 때문이다.(4)
- 죽음에 대한 당신 자신의 두려움을 줄이려고 노력하라.

 임종 자각

- 임종 자각이 존재한다는 사실을 인식하고 있어야 한다. 임종 자각은 환자에게 위험한 것이 아니다.
- 간병인이나 가족, 친구 등에게 임종 자각에 대해 알려주어라.
- 환자가 당신에게 하는 말을 수용하고 인정하라. 절대 논쟁하지 마라!
- 주의 깊게 듣고 당신이 고칠 수 있는 것은 고쳐라.
- 환자가 세상을 떠나기 전에 그의 문제들을 종결지을 수 있도록 도와라.
- 환자의 곁을 지켜라. 함께 있어주는 것이 백 마디의 말보다 낫다.

REFERENCES

1. Marchard L. Near death awareness. Fast Fact and Concept #118. Available at: http://www.eperc.mcw.edu/fastFact/ff_118.htm. Accessed March 25, 2006.

2. Callahan M, Kelley P. Final Gifts: Understanding the Special Awareness, Needs and Communications of the Dying. New York: Simon & Schuster; 1992.

3. The Hospice of the Flordia Suncoast. Nearing death awareness. Available at: http://www.the-hospice.org/deathaware.htm. Accessed March 25, 2006.

4. Kircher PM, Callanan M. Near-death experiences and nearing death awareness in the terminally ill. International Association for Near-Death Studies; 2003. Available at: http://www.iands.org/terminally_ill.html. Accessed February 19, 2006.

제40장

말기 섬망

대부분의 환자는 사망하기 1주일이나 2주일 전부터 어느 정도의 인지력 상실이나 정신 혼미 상태를 경험한다.(1) 그 원인은 쉽게 밝혀지지 않으며, 여러 가지 복합적 요인들과 관련될 수도 있다.

임상 양상

섬망은 다음의 두 가지 방식으로 나타난다.

- **흥분성/과잉행동 섬망(Agitated/hyperactive delirium):** 침대에서 뛰쳐나오기, 정맥주사 뽑기, 허공에 대고 손 휘젓기, 거친 행동, 알아들을 수 없는 말 내뱉기.
- **저활동/저각성 섬망(Hypoactive-hypoalert delirium):** 조용함, 매우 졸림, 자극에 둔감함, 웅얼거림.

감별 진단

임종 시 섬망의 원인은 다양하다. 최소한 섬망의 40%가 원인이 불분명하다. 그러나 다음과 같이 공통적으로 나타나는 원인들도 있다.(1, 2)

- 신진대사: 저산소증(hypoxia), 고칼슘혈증(hypercalcemia), 저나트륨혈증(hyponatremia), 저혈당(hypoglycemia), 간부전이나 신부전, 탈수증.
- 중추신경계 이상(central nervous system pathology): 암 전이(metastases), 경색(infarction), 허혈(ischemia), 출혈, 감염.

- 금단증상: 알코올, 벤조디아제핀(Benzodiazepine; 항불안제의 일종), 바르비투르 신 경안정제(Barbiturates).
- 약물독성: 벤조디아제핀, 오피오이드(Opioids; 합성 진통제), 스테로이드, 불법 약물, 알코올.
- 기타: 전신 감염, 열, 심부전, 임박한 죽음, 요저류(urinary retention)나 변비, 수면 부족

진단

- 약물 검사로 저산소증이나 열, 저혈압, 수면 부족 등 쉽게 원상회복이 가능한 일반적 인 원인들을 찾는다.
- 섬망과 치매를 구분한다.

치매는 기억력, 사고력, 판단력 감퇴를 가져오는 지적 기능의 만성적인 손실을 가리킨다. 반면에 섬망은 환각과 지각 장애를 포함한 급성 착란상태(acute confusional state)를 가리킨다.

- 환자가 자해나 다른 사람에게 위해를 가할 가능성이 있는지 확인한다. 그리고 그 상태가 환자를 고통스럽게 하는지 살핀다(제39장 '임종 자각' 참조. 임종 자각은 환자를 편안하게 해준다).
- 임상적으로 적합하거나 간병인이 원할 경우 치료 가능한 원인을 찾기 위한 검사를 할 수 있다. 그러나 완화의료에서는 대체로 이러한 검사를 타당하다고 보지 않는다.

치료

이상적인 치료는 섬망의 원인을 알아내서 치료하는 것이다.

비약물치료

- 조용하고 채광이 잘 되는 방을 제공한다. 야간등도 도움이 될 수 있다.
- 환자를 창가에 자리 잡게 한다.
- 가족이나 의료진에게 환자 곁에서 도와줄 수 있는지 확인한다. 만일 그들이 환자의 동 요를 일으키는 경우에는 그들에게 떠나도록 부탁한다.

- 수분을 보충시켜 탈수증을 회복시키고, 신진대사 독성이나 약물 독성을 희석시킨다.
- 신체적 구속을 피한다. 이는 오히려 상황을 더욱 악화시키기 때문이다.

자해 가능성, 불안·동요, 심각한 수면장애를 가지고 있는 환자의 경우에는 약물치료를 권한다. 신경이완제(neuroleptics)가 가장 유용한 약물이지만, 벤조디아제핀도 여전히 사용되고 있다.(3)

약물치료

- 신경이완제: 제1선
  - 할로페리돌 진정제(Haloperidol): 필요시 매 2시간마다 PO, IV, IM, SC 등으로 1~2mg을 투여하고, 용량을 올리며 조절한다.(4)
  - 클로르프로마진(Chlorpromazine; 신경억제제): 매 6시간마다 PO, IV, IM, SC 등으로 12.5~50mg을 투여하고 필요시 매 시간마다 25mg씩 올리며 조절한다.
- 비정형 신경이완제: 도움이 될 수 있지만 아직 완전히 입증되지 않았기 때문에 제1선으로 고려하지는 않는다.(5)
  - 올란자핀(Olanzapine), 자이프렉사(Zyprexa): 일주일 간 매일 경구로 5mg을 투여하고, 그 다음은 매일 10mg을 투여한다. 필요하다면 매일 25mg을 투여할 수 있다.
  - 쿠에타핀(Quetiapine), 세로켈(Seroquel): 하루 두 번 경구로 25mg을 투여하고, 2~3일마다 한 번에 25~50mg씩 용량을 늘리거나 또는 하루에 300~400mg을 두세 번으로 나눠 투여하면서 적정량을 늘릴 수도 있다.
  - 리스페리돈(Risperidon), 리스페달(Risperdal): 밤에 경구로 1~2mg을 투여하고 2~3일마다 1mg씩 증가시켜 취침 전에 4~6mg까지 투여할 수 있다.
- 벤조디아제핀: 환자의 동요가 증가함으로써 역설반응(paradoxical reaction)의 원인이 될 수 있다. 이 때문에 벤조디아제핀은 더 이상 섬망 치료제로 권고되지 않는다. 많은 임상의들이 제일 먼저 아티반(Ativan)에 손을 뻗는다. 할로페리돌을 최우선으로 시도해보라!
- 통증 조절을 위해 오피오이드가 필요하다면, 지속적으로 사용하되 복용량은 적절하

게 조절 가능하다.

임종 섬망

- 임종 섬망은 죽음에 임박한 환자에게 흔하게 나타나는 급성 착란상태이다.
- 적절한 진단이 이뤄져야 하지만, 원인은 복합적인 경우가 많다.
- 임종 섬망은 환자를 위험하게 하거나 괴로움에 빠트리지 않는다면 치료하지 않아도 된다.
- 비약물치료는 방향 전환(reorientation), 불 켜놓기, 창가 자리 제공, 환자 곁을 지키기 등이 있다.
- 할로페리돌이 최우선으로 선택되는 약이다. 효과를 보기 위해서는 매 시간마다 1~2mg(최대 10mg)을 투여하고, 이후에는 매 6시간마다 1~2mg을 투여한다.
- 벤조디아제핀은 역설 반응을 일으킬 수 있다.

REFERENCES

1. Weissman DE, Ambuel B. Improving End-of-Life Care: A Resource Guide for Physician Education. 2nd ed. Milwaukee: Medical College of Wisconsin; 1999.

2. Ingham JM. Delirium. In: Berger A, Portenoy R, Weissman DE, eds. Principles and Practice of Supportive Oncology. Philadelphia: Lippincott-Raven; 1998.

3. Brietbart W, Marotta R, Platt M, et al. A double blind trial of haloperidol. chlorpromazine and lorazepam in the treatment of delirium. Am J Psych. 1996:153:231-237.

4. Weissman DE. Diagnosis and management of terminal delirium. Fast Facts and Concept #1. 2nd ed. July 2005. Available at: www.eperc.mcw.edu. Accessed July 14, 2006.

5. Pharmacologic management of delirium; update on newer agents. Fast Facts and Concepts #60; Quijada E, Billings, JA, eds. January 2002. Available at: www.eperc.mcw.edu. Accessed July 14, 2006.

제41장

애도: 정상 애도반응과 병적 애도반응

사별은 극도의 스트레스를 일으킨다. 임종 환자를 돌보는 것이 우리의 주 임무지만, 환자와 가까웠던 이들의 슬픔이 어느 정도 진정되었다고 확신하기 전까지는 우리의 일이 완전히 끝난 게 아니다. 어느 누구도 우리만큼 환자의 가족과 친구들의 슬픔을 관찰하고 정상 애도반응(Normal grief reaction)과 병적 애도반응(Pathological grief reaction)을 구별할 수 있는 적절한 위치에 있지 않다. 사망한 환자를 위한 공감적인 사후관리를 통해 고인에 대한 존중과 사별을 당한 가족들에 대한 관심을 보여줄 수 있다. 고인을 돌보던 사람들에 대한 사후관리가 이들의 애도과정에 긍정적인 차이를 만들 수 있다는 증거들은 매우 많다.(1)

정상적인 애도(Uncomplicated Grief)

애도는 치료할 수 있는 질병이 아니며, 큰 상실에 따라 생겨나는 정상적인 과정이라 할 수 있다. 정상적인 애도반응은 남겨진 자가 고통스럽더라도 상실을 받아들이고 자신의 삶을 계속 이어나가는 힘을 만든다.(2) 상실에 대한 정상적인 적응 과정을 나타내는 지표들은 다음과 같다.

• 상실을 현실로 받아들이고 변화는 인생의 피할 수 없는 과정이라는 사실을 인정한다.
• 여전히 삶이 의미를 지니고 있다고 생각한다.
• 건강을 돌보고, 음식을 잘 챙겨먹으면서 (해가 되는 행동을 삼가고) 자기효능감(self-

efficacy)을 유지한다.

- 여전히 다른 이들을 신뢰할 수 있으며, 사회활동에 참여한다.

- 가족과의 관계를 유지하고, 새 친구를 사귀는 등 대인관계와 관련된 여러 활동에 에너지를 다시 쏟을 수 있다.

- 여전히 고통스럽긴 하지만, 시간이 경과하면서 고인에 대한 상실감이 차츰 옅어진다.

복잡한 병적 애도(Complicated or 'Pathological' Grief)

일부 사람들은 병적 애도에 빠질 위험성이 매우 높기 때문에 큰 상실을 겪은 뒤에는 매우 주의를 기울여야 한다.

- 고인과의 관계: 관계가 의존적일수록 병적 애도반응이 발생할 위험도 더 커진다. 어린 자녀의 상실은 매우 큰 위험요소다.

- 상실 방식: 너무 급작스럽거나 예기치 못한 죽음은 병적 애도반응이 발생할 위험을 증가시킨다. 특히 자살이나 타살, 신체 손상 등이 이에 해당한다.

- 과거력: 과거에 상당히 좋지 못한 대처능력을 보여줬고, 정신질환(우울증, 불안 등)이나 약물 남용 과거력이 있는 경우.

- 사회적 요인: 잦은 거주지의 변동, 지지해주던 사람들과 이별 경험, 소외, 애도와 관련된 문화적 규범이나 롤 모델의 부재.

- 동시다발적 스트레스 요인: 여러 번의 사별, 경제적 문제, 이직이나 실직, 최근의 거주지 변동, 법률문제 등.

누구나 고유의 애도방식을 가지고 있다. 그러나 시간이 흐름에 따라 애도가 다양한 단계를 거치면서 차분히 지나가지 않는다면 문제를 복잡하게 만든다.(3) 다음은 병적 애도를 암시하는 위험신호들이다.

- 환자는 고인의 상실을 받아들일 수 없으며(상황을 믿지 않거나 계속 고인을 찾는다), 새로운 상황에 대응하여 변화를 가져온다.

- 6개월에서 1년이 지났는데도 여전히 큰 슬픔에 빠져있고 개선될 기미가 전혀 보이

지 않는다.

- 지연된 애도: 상실감이 이미 극복할 수 있는 능력을 넘어섰기 때문에, 처음에는 매우 잘 지내는 듯이 보이지만 사별 후 수년이 지났음에도 사소한 사건들에 매우 강렬하게 반응한다.
- 완전한 고립: 은둔, 실직 등
- 과도한 반응, 빈정거림, 분노
- 알코올이나 처방약의 남용과 같은 위험한 행동들
- 자기 방치, (영양 관리를 포함한) 건강에 대한 무관심
- 잦은 신체적 증상 호소
- 우울, 불안

병적 애도반응 관리

애도는 커다란 상실에 대한 정상적인 반응이다. 그러므로 약을 통해 상실의 고통을 막으려는 시도는 대개 도움이 되지 않는다. 환자와 가족이 깊은 상실감을 느끼는 것을 그대로 두는 것이 오히려 치유 가능성이 더 높다.(4)

병적 애도반응을 치유하는 데 도움이 되는 방법들은 다음과 같다.

- 우울증을 포함한 신체질환을 제외시킨다.
- 사별을 당한 환자들은 상실에 대해 이야기하고 싶어하는데, 이를 경청한다. 설령 고통스럽더라도 고인에 대해 이야기하는 것을 회피하지 마라. 이는 다시 정상적인 애도 과정을 거칠 수 있도록 도울 수 있다.
- 애도과정을 정상화시키기 위한 교육을 제공한다.
- 상실에 따른 고통을 인정해주고 환자가 이를 표현할 수 있도록 돕는다.
- 호스피스처럼 다양한 분야의 전문가로 구성된 협진 팀의 지속적인 지원을 제공한다.
- 필요 시 정신건강 전문가에게 의뢰한다.
- 자살을 생각하고 있는지 살펴보고 적절한 조치를 취한다.

정상 애도반응/병적 애도반응

정상 애도반응

• 상실을 인정한다.

• 고통이 영원히 사라지진 않지만 시간이 지나면서 점점 나아진다.

• 삶의 의미가 지속된다.

• 해로운 행동들은 피한다.

• 사회적 교류를 계속한다.

병적 애도반응

• 상실을 인정할 수 없다.

• 고정된 애도: 시간(6-12개월)이 흘러도 슬픔이 지나가지 않는다.

• 지연된 애도: 사소한 사건에도 매우 강렬한 반응을 나타낸다.

• 사회적 위축.

• 과도한 분노나 과민반응.

• 알코올이나 약물 남용 같은 위험한 행동들.

• 자기 방치.

REFERENCES

1. Main J. Improving management of bereavement in general practice based on a survey of recently bereaved subjects in a single general practice. Br J Gen Pract. 2000;50:863–866.

2. Prigerson HG, Jacobs SC. Caring for bereaved patients-"All the doctors just suddenly go." JAMA. 2001;286:1369–1376.

3. Parkes CM, Weiss R. Recovery from Bereavement. New York: Basic Books; 1983.

4. Storey P, Knight CF. Alleviating psychological and spiritual pain in the terminally ill. UNI-PAC Two. Hospice/Palliative Care Training for Physicians. 2nd ed. Glenview, Illinois: American Academy of Hospice and Palliative Medicine; 2003: 51.

Section 7

통증 이외의 증상 조절

제42장

성공 확률 극대화를 위한 조언

- 환자와 가족의 통제를 최대화한다.
- 증상을 예측하고 막기 위해 노력한다.
- 증상[예: 구강 건조나 체인 스토크스 호흡(Cheyne-Stokes breathing; 심호흡과 무호흡이 교차하는 이상 호흡)]이 발생하기 전 환자와 가족을 미리 교육해두면 그들은 주치의에게 감사의 마음을 갖게 된다.
- 협진 팀의 도움을 얻는다.
- 다음의 요인들은 실패 위험을 높일 수 있으므로 유의한다.
    - 인지장애(Cognitive impairment)
    - 소수민족 신분(예: 흑인)(1)
    - 언어적 장벽

증상 리스트는 〈표42-1〉을 참조하시오. (2)

〈표 42-1〉 장기 완화의료 환자의 증상

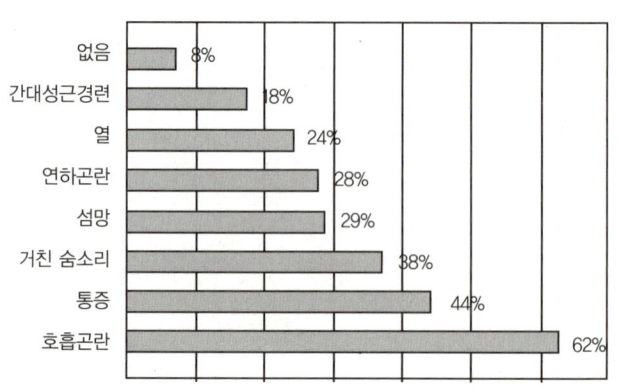

노인요양병원
완화의료 임상지침서

REFERENCES

1. Krakauer EL, Crenner C, Fox K. Barriers to optimum end-of-life care for minority patients. J Am Geriatr Soc. 2002;50;182-190.
2. Hall P, Schroder C, Weaver L. The last 48 hours of life in long-term care: a focused chart audit J Am Geriatr Soc. 2002;50:501-506.

제43장

호흡곤란, 공기 기아(Air Hunger), 공기 부족

일반 고려사항

- 모든 임종기에 공통된 현상이다.

- 호흡이 불편하다는 느낌은 주관적이다.

  · 호흡 불편은 혈액 가스, 호흡수, 산소포화도와 관련이 없다.

- 신체 활동과 삶의 질을 제한할 수 있다.

- 불안과 크게 관련되어 있다.

  · 하나의 증상이 다른 증상을 일으키거나 악화시킨다.

  · 환자와 가족들에게 불안감을 안겨준다.

호흡곤란의 흔한 원인

- 폐렴

- 기관지 경련

- 만성폐쇄성폐질환

- 점액전(mucous plugs)

- 폐색전(pulmonary embolism)

- 흉수(pleural effusion)

- 분변 매복(fecal impaction), 요폐(urinary retention)

- 악성 빈혈

- 울혈성심부전
- 심허혈(cardiac ischemia)
- 심부정맥(cardiac arrhythmia)
- 종양 침투(tumor invasion)
- 방사선과 완화 항암제 요법에 의한 손상

호흡곤란의 진단과 치료

- 병력 청취와 신체 검진
- 검사의 득과 실, 환자의 예후, 선호, 목표 등을 고려한 정밀검사
- 어떠한 치료가 특정 환자에게 효과를 나타내는지 알아낸다.
  - 환자의 체위, (제5신경의 V2 분지에 작용하는) 선풍기, 창문 열기, 이완 요법
  - 증상 완화를 위한 산소[비강 캐뉼라(nasal cannula)를 이용하여 분당 4~6리터] 투입 시도
  - 대부분의 환자들에게 (고통을 일으킬 수 있는) 흡인술을 삼간다.

오피오이드(Opioids): 최상의 호흡곤란 치료제

- 모르핀(Morphine)은 연구 자료가 가장 많고 다목적으로 사용 가능하다.
- 오피오이드 투약 경험이 없는 환자:
  - 속방형 모르핀(immediate-release morphine): 4시간마다 5~15mg씩 PO.
  - 서방형 모르핀(sustained-release morphine): 12시간마다 15~30mg씩 PO.
  - 하이드로몰폰(hydromorphone): 4시간마다 0.5~2mg씩 PO.
  - 옥시코돈(oxycodone): 4시간마다 5~10mg씩 PO.
- 오피오이드 투약을 받은 환자에게는 50%까지 복용량을 증가시킨다.
- 호흡곤란이 간헐적으로 일어난다면, 필요할 때마다 사용해도 괜찮다.

기타 호흡곤란 치료제

- 벤조디아제핀: 불안 증상에 대해 4시간마다 로라제팜(lorazepam)을 0.5~1mg씩 PO/

SL/IV 형태로 투여.

- 기관지 확장제(Bronchodilator): 천명(숨을 쉴 때 좁아진 기관지를 따라 공기가 통과할 때 들리는 특징적인 호흡음. 주로 들숨 때보다는 날숨 때 발생하는 숨소리로 기관지 천식의 대표적인 증상)에 투여.
- 클로르프로마진(Chlorpromazine; 정신분열증 진정제):
  - 4~6시간마다 10~25mg씩 투여.
  - 모르핀과 상승효과를 낼 수 있다.
- 스테로이드, 이뇨제, 항응고제, 적혈구생성소(erythropoietin)를 적정량 투여.

기침 억제제

- 덱스트로메토르판(dextromethorphan)을 함유한 구아이페네신(guaifenesin).
  - 코데인(codein)과 결합된 덱스트로메토르판
- 코데인, 하이드로코돈(hydrocodone).
  - 변비에 주의할 것.
- 클로르프로마진
  - 딸꾹질에 의한 기침에 대해 4~6시간마다 25mg 경구 복용이나 근육 내 투여.

분비물 건조를 위한 콜린 억제제(anticholinergics)

- 콜린 억제제의 기타 잠재적 효능
  - 위장분비물과 위산을 감소시키고, 기관지평활근(tracheobronchial smooth muscle)을 이완시킨다.
  - 장폐색(bowel obstruction)에 효과가 있다. 옥트레오타이드(octreotide), 즉, 산도스타틴(sandostatin)이 필요없거나 이용 불가능할 경우.
- 글리코피롤레이트(glycopyrrolate):
  - 하루 2~3회 0.1~0.2mg씩 IM 또는 1~2mg씩 PO.
  - 혈뇌 장벽(blood-brain barrier)을 통과하지 않는 유일한 물질로서, 허약한 환자에게 최상의 치료제가 될 수 있다.

노인요양병원
완화의료 임상지침서

• 스코폴라민(scopolamine, 진통제·수면제), 아트로핀(atropine, 경련 완화제), 히오시아민(hyoscyamine, 진정제)은 모두 혈뇌 장벽을 통과한다.

제44장

구강관리 기초

일반 고려사항

- 신체검진을 수시로 할 것.
  - 신체검진은 특히 아구창(thrush) 같은 감염을 배제하기 위해 시행된다.
- 의식이 있다면 최소 하루에 한 번 구강관리를 한다.
- 의식이 없다면 최소 하루에 서너 번 이상 관리를 해야 한다.
- 가족을 참여시키는 것도 좋은 수단이 될 수 있다.
- 상세한 구강관리법
  - 오타와대학 완화의료 연구소(University of Ottawa Institute of Palliative Care): www.pallcare.org/educate 참조

구강관리 팁

- 효과적인 구강청결제
  - 중탄산나트륨(sodium bicarbonate; 500mL 생리식염수 내 5mL)
  - 평범한 소다수
- 찌꺼기 제거
  - 신선한 파인애플(아나나스속의 식물들은 단백질 가수 분해 효과를 가지고 있다)
- 설태(coated tongue) 제거
  - 비타민 C 정 빨아먹기

· 동일한 수분 함유량을 가진 3%의 과산화수소(구강 내 상처가 벌어져 있다면 사용하지 않는다. 맛이 좋지 않기 때문에 물로 헹궈낸다)

구강 건조

• 효과가 있다면 무엇이든 사용해도 좋다.

　· 선호하는 음료, 빙과류, 얼린 과일, 과일주스나 탄산음료, 캔디, 인공타액 등을 자주 먹는다.

　· 알코올이 함유된 구강청정제나 글리세린이 함유된 면봉은 피한다.

• 환자가 의식이 없는 상태라면

　· 물이나 식염수로 한두 시간씩 구강을 청소한다.

　· 분무기로 뿌린다.

• 입술과 앞니에 바셀린을 바른다.

• 콜린 억제제의 사용 여부를 재검토한다.

제45장

임종기의 발열

일반 고려사항

- 사전 돌봄 계획의 일환으로 향후 유발 가능한 감염질환에 대해 미리 논의한다.
- 열이 처음 발생한 시점이 의사결정에 대해 논의할 수 있는 적절한 타이밍이 될 수 있다.
- 다음을 감안하여 정밀 검사의 장단점을 주의 깊게 살펴본다.
  - 현재의 질병 진행 단계; 예후.
  - 환자의 선호와 환자 돌봄이 추구하는 목적.
- 열 자체는 대개 아세트아미노펜(Acetaminophen)으로 호전된다.
- 의사소통과 기록이 필요하다.

제46장

동요와 불안

일반 고려사항

- 진단을 내리는 동안 열린 자세를 유지한다.
  - "무슨 일이 있는 거예요?"라고 묻는다.
  - 바로 진정제, 억제제 등의 조치를 취하지 말고 행동을 이해하려고 노력한다.
  - 환자와 가족과 대화한다.
- 신체적, 심리적 원인을 고려한다.
  - 예) 요폐, 불안, 섬망
  - 인지 손상 환자들에게서는 종종 통증의 한 징후일 수도 있다.
- 환경이 원인이 될 수 있다.
- 증상 하나하나를 잘 관찰하는 것에서 가장 큰 실마리를 얻을 수 있다.

치료

- 다원적인 개입이 필요할 수 있다.
- 환경의 개선
- 영적인 지지
- 약제
  - 신경이완제(neuroleptics)는 섬망에 효과가 있다.
  - 항우울제

- 벤조디아제핀은 불안에 사용하며, 섬망에는 사용하지 않는다.
- 모르핀은 호흡 곤란이나 통증에 효과적이다.

제47장

성적 욕구

일반 고려사항

- 성욕은 질병과는 무관하다.

- 환자, 가족, 직원들의 태도가 성욕을 감소시킬 수도 있다.

- 대개 환자와 가족들은 성행위를 해도 괜찮다는 암시나 허락이 필요하다.

- 배우자와 함께 누워있는 것만으로도 큰 의미가 있을 수 있다.

- 직원은 환자의 사생활과 존엄성을 지켜줘야 한다.

제48장

영적·실존적 고통

일반 고려사항

- 환자는 생각보다 흔히 영적 고통을 겪는다.

- 종교적 차이보다 문화적 차이가 고통을 겪는 방식에 더 큰 영향을 끼친다.

- 임상의는 영적 문제를 표면화하고 받아들이는 데 큰 역할을 할 수 있다.

  · 문제를 스스로 처리하도록 강요받는다는 느낌을 갖도록 해서는 안 된다.

- 조직적 개입

  · 목회 상담, 자원봉사자, 다양한 종류의 성서, 신성한 물건, 음악 등.

고통: 인식이 가장 중요한 단계이다

- 고통은 개인적인 것이다.

- 고통을 진단한다는 건 심각한 질병과 증상 때문에 큰 고통을 겪고 있는 환자 앞에서 대놓고 의심의 눈초리를 던지는 것이다."

- "환자가 고통스러운지, 그렇다면 그 이유가 무엇인지 묻는 것에서부터 출발한다."

제49장

메스꺼움과 구토

메스꺼움

- 화학수용제동대(chemoreceptor trigger zone), 대뇌 피질(cerebral cortex), 전정 기관 (vestibular apparatus), 위장 내벽의 자극에 의한 주관적 감각. 〈표 49-1〉

구토

- 수질(medullar)/구토 중추(vomiting center)의 흥분에 의해 일어나는 신경근(neuro-muscular)의 반사적 반응.

메스꺼움과 구토의 병리 생리학에 관해서는 〈표 49-2〉을, 일반적 메커니즘과 치료에 관해서는 〈표 49-3〉을 참조하시오.

메스꺼움 치료 실례

- 프로클로르페라진(prochlorperazine)
  - 강력한 항도파민 활성제(antidopaminergic), 약한 항히스타민제(antihistamine), 콜린 억제제
  - 오피오이드로 인한 메스꺼움에 주로 사용된다.
- 할로페리돌(Haloperidol)
  - 매우 강력한 항도파민 활성제

- 프로메타진(promethazine)
  - 강한 콜린 억제 성분을 지닌 항히스타민제, 매우 약한 항도파민 활성제.
  - 감염이나 염증에 의해 생기는 현기증과 위장염에 효과적이다.
  - 오피오이드로 인한 메스꺼움에는 별 효과가 없다.
- 스코폴라민
  - 매우 강한 순수 콜린 억제제

〈표 49-1〉 메스꺼움의 원인

●(오피오이드 농도 상승에 의한) 화학수용체동대(CTZ) · 가장 흔한 메커니즘: 환자의 28% · 꾸준히 복용하면 얼마 후(3~7일 내) 사라진다. · 장시간 약효가 지속되는 형태의 약물을 복용하면 복용 용량을 일정하게 유지시킬 수 있다.	●상부 위장관 운동장애(upper GI dysmotility)/위 마비(gastroparesis) · 덜 흔하다. · 내성이 늘어나지 않는다. ●전정 기관 · 드물다; 어지럼증에 주의한다.

〈표49-2〉 메스꺼움과 구토의 병리생리학

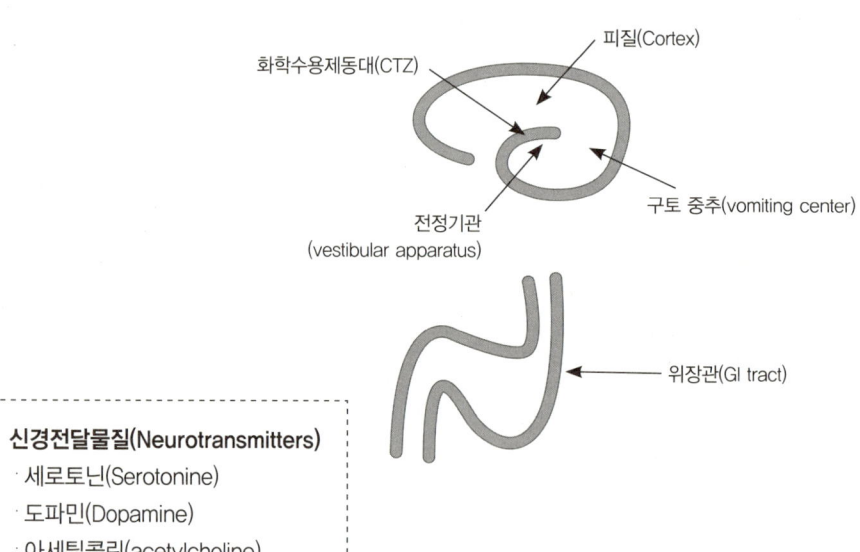

신경전달물질(Neurotransmitters)
· 세로토닌(Serotonine)
· 도파민(Dopamine)
· 아세틸콜린(acetylcholine)
· 히스타민(histamine)

〈표 49-3〉 일반적 메커니즘과 치료

위치	원인	치료
피질(Cortex)	학습된 행동	로라제팜(Lorazepam)
화학수용제동대(CTZ)	오피오이드 농도 상승 디곡신(digoxin, 심부전 치료제) 신진대사(나트륨, 칼슘)	프로클로르페라진 (prochlorperazine) 할로페리돌(Haloperidol)
전정기관 (vestibular apparatus)	오피오이드(드뭄) 귀, 코, 목(흔함)	스코폴라민(Scopolamine) 프로메타진(promethazine)
위경련(GI irritation)	비스테로이드소염진통제(NSAIDs), 철분	프로메타진
상부 위장 운동성 장애 (upper GI dysmotility)	오피오이드 콜린 억제제(anticholinergics)	메토클로프라미드 (metoclopramide)
하부 위장 장애 (lower GI obstruction)	변비 분변매복(impaction)	배변 조치

메스꺼움의 비약물적 처치

- 차가운 물수건을 이마, 목, 팔목에 갖다 댄다.

- 자극이 적은 방의 온도와 비슷한 정도의 찬 음식

- 유해 자극을 줄인다. (예: 악취, 소음)

- 음식과 함께 수분 섭취를 제한한다.

- 신선한 공기, 환풍기

- 이완 요법

- 침술/지압이나 경피 신경 자극 치료(transcutaneous electrical nerve stimulator, TENS)
  - 손목의 정중선, 손바닥 주름의 3cm

- 구토 후 구강관리

메스꺼움과 구토

구토와 메스꺼움의 원인
· 피질
· 화학수용제동대
· 구토 중추
· 상부 위장 운동성 장애
· 전정기관
· 변비, 분변 매복

메스꺼움과 구토의 치료
· 로라제팜, 필요 시 6시간마다 0.5∼1mg
· 프로클로르페라진, 필요 시 4∼6시간마다 10mg
· 할로페리돌, 필요 시 4∼6시간마다 0.5∼1mg
· 스코폴라민, 3일마다 1∼3개의 부착포
· 프로메타진, 필요 시 4∼6시간마다 12.5∼25mg
· 메토클로프라미드, 식사 전 하루 서너 번 10mg
· 아티반, 베나드릴(Benadryl), 할돌(Haldol), 레글란(Reglan) 겔, 필요 시 4∼6시간마다 1mL, 또는 필요 시 4∼6시간마다 좌약 1개를 직장 내 투여
· 배변 조치

메스꺼움과 구토의 비약물적 처치
· 차가운 수건
· 실내 온도 정도의 저자극의 찬 음식
· 자극을 줄인다.
· 음식과 함께 수분 섭취를 제한한다.
· 환풍기
· 이완
· 침술이나 지압

제50장

현기증

현기증

- 약품: 원인을 알기 위해 약품 목록을 재점검한다.
  - 아미트리프틸린(Amitriptyline)
  - 메토클로프라미드
- 치료:
  - 메클리진(Meclizine), 하루 세 번 12.5~25mg
  - 스코폴라민 패치(경피첩포; Transdermal patch), 72시간마다

실신

- 배뇨실신(micturition syncope): 앉은 자세를 피한다.
- 체위성 저혈압(postural hypotension)
- 이뇨제나 혈압강하제(Antihypertensives)를 줄이거나 중단한다.
- 나트륨 제한을 중단한다.
- 경구 수분 보충(oral rehydration)
- 빈혈이라면 수혈을 고려한다.

일과성 뇌허혈 발작(TIA; Transient Ischemic Attack)

- 아스피린(ASA), 매일 50~325mg

• 와파린(Warfarin)/쿠마딘(Coumadin)과 헤파린(Heparin)을 중단하거나 삼간다. 출혈 위험을 증가시키기 때문이다.

간병인을 위한 교육

• 환자에게 천천히 움직이기를 권한다.

• 머리를 갑자기 빨리 움직이지 않도록 권한다.

• 위를 보지 말 것을 권한다.

• 다음과 같은 체위성 저혈압을 일으키는 자세를 피하도록 권한다.

  · 누워있는 자세에서 앉은 자세로 전환

  · 앉은 자세에서 선 자세로 전환

 현기증

· 약품들을 점검한다.
· 치료약을 처방한다.
· 환자와 가족들에게 적절한 교육을 실시한다.

제51장

딸꾹질

- 목이나 종격막(mediastinum)의 격막 신경(phrenic nerve) 경련이 가장 흔하다.
- 위로부터의 횡격막(diaphragm) 자극에 의한 딸꾹질
  - · 폐암
  - · 흉막중피종(pleural mesothelioma)
  - · 식도암
- 아래로부터의 격막 신경 자극에 의한 딸꾹질
  - · 위암
  - · 복부암
  - · 간비대(hepatomegaly)
  - · 요독증(uremia)
- 중심성(central), 즉 뇌 자체로부터의 자극에 의한 딸꾹질은 드물다.

상대적으로 드물긴 하지만, 이는 잠재적인 고통을 유발하는 증상이다. 횡격막 수축의 강도가 아니라 딸꾹질을 견뎌야 하는 시간이 환자에게 고통을 유발한다.

딸꾹질의 영향: 어떤 환자들은 그 경험을 '물고문'에 비유하기도 한다.

처치

고통이 약하거나 중간 정도인 딸꾹질

- 메토클로프라미드, 6시간마다 10~20mg
  - 위장관 폐색이 있는 환자의 경우 통증이나 메스꺼움을 증가시킬 수 있다.
  - 발작 역치(seizure threshold)를 낮춘다.
- 박하수(Peppermint water)
- 미란타(Mylanta)

메토클로프라미드를 1~2개 복용한 뒤에도 효과가 없을 경우

- 클로르프로마진(Chlorpromazine), 필요 시 하루 서너 번 25~50g 구강 내 복용
  - 요독증과 함께 일어난 딸꾹질에 특히 효과적이다.

> 단, 환자에게 강한 진정 효과가 있고 잠재적으로 기립성저혈압(Orthostatic hypotension)을 크게 일으킬 수 있다는 점에 대해 알려주어야 한다.

- 클로르프로마진이 효과가 없다면, 중심성(central), 즉 뇌 자체로부터의 원인을 의심해볼 수 있으므로 다음의 약물들을 고려한다.
  - 바클로펜(Baclofen), 하루 세 번 5mg 구강 내 복용. 하루에 최대 80mg까지 허용.
  - 바클로펜에 반응하지 않을 경우 뉴론틴(Neurontin), 하루 세 번 300mg 투약. 하루 1,800mg까지 복용량을 늘릴 수 있다.

환자를 위한 교육

- 환자에게 진정 효과가 있는 약품으로 인한 졸림 현상이 일어날 수 있다고 알려준다.
  - 중장비를 운전하거나 조종하지 말 것.
  - 넘어지지 않도록 적절한 예방조치를 취할 것.
  - 저혈압을 일으킬 수 있는 자세를 피하고, 자세를 바꿀 때는 천천히 움직일 것.

노인요양병원
완화의료 임상지침서

딸꾹질

- 상대적으로 드물지만 통증을 유발할 수 있는 증상이다.
- 시간이 길어질수록 환자의 고통을 증가시킨다.
- 격막 신경, 횡격막 혹은 뇌 자체에서 유발된다.
- 효과적으로 증상이 완화될 때까지 결과를 관찰하고 필요하다면 치료 방법을 바꾼다.
- 환자와 가족들에게 부작용에 대해 설명한다.

제52장

피로

피로는 극도의 피곤한 상태를 가리킨다.

근원

- 임종기의 일반적인 초기 증상.
- 인지기능이 온전한 상태에서는 눈에 가장 잘 띄는 증상일 수 있다.
  - 피로는 0~10 또는 약함 · 중간 · 강함으로 점수를 매길 수 있다.
- 우울증과 연관되기도 한다.

피로는 일상생활 수행능력(ADLs)의 감퇴와 수면장애를 초래한다.

처치

- 신체적 기능 상태와 기분에 미치는 영향력을 명확히 한다.
- 환자와 가족에게 그 증상이 어떤 의미를 지니는지 조사한다.
- 신체 기능 대비 삶의 질을 향상시키기 위해 작업치료(OT)/물리치료(PT)를 고려해 본다.
- 원인이 되는 요인들을 처치한다.
  - 빈혈증; 전해질 불균형(Electrolyte imbalance)
  - 메틸페니데이트(Methylphenidate)를 포함한 항우울제

환자의 교육

• 환자가 휴식을 취할 수 있도록 해준다.

• 시간이 흐르면서 피로가 더 증가할 거라고 예상한다.

• 피로가 임종기의 일반적인 증상 중 하나라고 설명한다.

 피로

· 피로는 일상생활능력의 감퇴를 초래한다.
· 작업치료(OT)/물리치료(PT)를 고려해본다.
· 원인이 되는 요인들을 처치한다.

제53장

식욕 부진

원인

- 임종기의 일반적인 증상
  - 산소량이 풍부한 혈액이 (생명에 직접적으로 연관되지 않는) 소화관 대신 심장과 뇌로 공급될 때 발생한다.

결과

- 스트레스를 받은 인체 시스템의 불필요한 소화 부담을 줄여준다.
- 탈수증의 이로운 측면을 촉진시킨다.
  - 순환계의 부담을 줄여준다.
  - 부종이나 원치 않는 분비물 과다 위험을 줄여준다.
  - 데메롤(Demerol)과 같은 역할을 하는 엔도르핀을 분비시킨다.

처치

- 말기 증상이 아닌 원인들을 배제한다.
  - 통증
  - 우울증
  - 약제
  - 구강 문제

- · 기타 위장관 문제
- 정밀 검사를 시행하고 다음을 고려하여 처방을 내린다.
  - · 장단점
  - · 환자의 예후
  - · 선호
  - · 목표
- 가족을 교육한다.
- 문화적, 종교적 관심사를 다룬다.
- 식사를 거드는 일 외에도 사랑을 표현할 수 있는 방법이 많다는 것을 알려준다.

 식욕 부진

- · 임종기의 일반적인 증상이다.
- · 치료 시 장단점을 잘 따져본다.
- · 가족을 교육한다.

제54장

변비

원인

• 오피오이드 사용에 의한 일반적인 부작용

> "오피오이드 처방을 내리는 의사는 반드시 배변 처방도 함께 내려야 한다."
>
> – 데임 시슬리 손더스(Dame Cicely Saunders)

• 운동성 저하
  · 임종기
  · 당뇨병
  · 감소된 활동량
• 탈수증
• 항콜린성 성분을 가진 의약품
  · 항우울제
  · 심혈관계 약물
  · 항정신병약

결과

- 동요

- 섬망

- 구토

- 통증

- 식욕 부진

- 요폐

- 실금의 발병

- 복부 팽만(abdominal distension)

- 새어나오는 설사의 원인이 되는 배변 매복으로 이어질 수 있다.

예방

- 가능한 한 정기적으로 화장실에 간다.

- 2~3일마다 변을 본다.

    · 위장 분비물, 박리(desquamation), 박테리아를 제거한다.

- 오피오이드와 함께 완하제(laxative)를 처방한다.

    · 하루에 두 번 세나-에스[Senna-S, 차풀(senna)과 도큐세이트(docusate)의 조합물]
      1~4개 구강 내 복용.

치료

- 배변 매복에 대해 직장을 (+/- 방사선 사진으로) 검사한다.

- 섬유질(psyllium; 금불초)이 도움이 된다.

    · 탈수 증세가 있거나 운동성이 저하된 상태에 있다면 오히려 해를 끼친다.

- 수분: 물의 섭취량을 늘리거나 다음의 삼투성 제제를 통해 소화관에 수분을 유지한다:

    · 미라랙스(Miralax), 락툴로오스(lactulose), 소르비톨(sorbitol)

    · 일부 환자에게 소르비톨은 너무 달 수 있다.

- 운동성[소금 조금, 차풀, 비사코딜(bisacodyl), 카스카라(cascara)]

- 매복 배변/심한 변비가 제거된 뒤에 차풀을 복용한다.
- 변비는 오피오이드, 콜린 억제제, 삼환계 항우울제(tricyclics), 스코폴라민, 옥시부티닌(oxybutynin), 프로메타진, 디펜히드라민(diphenhydramine), 리튬, 베라파밀(verapamil), 창연(bismuth), 철, 알루미늄, 칼슘에 의해 더 악화된다.

● 윤활제(DSS 정, 글리세린 좌약)

변비

- 많은 문제들을 야기하는 흔한 원인
- 오피오이드 처방
- 가능한 한 미리 예방한다(배변 처방)
- 적절하게 적극적으로 치료한다.

제55장

섬망

특징

섬망은 인지장애(Cognitive disorder)이다.

- 인식
  - 시각적, 청각적 환영
  - 착란
  - 환각
  - 편집증
- 사고력
  - 체계적이지 않다.
  - 일관성이 없다.
- 기억력
  - 시간을 분별하지 못한다.

섬망은 또한 인식과 인지의 집중력 장애를 가리킨다. 하루 종일 기분이 불안정하며, 밤이 되면 더욱 심해진다.

- 수면/기상 주기의 이상

- 하루 종일 잔다.
- 밤에 동요된다.
- 정신운동 이상
  - 움직임, 말: 활동 저하 또는 활동 과다
  - 현저한 놀람 반응
  - 감정: 무관심, 우울, 두려움, 분노

섬망과 구별되는 치매의 특징

- 치매는 명료하고 주위를 인식한다.
- 일반적으로 잘 알려진 사실에 대해 잘못된 정보를 가지고 있다.
- 섬망처럼 큰 동요가 일어나지 않는다.
- 치매는 대개 약물치료가 권고되지 않는다.

원인

- 중추신경계(CNS)로의 암 전이와 대사성 뇌병증(metabolic encephalopathy)
  - 주요 장기 손상
  - 전해질 이상
  - 영양 문제
- 감염과 패혈증(sepsis)
- 혈류량(vascular perfusion) 감소
- 약물 효과
  - 진정제
  - 아편제
  - 항구토제
  - 항콜린성 약물
  - 시메티딘(cimetidine)
  - 메토클로프라미드

- 디곡신
- 베타 차단제(beta blocker)
- 항부정맥제(antiarrhythmics)
- 벤조디아제핀
- 부종양 증후군(paraneoplastic syndromes)

조절

- 마약류의 변경을 고려한다.
- 조용하고 채광이 좋은 환경을 조성하고 친숙한 물건을 주위에 놔두는 등 불안과 혼란을 줄여준다.
- 할로페리돌
  - 하루에 두세 번씩 0.5~5mg을 구강 내 복용하면 진정제 없이도 동요를 감소시킨다.
  - 심각하게 동요를 일으키는 환자의 빠른 진정을 위해서는 필요 시 30~60분마다 복용시킨다.
- 때로는 할로페리돌과 벤조디아제핀(1~2mg부터)을 결합하는 조치가 필요할 수 있다.
- 세로켈(Quetiapine)은 추체외로 증상(extrapyramidal symptoms)을 가진 환자에게 사용된다. 처음에는 하루에 두 번 25mg을 투약하고 나중에는 하루에 두세 번 25~100mg을 투약한다.

 섬망

- 인지·주의력 장애
- 수면/기상 주기 이상과 정신운동 이상
- 치매와의 차이점
  - 주위를 의식하지 못한다.
  - 평범한 사실에 대해 잘못된 정보를 가지고 있다.
  - 인식/의식의 일중 변동.

제56장

설사

진단

- 관련 약품
  - 마그네슘 성분의 제산제를 중단하고 알루미늄을 기본 성분으로 하는 약으로 바꾼다.
  - 메토클로프라미드를 중단한다.
- 감염(특히 에이즈 감염)
  - 대변 배양 검사(stool culture) 결과를 바탕으로 최종 치료를 시행한다.
  - 시프로플록사신(ciprofloxacin)/시프로(Cipro) + 메트로니다졸(metronidazole)/플라질(Flagyl)
  - 옥트레오타이드(octreotide), 1일 1~2회 50~150μg을 피하조직에 투여한다.[유암종(carcinoid tumor)]
- 가막성 대장염(pseudomembranous colitis)—최근에 사용한 항생제를 살펴본다.
  - 항생제[페니실린, 설파제(sulfas), 세팔로스포린(cephalosporin)]를 중단한다.
  - 메트로니다졸(플라질), 10일 동안 6시간마다 500mg
  - 생균제(probiotic): 컬쳐렐(Culturelle), 플로라스터(Florastor), 요구르트 등.
- 췌장 부전증(pancreatic insufficiency)/지방변(steatorrhea)—췌장암 여부를 검사한다.
  - 판크레아제 엠티(Pancrease MT), 식전 1~3캡슐. 복용량은 사람에 따라 다르게 한다.
  - 췌장 효소, 식전 1~2알; 복용량은 사람에 따라 다르게 한다.

- 대장염(colitis)-혈변을 확인한다.
  - 스테로이드 관장제
  - 설파살라진(Sulfasalazine: 궤양성 대장염·결장염 치료제)/아줄피딘(Azulfidine), 1일 3~4회 1g씩.
- 특발성 질환(idiopathic)
  - 메타무실(Metamucil)
  - 카오펙테이트(Kaopectate)
  - 퀘스트란(Questran), 1일 1~2회 한 팩 투약.
  - 디페녹시레이트(Diphenoxylate; 지사제)/아트로핀(Atropin; 경련 완화제), 1일 3~4회 두 캡슐
- 로페라미드(Loperamide)/이모디움(Imodium; 지사제)
  - 설사, 복부 경련 조절을 위해 6시간마다 2~4mg 복용

교육

식이요법

- 액체의 섭취와 배출: 치료하지 않고 지켜봄, 수분공급 유지
  - 물(물만 마실 경우 2~5일 후 전해질 장애를 유발할 수 있다.)
  - 맑은 수프와 주스
  - 게토레이
  - 세븐업
  - 쿨에이드
  - 진저에일
- 유당분해효소 결핍증(lactose intolerance)이라면 유제품을 섭취하지 않도록 한다.

피부질환

- 보호벽 생성
  - 에이엔디 연고(A&D ointment)

- · 데시틴 연고(Destin ointment)

- · 유니덤 연고(Uniderm ointment)

- · 바셀린(Vaseline)

● 고형변 재형성 단계

1. 전유동식(full liquid)으로 시작한다.

2. 12~36시간 동안 잘 견디면 연식(sofit diet)으로 넘어간다.

3. 조심스럽게 일반식을 시작한다.

4. 24시간 이상 잘 견디면, 일반적인 양의 절반에서 3분의 2 정도를 주고 일일 배변 요법
   을 다시 시작한 다음, 점차적으로 양을 늘려나간다.

5. 설사가 재발하면, 1단계에서 4단계까지 반복한다.

 설사

- · 원인을 진단하라.
- · 변비 치료제 등의 설사를 유발하는 약들을 중단하라.
- · 적절한 치료제를 처방하라.
- · 환자와 가족에게 식이요법, 피부질환, 배변요법 재개와 관련된 교육을 실시하라.

제57장

요실금

원인

- 임종기에 일반적으로 관찰되는 증상
- 기타 원인들
  - 국소종양 효과
  - 약물과 방사선 치료의 부작용
  - 감염
- 증상만 있는 것이라면(예: 배뇨곤란) 적절한 치료를 한다.
  - 다뇨증을 동반한 신진대사의 결과
  - 당뇨병, 고칼슘혈증 등
  - 쇠약, 방광 경련, 배뇨근(detrusor)의 불안정성
  - 일류성 요실금 환자에서 보이는 요저류
  - 불안증

치료

- 항생제(단, 적응에 해당하는 경우에만 사용한다.)
- 이뇨요법을 변경한다.
- 과민성 배뇨근(detrusor irritability)을 완화시키기 위한 약물 조치
  - 유리스파스(urispas)/플라복세이트(flavoxate), 1일 3~4회 100~200mg 투약

- 디트로판(Ditropan)/옥시부티닌, 필요 시 6시간 간격으로 5mg
- 토프라닐(Tofranil)이나 엘라빌(Elavil), 취침 전 또는 1일 2회 10~50mg
- 베시돌봄(Vesicare), 1일 50~10mg
- 상투라(Sanctura), 1일 2회 20mg
- 유치도뇨관(indwelling catheter) 삽입

간병인 교육

- 피부질환의 위험성 증가— 보호벽 생성
  - 에이엔디(A & D) 연고
  - 데시틴(Desitin) 연고
  - 유니덤(Uniderm) 연고
  - 바셀린(Vaseline)
- 도뇨관 관리
  - 청결 유지. 환자를 씻겨준다.
  - 항상 도뇨관에 주머니를 고정시켜 놓는다.
  - 방광 아래에 주머니를 고정시켜 놓는다.
  - 환자가 보행이 가능하다면 주머니를 침대나 휠체어에 달아놓지 않는다.
  - 요로감염증(urinary tract infection)의 징후가 보인다면 소변보다는 환자를 검사한다.

 요실금

- 원인을 진단하라.
- 적절한 치료를 하라.
- 유치도뇨관을 삽입하라.
- 피부 보호
  - 용변 보기에 대한 환자의 불안 감소
  - 간병인의 부담 경감
  - 요실금용품을 교체할 때 생기는 번거로움 감소
간병인에게 피부 관리와 도뇨관 관리에 대해 교육을 실시한다.

제58장

우울증

우울증의 일반적 증상과 징후

- 질병의 증상이나 징후로 착각하거나 혼동할 수 있다.
- 인지 장애와 구분되지 못할 수도 있다.
  - 의심의 끈을 놓지 않는다.
  - "물론 그녀는 우울합니다." 같은 말을 경계한다.
  - 환자의 감정, 특히 쓸모없다는 느낌이나 절망감의 의미를 분석한다.
  - 예비슬픔(Preparatory grief; 죽음의 임박을 예상하면서 슬퍼하는 것)과 우울증을 구분한다.

조절

- 환자의 우울증을 유발하는 문제들을 처리한다.
  - 통증, 여러 가지 증상들, 사회적 문제
- 문화적 요인들을 처리한다.
- 사회적, 정서적, 영적 지지를 제공한다.
- 통제를 강화한다.
- 다양한 활동을 해보도록 권한다.
- 심리 전문가에게 위탁하는 것을 고려해본다.
- 항우울제의 사용을 고려해본다.

우울증

- 원인을 진단하라.
- 환자의 우울증을 유발하는 문제들을 처리하라.
- 항우울제의 사용을 고려해보라.

제59장

낫지 않는 상처

낫지 않는 상처

근본적인 병인을 밝혀냈음에도 치료가 되지 않거나 환자의 체력이 치료를 견디지 못한다면, 논의가 필요하다.

> "상처를 완전히 봉합하지 못하거나 피부 손상을 막지 못하는 것은 환자와 가족의 기대를 저버리는 것이다."

낫지 않는 상처의 진단

- 치유의 가능성-완벽한 공식은 없다!
  - 병인: 압박, 정맥성(venous), 동맥성(arterial), 당뇨병/신경병(neuropathic)
  - 과거력
  - 탄력성
  - 전반적 건강 상태
  - 동반 질환들
  - 영양 상태
  - 골수염(osteomyelitis)

낫지 않는 상처에 대한 완화의료의 목표

- 완치 목표를 보완한다. 이것은 양자택일의 문제가 아니다.
- 삶의 질 문제에 초점을 맞춘다.
  - 상처를 안정화시킨다.
  - 통증을 줄인다. 예) 붕대를 교체할 때.
  - 세균을 줄인다.
  - 삼출물을 줄인다.
  - 악취를 제거한다.

관리 원칙

- 압박을 완화시킨다.
  - 자세를 자주 바꿔주거나 에어 매트리스를 사용한다.
  - 가능하다면 매트리스에서 팔과 다리를 들어올린다.
- 압박받는 부위를 마사지하지 않도록 한다.
- 벌어져 있는 상처를 치료하기 위해서는 상처의 수분을 적절히 유지시켜야 한다.
- 예후가 괜찮다면, 다음과 같은 영양을 지원한다.
  - 단백질 보충제
  - 종합 비타민제
  - 철분제
  - 비타민 C 정, 1일 3회 500mg
  - 아연 정, 1일 2회 220mg
- 유치도뇨관(foley catheter)을 고려한다.

악취 관리

- 악취 제거:
  - 괴사조직 제거(debridement)
  - 국소 항생제나 경구 항생제를 사용한다. 특히 혐기성 세균(anaerobes)에 대해 메트

로니다졸(metronidazole) 겔을 사용한다.

· 파파인-요소(尿素)-클로로필린 구리 나트륨(Papain-urea-chlorophyllin copper so-
dium): 파나필(Panafil)

- 악취 최소화
  · 숯이나 베이킹소다를 기본성분으로 하는 국소제제.
  · 침대 아래에 고양이 배변용 모래를 놔둔다.

 상처

- 압박을 완화하라.
- 치료 가능성을 평가하고, 치료제를 처방할 때 목표 특히, 완화의료의 목표를 따른다.
- 악취를 제거하라.
- 유치도뇨관을 고려하라.

제60장

가려움증

가려움 증상: 긁고 싶은 충동 뒤에 오는 불쾌한 느낌. 또한 긁음은 2차 감염을 유발할 수 있다.

가려움의 원인

- 알레르기
- 감염
- 황달
- 만성 신질환
- 림프종
- 피부 자극

국소 치료

- 트리암시놀론(triamcinolone) 0.1% 크림
- 히드로코르티손(hydrocortisone) 1.0% 크림
- 불소 함유 스테로이드 크림[시날라(Synalar), 라이덱스(Lidex)]
- 자이로카인(xylocaine, 국부 마취제) 2% 젤리형 크림

체계적 치료

- 항히스타민제

- · 하이드록시진(Hydroxyzine)/아타락스(Atarax), 1일 4회 25~50mg

- · 디펜히드라민(Diphenhydramine)/베나드릴(Benadryl), 1일 4회 25~50mg

- · 시프로헵타딘(Cyproheptadine)/페리악틴(Periactin), 1일 4회 4mg

- 덱사메타손(Dexamethasone), 1일 1~2회 4mg 복용 또는 메틸프레드니솔론 (Methyl-prednisolone) 정/메드롤 도즈팩(Medrol Dosepak)

- 칸디다증(candidiasis)

  - · 미코나졸(Miconazole)/미카틴(Micatin) 2%를 국소 부위에 바른다.

  - · 케토코나졸(ketoconazole)/니조랄(Nizoral) 200mg을 매일 바른다.

  - · 플루코나졸(Fluconazole)/디푸루칸(Diflucan) 200~400mg을 매일 투약한다.

- 황달

  - · 콜레스티라민(cholestyramine)/퀘스트란(Questran), 1일 2~3회 한 팩

- 대상포진(herpes zoster)

  - · 도메보로(Domeboro) 침투제

  - · 아시클로비어(acyclovir)/조비락스(Zovirax) 5% 연고

  - · 아시클로비어(acyclovir)/조비락스(Zovirax), 1일 5회 200mg을 환부에 바른다.

- 진드기

  - · 킬데인(Kildane)/케이웰(Kwell) 로션과 샴푸

  - · 크로타미션(crotamition)/유락스(Eurax) 로션과 샴푸

가족 간병인 교육

- 피부 건조증을 완화시킨다.

- 습도가 높은 공기를 차게 한다.

- 뜨거운 물 목욕은 피한다.

- 자극적인 물이나 비누를 사용하지 않는다.

- 국소 치료

- 윤활제

  - · 유세린(eucerin) 크림

- 알파케리(Alpha-keri) 로션
- 뉴트라덤(Nutraderm) 목욕용 오일
- 항가려움 로션: 골드 본드(Gold Bond), 아비노(Aveeno)
- 옥수수가루와 베이킹소다를 넣은 미지근한 물에 목욕한다.
- 옷에 의한 피부 자극을 예방한다.
  - 면 소재의 옷과 침대보
  - 비누 성분을 충분히 제거하기 위해 하얀 식초로 잘 씻어낸다.

 가려움증

가려움증을 방치하면 2차 감염으로 이어질 수 있다.
치료는 원인 제거를 목표로 해야 한다. 전신 치료와 국소 치료가 함께 시행될 수 있다.

제61장

불면증

불면: 만성적으로 잠을 잘 수 없거나 밤새 깨어있는 상태를 말한다.

불면증의 원인

• 계속되는 통증

• 다리 경련

• 식은땀

• 특발성(Idiopathic) 질환

치료

• 계속되는 통증: 통증 조절에 관한 장을 참조하라.

• 다리 경련:

· 퀴닌(Quinine), 취침 시 325mg

· 뉴론틴(Neurontin), 1일 1~2회 300mg. 필요하다면 1일 1,200mg까지 용량을 조절해서 투여한다.

• 식은땀:

· 인도메타신(indomethacin)/인도신(Indocin), 취침 시 50mg

• 특발성 질환:

· 디펜히드라민(diphenhydramine)/베나드릴(Benadryl), 취침 시 50~100mg

- 암비엔(Ambien), 필요 시 취침 전 5~10mg

- 로라제팜/아 티반, 취침 시 0.5~1mg, 최대 4mg

- 알프라졸람(Alprazolam)/자낙스(Xanax), 취침 시 0.25~0.5mg, 최대 2mg

- 트라조돈(Trazodone), 취침 시 25~50mg

- 테마제팜(Temazepam), 취침 시 15~30 mg

가족 및 간병인 교육

- 두려움:
  - 경청을 통해 환자의 감정을 잘 살핀다.
  - 환자를 홀로 남겨두지 마라.
  - 인생을 뒤돌아보고, 추억에 잠겨본다.
- 환경:
  - 환자를 한결같이 대한다.
  - 자극을 줄인다. 방을 조용하게 하고, 외부인의 방문을 제한한다.
  - 이완요법을 시도한다
    - 가벼운 마사지
    - 등 안마
    - 야간등
    - 따뜻한 음료(우유, 코코아, 주류)
- 수면 패턴:
  - 규칙적으로 잠을 자는 습관을 가지도록 권장한다.
  - 임종기 환자에게 흔히 일어나는 전형적인 변화임을 이해시킨다.

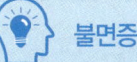 **불면증**

- 원인을 치료하라.
- 환자의 감정을 잘 살펴라.
- 약물 처치와 비약물 처치를 실시하라.
- 가족에게 적절한 교육을 실시하라.

SECTION 7 BIBLIOGRAPHY

1. Storey P, Knight C. Hospice/Palliative Care Training for Physicians, A Self-S tudy Program. Glenview, Ill: American Academy of Hospice and Palliative Medicine; 2003.
2. Storey P, Knight C, Schonwetter R. Pocket Guide to Hospice/Palliative Medicine. Glenview, Ill: American Academy of Hospice and Palliative Medicine; 2003.
3. Swagerty D, Johnson M. Primer for Hospice & Palliative Care Medicine, Rockford, Ill: Hospice Care of America: 2005.

제62장

악몽

일반적으로 임종기에 접어든 환자는 수면의 질이 매우 나빠지고, 악몽(갑자기 잠에서 깨게 만드는 생생하고 무서운 꿈)을 자주 꾸게 된다. 악몽은 거의 대부분 렘수면기 (REM; Rapid Eye Movement) 동안 일어난다.(1)

원인

- 약제: 진정제/최면제, 항우울제, 벤조디아제핀, 베타 차단제(Beta-blockers; 협심증, 고혈압 치료제) 외.
- 불안이나 기타 정신장애: 섬망, 기분장애, 외상 후 스트레스 장애(Posttraumatic stress disorder) 등.
- 중추신경계 장애(CNS disorder): 뇌전이(brain metastasis)나 감염.
- 전신성 질환(systemic disorder): 감염, 저혈당, 높은 암모니아 농도(간부전) 등.

치료

원인이 확인된다면, 치료는 매우 효과적일 수 있다. 그러나 완화의료를 받는 환자에게 근본적인 병인(뇌전이 등)의 치료는 현실적이지 못하기 때문에 증상 치료가 우선되어야 한다.

- 비약물치료: 심리 치료, 행동기술(behavior technique), 탈감각화(desensitization) 등.
- 클로나제팜(Clonazepam)/클로노핀(Klonopin), 취침 시 0.5~1.0mg(2)

- 리스페리돈(Risperidone)/리스페달(Rispedal), 취침 시 0.5~2mg 복용-(3)

- 올란자핀(Olanzapine), 5mg 복용, 취침 시 최대 20mg까지 복용량을 늘린다.(4)

- 시프로헵타딘(Cyproheptadine)/페리악틴(Periactin), 1일 3회 또는 취침 시 4~8mg 복용.

- 토피라메이트(Topiramate)/토파맥스(Topamax), 1일 3회 25mg. 1일 2회 최대 200mg 까지 주당 25mg을 용량 조절해서 투여한다.

- 벤조디아제핀과 삼환계 항우울제(Tricyclic antidepressants)는 렘수면을 억제하고 악몽을 방지한다. 그러나 두 약제는 역설적 효과(Paradoxical effect)를 낳을 수 있기 때문에 사용 시 주의가 필요하다.

- 주의: 트라조돈(Trazodone)은 렘수면 활동을 억제하지 않는다.

 악몽

환자를 괴롭히는 악몽만 치료해야 한다.
임종기 환자의 악몽 치료는 대부분 편안한 잠을 취할 수 있도록 완화를 목표로 한다.

REFERENCES

1. Pagel JF. Nightmares and disorders of dreaming, Am Fam Physician. 2000;61:2037-2042, 2044.
2. Schenck CH, Mahowald MW. REM sleep parasomnias. Neurol Clin. 1996;14:697-720.
3. Stanovic JK, James KA, Vandevere CA. The effectiveness of risperidone on acute stress symptoms in adult burn patient: a preliminary retrospective pilot study. J Burn Care Rehabil. 2001;22:210-213.
4. Labbate LA, Douglas S. Olanzapine for nightmares and sleep disturbance in posttraumatic stress disorder(PTSD). Can J Psychiatry. 2000;45:667-668.

Section 8

통증 조절

제63장

오피오이드에 관한 미신

임종기 환자, 특히 노인 환자의 만성 통증은 제대로 치료되지 않는 것으로 악명이 높다.(1) 의사나 간호사, 환자 모두 통증 치료에 가장 효과적인 약, 바로 오피오이드에 대한 잘못된 선입견을 가지고 있다. 이번 장에서는 모르핀과 오피오이드에 관한 미신들을 바로잡는 정확한 정보들을 제공할 것이다.

미신: 오피오이드는 심각한 호흡 저하(respiratory depression)를 가져온다.

- 심지어 만성폐쇄성폐질환, 울혈성심부전, 폐암 같은 호흡기 질환을 가진 환자라도 오피오이드 적정량을 복용한다면, 임상적으로 심각한 호흡기능 저하는 거의 발생하지 않는다.(2)
- 환자가 여러 진정 단계를 먼저 거치지 않고 사망으로 가는 일은 일어나지 않는다. 호흡 저하가 발생하기 전에, 환자는 이미 심각한 혼수상태에 빠지게 된다.
- 오피오이드를 지속적으로 복용하고 있는 환자가 쇠약, 의식 장애, 오한, 호흡 저하 등의 악화 상태를 보여준다면 병이 더 진행되고 있는 것은 아닌지 의심해봐야 한다.

미신: 오피오이드는 중독된다.

- 통증 환자가 오피오이드에 중독되는 것은 극히 드문 현상이다.(3)

> **가정: 만약 모르핀이 통증의 해독제라고 치면, 통증이 오피오이드를 흡수하면서 환자는 중독, 내성, 금단증상 같은 결과를 거의 나타내지 않게 된다.**

- 방사선 치료 등을 통해 통증이 감소된다면, 금단증상 없이도 오피오이드 복용량을 크게 낮출 수 있다. 이 점을 이용해 환자에게 중독을 우려하지 않아도 된다는 확신을 줄 수 있다.
- 내성은 드문 현상이다. 환자의 통증이 일정 투여량만으로 조절 가능하다면, 수년간 동일한 복용량을 유지할 수 있다. 이와 같이 고정된 투여량으로 진통효과를 보았던 환자가 더 강한 통증을 느끼게 된다면, 내성보다는 병이 더 진행되고 있는 것은 아닌지 의심해봐야 한다.

〈표 63-1〉 정의

내성(tolerance): 동일한 효과를 얻기 위해 약의 용량을 증가시키는 것을 말한다.(알코올, 완하제)

신체적 의존성(physical dependence): 갑자기 약을 중단했을 때 일으키는 금단증상. [베타 차단제, 코르티코스테이드 류(corticosteroids), 벤조디아제핀, 클로니딘(clonidine)]

중독: 해로운 줄 알면서도 약을 지속적으로 사용하거나 비의료적 목적(기분전환, 즐거움)을 위한 약물 사용이 압도적으로 많다.

주의: 내성이나 신체적 의존성으로 중독을 증명할 수는 없다.

미신: 오피오이드를 복용하는 사람은 의지가 약하거나 약한 사람이다.

- 오피오이드는 통증 치료를 위해 사용되는 의약품들 중 하나일 뿐이다. 간혹 발생하는 오피오이드 남용 사례 때문에 합법적인 오피오이드 사용마저 비난을 받아서는 안 된다. (총, 화재, 테러리스트의 비행기 납치도 마찬가지가 아닌가?)

미신: 오피오이드는 중병 환자에게 죽음을 초래한다.

- 임종기의 환자는 오피오이드 투여 후 이완된 상태로 죽음을 맞이할 수 있다. 그러나 환자의 사망원인은 오피오이드가 아니라 질병이다.
- "제가 모르핀을 주는 마지막 사람이 되긴 싫습니다." 하지만 누군가는 마지막까지 환

자의 모든 것-마지막 젤라틴, 마지막 물 한 잔, 마지막 머리 손질 등-을 보살펴주는 사람이 되어야 한다. 이럴 때는 환자가 안락하게 죽음을 맞이할 수 있도록 도와줄 수 있게 되어 영광이라고 생각해라!

미신: 오피오이드는 몸에 해롭다.

- 오피오이드는 매우 안전하다. 미국노인학회(American Geriatric Society)에 따르면, 노년층에게 있어 오피오이드는 이부프로펜보다 더 안전한 것으로 나타났다.
- 간, 신장, 폐질환에 대한 복용 경고가 없다.

미신: 오피오이드는 심각한 부작용을 일으킨다.

- 메스꺼움은 가장 흔한 부작용이며, 오피오이드를 처음 복용한 환자의 30%가 메스꺼움을 호소한다.(2) 그러나 대개 3~5일 이상 치료가 지속되면 메스꺼움은 자연히 해소된다. 따라서 메스꺼움은 오피오이드의 알레르기 부작용을 의미하는 것이 아니다.
- 기타 일시적인 부작용에는 진정, 의식 장애, 현기증, 발성 장애, 가려움, 요폐 등이 있다. 하지만 약을 지속적으로 투여하면 이런 부작용들이 며칠 내에 자연스럽게 사라질 가능성이 크다.
- 해소되지 않는 유일한 부작용은 변비다.

결론

오피오이드는 통증 치료에 매우 안전하고 효과적이며, 내성에 강한 의약품이다. 이번 장에 제시된 미신들이 임종기 환자의 통증 치료를 가로막는 장애물이 되어서는 안 될 것이다.(4)

오피오이드에 관한 미신

· 적정량을 투여할 경우라면, 임상적으로 심각한 호흡기능 저하는 드물다.
· 임종기 환자의 통증 치료 시 오피오이드 중독은 거의 발생하지 않는다.
· 오피오이드는 탁월한 진통제임에도 불구하고 오명을 가지고 있다.
· 통증 조절을 목적으로 임종기 환자에게 투여된 모르핀은 위험하지 않으며, 죽음에 대한 두려움을 완화시키기 위해서라도 모르핀 투여를 중단해서는 안 된다.
· 오피오이드는 적정량만 복용한다면 매우 안전한 의약품이다.
· 변비를 제외한 부작용은 거의 일시적이며, 환자가 오피오이드 알레르기를 가지고 있다는 것을 의미하지 않는다.

REFERENCES

1. Foley KM. Acute and chronic cancer pain syndromes. In: Doyle D, Hanks G, Cherny NI, et al., eds. Oxford Textbook of Palliative Medicine. 3rd ed. New York: Oxford University Press; 2004:299.

2. Storey P, Knight CF. Alleviating Psychological and Spiritual Pain in the Terminally Ill. UNIPAC Two, Hospice/Palliative Care Training for Physicians. 2nd ed. Glenview, Illinois: American Academy of Hospice and Palliative Medicine; 2003:25.

3. Whitecar PS, Jonas AP, Clasen ME. Managing pain in the dying patient. Am Fam Physician. 2000;61:755-764.

4. Joranson DE, Ryan KM, Gilson AM, et al, Trends in medical use and abuse of opioid analgesics. JAMA. 2000;283:1710-1714.

제64장

제한적 통증 치료의 법적 의무

의사와 임상의로 하여금 통증을 제한적으로 치료하게 만드는 주된 원인은 바로 법적 제재에 대한 두려움이다.(1) 정부의 규제감사로 인해 대다수의 의사들은 만성 통증 조절을 위한 다량의 오피오이드 사용을 꺼린다. 그러나 제한적 통증 치료가 공중보건의 심각한 문제라는 인식이 늘어나면서, 오히려 적절한 통증 치료를 시행하지 않았다는 이유로 의료진들이 법적 소송에 휘말릴 가능성이 커졌다.(2)

변화

제한적 통증 치료와 관련된 공공정책이나 법적 판례가 변화하고 있으며, 임상 지침이나 확실한 과학적 증거, 판례법에 따라 새로운 정책들이 형성되는 추세다. 통증 치료와 관련된 법규/제도들은 여전히 개선 단계에 있지만, 머지않아 통증의 제한적 치료가 과잉 치료보다 더 큰 법적 문제가 될 거라는 전망이 우세하다.

- 1998년: 캘리포니아 주에서 한 의사가 제한적인 통증 치료를 하다가 '중과실'(reckless negligence)과 노인학대로 유죄판결을 받은 첫 법정 소송 사건.
- 2003년: 캘리포니아의료협회(Medical Board of California)는 전문요양시설에서 제한적 통증 치료를 시행한 의사를 상대로 소송을 제기했다(토밀슨 대 휘트니 사건, Tomilson v. Whitney).
- 1990년 이후로 만성 통증 치료 관련 법률 제정이 급격하게 증가했다.(3)

- 2004년: 1997년부터 2002년까지 오피오이드 사용 실태를 분석한 연구보고에 의하면, 통증 조절을 위한 오피오이드의 의료적 사용이 급격히 증가한 것으로 나타났다(옥시코돈의 경우 400%까지 증가).(4)
- 통증 및 중독과 관련하여 마약단속국(Drug Enforcement Administration), 의료기관, 전문가들 사이의 긴밀한 협조가 계속되고 있다.
- 확실한 과학적 증거와 연구조사에 의해 적극적인 통증 치료의 효과가 입증되었고, 이에 따라 오피오이드 중독과 위험성에 대한 근거 없는 선입견이 사라지고 있다.
- 소수의 미국 대법원 판사들은 의사의 목적이 환자의 죽음이 아닌 통증 완화에 있는 한 사망을 초래할 가능성이 있더라도 진통제의 사용을 지지한다는 의견서를 제출했다.(5)
- 현재 노년층에 접어든 베이비 붐 세대들의 정치적 영향력이 크게 증가했다. 이들은 적절한 통증 조절을 적극적으로 지지하고 있다.(6)

위기

법적 판례의 변화를 따라가는 속도가 너무 느리기 때문에 임상의들은 여전히 적절한 통증 치료를 시도할 때마다 많은 어려움에 부딪치게 된다.

- 통증 조절을 위한 오피오이드의 의료적 사용이 증가함에 따라 약물 남용 및 오용도 같이 증가했다.
- 약물 오용의 증가 때문에 정부와 법 집행 기관은 의사들의 처방에 다시 초점을 맞추고 있다.
- 통증에 대한 과잉 치료 때문에 환자가 사망했다고 주장하면서 한 의사를 형사고발한 사건이 대중으로부터 높은 관심을 받았다.
- 적절한 통증 치료에 대한 윤리적 책임이 있는 자들과 불법 약물 사용으로부터 사회를 보호하려는 정부 기관이 서로 대립하고 있다는 시각이 존재한다.

우리의 할 일

임상의는 통증의 과잉 치료나 제한적 치료 때문에 소송을 당할 수 있다. 그러나 여기는 미국이다! 미국에서는 누구나 아무것도 아닌 일 때문에 소송을 당한다. 공공정책과 규제기관이 해결책을 제시해주기 전까지 환자의 통증에 대한 적절한 조절은 여전히 우리의 윤리적 몫이다. 다음은 소송을 피하기 위한 몇 가지 방법들이다.

- 의학연수교육(CME; Continuing Medical Education)과 여러 기회를 통해 통증 진단과 치료에 대한 전문기술과 지식을 개발한다.
- 환자의 통증을 제대로 진단하고 치료계획을 기록해둔다. 환자의 사회심리적, 신체적 기능에 대한 병력 및 진찰(H&P) 기록을 남긴다.
- 환자를 자주 재진단하면서 기능에 주안점을 두고 치료 목적을 어디까지 달성했는가 평가한다.
- 환자와 가족에게 발생할 수 있는 위험성과 이점(정보에 입각한 동의)에 대해 논의하고 이를 기록한다.
- 통증 전문가에게 위탁하거나 환자의 약물 남용 이력 같은 곤란한 문제들에 대한 상의를 요청한다.
- 날짜, 투여량, 약의 개수 등을 포함하여 통증 치료제와 관련된 모든 정보를 상세히 기록하고, 가능하다면 계속 보완한다.
- 약물추구 행위(drug-seeking behaviors)와 허위중독(pseudo-addiction)을 경계한다 (제81장 참조).
- 모든 약물규제법을 숙지하고 잘 따른다.
- 환자를 위해 최선을 다한다!

제한적 통증 치료의 법적 의무

- 공공정책은 적절한 통증 치료를 선호하는 방향으로 바뀌어가는 추세다.
- 여러 과학적 증거와 의학보고서는 적극적인 통증 치료를 지지한다.
- 법적 판례의 변화를 따라가는 속도가 매우 느리기 때문에, 여전히 통증 치료에는 여러 어려움이 따른다.
- 법적 제재에 대한 두려움이 적절한 통증 치료를 수행하지 못하는 이유가 될 수 없다. 잘 알고 잘 기록하라.
- 부적절한 통증 치료는 오히려 통증을 안겨주는 것이나 마찬가지다.

REFERENCES

1. Hoffman DE, Tarzian AJ. Achieving the right balance in oversight of physician opioid prescribing for pain: the role of state medical boards. J Law Med Ethics. 2003;31:21-40.
2. Fishman SM. Legal aspects in pain medicine for primary care physicians. Supplement to Family Practice News. New York: Academy for Healthcare Education Inc.; 2006. Available at: www.AHECME.com.
3. Pain & Policy Studies Group. Madison: University of Wisconsin/WHO Collaborating Center; 2006. Available at: www.painpolicy.wise.edu. Updated January 2007.
4. Gilson AM, Ryan KM, Joranson DE, et a1. A reassessment of trends in medical use and abuse of opioid analgesics and implications for diversion control: 1997– 2002. J Pain Symptom Manage. 2004;28:176-188.
5. Meisel JD, Synder L, Quill T. Seven legal barriers to end-of-life care: Myths, realities and grains of truth. JAMA. 2000;284:2495-2501.
6. Warm EJ, Weissman DE. The legal liability of under-treatment of pain. Fast Facts and Concepts # 63. Milwaukee: Medical College of Wisconsin. Available at: http://www.eperc.mcw.edu/fast-Fact/ff_63.htm. Assessed April 9, 2006.

제65장

통증 조절 원칙

임종기에 겪는 통증의 대부분은 상대적으로 쉽고 간단한 방식으로 조절이 가능하다.(1) 적극적이고 지속적인 통증 치료를 두려워하지 말라. 이번 장은 통증 조절에 적용되는 기본 원칙들을 다룬다.

통증을 예방하라

통증은 불에 비유할 수 있다. 통증도 불처럼 크기가 작을 때는 쉽게 진압할 수 있기 때문이다. 최소량으로 처방하다 통증이 악화된 뒤 조치를 취하는 것보다 24시간 내내 관리하는 것이 만성 통증의 올바른 치료법이다. 다음은 통증을 예방하는 방법들이다.(2)

- 일회성(short-acting) 진통제의 권장 투여량을 처방한다. 예를 들어 코데인, 히드로코돈, 옥시코돈 같은 단기 작용 진통제들의 최대 진통효과는 4시간이다. 따라서 이 약들을 6시간이나 12시간 간격으로 투여해서는 안 된다.
- 만성 통증은 약물의 항정상태(steady state)를 유지하고, 부작용을 최소화하면서도 완화효과를 지속할 수 있도록 정기적인 투여가 필요하다.
- 일반적으로 병원이나 요양원은 통증이 극에 다다를 때까지 진통제를 제공하지 않기 때문에 수시 처방에 신중을 기해야 한다.
- 혈청 농도를 유지하기 위해 지속성(long-acting) 진통제를 사용한다. 예를 들어 SR제형의 모르핀, 엠에스콘틴 정(MScontin), SR제형의 옥시코돈, 옥시콘틴 정(Oxycontin) 등

을 8~12시간 간격으로 복용한다.

- 통증이 조절되지 않는다면 투여량을 증가시킨다.
- 교육을 통해 환자를 통증 조절에 참여시킨다.

돌발성 진통제를 제공하라

돌발성 통증(breakthrough pain)의 조절을 위해 기준치의 지속성 진통제와 함께 일회성 진통제를 환자에게 제공한다.(3) 일회성 진통제의 투여량은 수시 처방이 정한 일일량의 10~20%가 된다.

- 일회성 진통제를 붕대 교환이나 목욕처럼 정해진 활동 이전에 투여함으로써 통증 악화를 예방한다.
- 환자가 일회성 진통제를 자주 복용한다면, 지속성 진통제를 재평가하거나 최대한 늘린다.

투여량을 확대하라

환자의 통증이 조절되지 않는다면 투여량을 증가시킨다.

- 약한 통증: 25%까지 투여량을 증가시킨다.
- 중간 통증: 25%에서 50%까지 투여량을 증가시킨다.
- 강한 통증: 50%에서 100%까지 투여량을 증가시킨다.
- 처방된 진통제의 작용 시점과 최대 작용 시간, 지속 간격에 대해 숙지한다.
- 환자를 수시로 관찰하면서 재진단한다.

진통제의 선택

세계보건기구(WHO; World Health Organization)는 매우 간단하면서도 효과적인 세 단계의 통증치료 접근법을 권장한다.(4) 진통제의 용량은 약함, 중간, 강함의 통증 강도에 의해 결정된다. 환자의 통증 강도가 중간 통증에서 강한 통증에 해당된다면 임상의 대

부분은 2 내지 3단계부터 치료를 시작한다.(5)

- 1단계: 아세트아미노펜(Acetaminophen), 1일 성인 최대 복용량은 4g, 비스테로이드성 소염진통제(NSAIDs), 콕스투 억제제(Cox-2) 투여.
- 2단계: 1단계에서 통증 조절에 실패하면 코데인, 하이드로코돈, 옥시코돈 등의 약한 오피오이드를 추가한다.
- 3단계: 통증이 계속되면 모르핀이나 하이드로모폰, 펜타닐 투여를 시작하면서 다음 단계로 넘어간다.
- 무통증(analgesia)을 강화하거나 골전이(bone metastasis)처럼 통증을 악화시키는 질환들을 치료하기 위해 모든 단계에 보조약을 추가할 수 있다. 보조약은 코르티코스테로이드, 항히스타민제, 벤조디아제핀, 비스테로이드성 소염진통제, 삼환계 항우울제, 항경련제(Anticonvulsant) 등을 포함한다. (〈표 65-1〉 참조)
- 메페리딘(Meperidine)/데메롤(Demerol)과 작용제 · 길항제의 혼합제제(mixed-agonist antogonists) 사용을 피한다. (〈표 65-2〉 참조)

〈표 65-1〉 오피오이드 치료 보조약(2)

보조약	일반 징후
알파 차단제(Alpha-blocker)/클로니딘(Clonidine)	신경병증성 동통(neuropathic pain)
항경련제(Anticonvulsants)/가바펜틴(Gabapentin), 타이아가빈(Tiagabine)	신경병증성 또는 대상포진후신경통 (neuropathic or postherpetic neuralgia)
항히스타민제(Antihistamines)/디펜히드라민 (Diphenhydramine)	메스꺼움, 가려움증, 불안
벤조디아제핀(Benzodiazepines)/클로나제팜(Clonazepam), 디아제팜(Diazepam), 로라제팜(Lorazepam)	불안이나 간대성근경련
코르티코스테로이드(Corticosteroids)/덱사메타손 (Dexamethasone), 프레드니손(Prednisone)	뼈의 통증, 신경 압박, 또는 급성뇌압상승 (increased intracranial pressure)
비스테로이드성 소염진통제(NSAIDs), 콕스투(Cox-2) 억제제(셀레콕시브(Celecoxib), 이부프로펜(Ibuprofen), 나프록센(Naproxen)	근골격계 통증(musculoskeletal pain)
삼환계 항우울제(Tricyclic antidepressants)/아미트립틸린 (Amytriptyline), 노르트립틸린(Nortriptyline)	신경병증성 동통 또는 대상포진후신경통

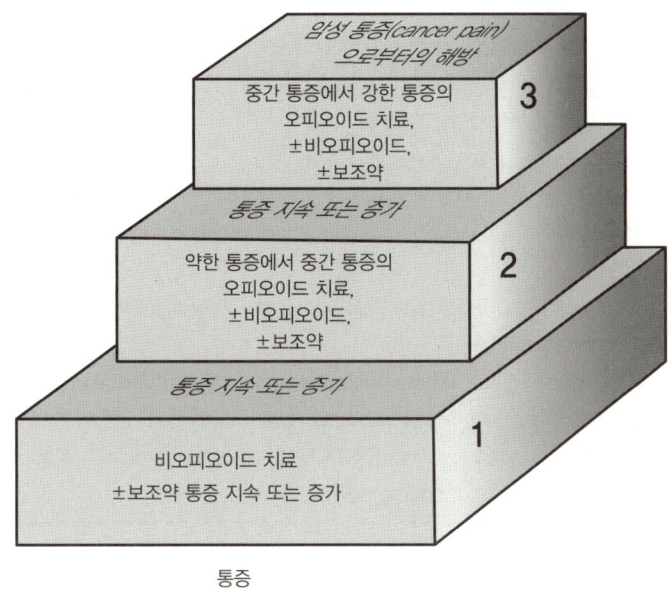

〈표 65–2〉

암성 통증(cancer pain)
으로부터의 해방

중간 통증에서 강한 통증의
오피오이드 치료,
±비오피오이드,
±보조약
3

통증 지속 또는 증가

약한 통증에서 중간 통증의
오피오이드 치료,
±비오피오이드,
±보조약
2

통증 지속 또는 증가

비오피오이드 치료
±보조약 통증 지속 또는 증가
1

통증

진통제 투여

• 진통제 투여 시 최소 침습성 경로(Invasive route)를 이용한다. '구강 경로'가 거의 언제나 효과적이라는 사실을 잊어서는 안 된다. 모르핀 농축액(Roxanol)은 의식이 있는 환자에게 구강을 통해 투여될 수 있다. 구강 경로는 또한 가장 큰 비용효과를 나타낸다.

• 오피오이드 부작용을 적극적으로 관리하라.

 통증 조절 원칙

· 적극적이고 지속적으로 통증을 치료하라.
· 통증을 예방하라. 낫지 않는 통증에 대해 정기적인 투여를 실시하라.
· 일정 혈청 농도를 유지하기 위해 지속성 진통제를 사용하고, 통증이 악화되면 돌발성 진통제(일일 복용량의 10~20%)를 제공하라.
· 필요시 투여량을 증가시켜라(약한 통증 25%, 중간 통증 25~50%, 강한 통증 50~100%).
· 통증의 종류와 강도에 맞춰서 진통제를 선택하라. 세계보건기구 진통제사다리(WHO analgesic ladder)를 참조하라.
· 오피오이드와 비오피오이드 보조약을 혼합한 다약제성 접근법(multidrug approach)을 사용하라.
· 가능한 한 구강 경로를 이용하라.

REFERENCES

1. Storey P, Knight CF. Alleviating psychological and spiritual pain in the terminally ill, UNIPAC Two. Hospice/Palliative Care Training for Physicians. 2nd ed. Glenview, Illinois: American Academy of Hospice and Palliative Medicine 2003:15.

2. Pain Management Partnership. Analgesic Reference Guide, 2005. Kansas City: University of Kansas School of Medicine. 2005.

3. Whitecar PS, Jonas AP, Clasen ME. Managing pain in the dying patient. Am Fam Physician. 2000;61 :755-764.

4. WHO Ladder: Cancer Pain Relief and Palliative Care. Technical Report Series 804. Geneva: World Health Organization; 1990.

5. Jacoz A, Carr DB. Payne R, et al. Management of Cancer Pain. Clinical Practice Guideline, 1994. Washington, DC: US. Department of Health and Human Services—Public Health Service. Health Services/Technology Assessment Text (HSTAT) can be found online at http://www.ncbi.nlm.nih.gov/books/bv.fcgi?rid=hstat6.chapter.18803.

제66장

통증 진단

통증은 임종기 환자에게 가장 큰 두려움이다. 대부분의 환자들은 죽음보다 장기적인 만성 통증이 더 두렵다고 말한다.(1) 그러나 통증(pain)과 괴로움(suffering)은 같은 뜻이 아니라는 것을 명심하자. 괴로움을 일으키는 심리적 · 사회적 · 정신적 통증이 신체적 통증과 혼동될 수 있기 때문이다.

완화의료에서 첫 번째로 해야 할 일은 바로 통증의 진단이다. 올바른 통증 진단은 앞으로 이 장에서 설명할 다음 단계들을 포함한다.

황금률: '통증'은 환자가 말하는 바로 '그것'이다.

통증의 역사

통증은 주관적이므로 환자가 통증을 느낀다고 말하면 통증이 있는 것으로 받아들여야 한다.(2) 통증은 환자의 삶과 연결되어 있으며, 통증에 대한 환자의 묘사와 표현 방식은 두려움이나 희망, 종교적 믿음, 사회적 요인, 경제적 현실 등에 따라 달라진다.

- 위치: "어디에 통증이 있나요?" 같은 질문을 던진다. "전체가 다 아픕니다."라는 식의 대답은 신체적 통증보다는 심리적 · 정신적 통증에 더 가깝긴 하지만 허용할 만하다.
- 기간: "언제부터 통증이 있었나요?"
- 시간적 패턴: "항상 아픈가요?," "언제 가장 아픈가요?"

- 변동 요인: "무엇이 통증을 호전시키거나 악화시키나요?"

통증의 특성

신체적 통증을 일으키는 원인들은 다음과 같다.(3)

- 체성통(근육통): 국소적 둔통(dull/aching pain) 유형을 말한다. 근육 좌상(muscle strain), 타박상(contusion), 골절(fractured bone), 골전이 등이 해당된다.
- 내장통[유강장기(hollow viscus)나 피막으로 덮여있는 기관(encapsulated organ)]: 비국소적인 막연한 통증을 말한다. 심부통증(deep pain), 둔통(dull pain), 경련성 통증(cramping pain), 날카로운 통증(sharp pain), 산통(colicky pain) 등이 있다.
- 신경성 동통(신경통): 난자통(lancinating pain), 찌르는 듯한 통증(stabbing pain), 작렬통(burning pain), 저리는 듯한 통증(numbing pain), 전격통(shooting electrical pain) 등이 있다. 이 유형의 통증은 피절이나 신경 분포 패턴(dermatome or nerve distribution pattern)을 따른다.
- 복합 통증(mixed or complex pain): 신경통과 정신적 통증이 동시에 나타나는 등 복합적인 원인에 의해 일어나는 통증을 가리킨다. 복합 통증을 구분하지 못하면 치료는 기대한 성과를 거두지 못할 수도 있다.

통증의 강도

통증진단 척도(pain assessment scales)는 소모적이긴 하지만 통증 강도에 대해서는 최고의 결과를 가져다 줄 수 있다. 수치척도(0-통증 없음, 10-가장 강한 통증), 얼굴 통증 등급척도(FACES) 등이 이용 가능하다. 그러나 어떤 유형의 척도를 사용하느냐 하는 것보다 중요한 것은 사용된 척도가 다음의 특징들을 보여주느냐 아니냐 하는 것이다.(4)

- 환자 본인에 의해 작성된 것이어야 한다.
- 개별 환자의 구체적 요구에 따라 조정될 수 있도록 신축성을 가지고 있어야 한다.
- 정기적 이용이 가능하도록 간단하게 되어 있어야 한다.

• 하나의 척도가 한 환자에게 꾸준히 사용되어야 한다.

치료

대부분의 통증 환자는 통증 완화를 위해 약물치료나 비약물치료 등을 시도한다. 이러한 치료에 대한 환자의 반응이 매우 중요하다. 다음은 그와 관련된 질문들이다.

• 약물치료: 통증 완화의 질에 대해 물어본다. 예를 들어, 통증 강도가 9/10에서 4/10로 떨어졌는지, 약효가 나타나는 데 시간이 어느 정도 걸렸는지, 통증 완화가 얼마나 지속되었는지 등을 물어본다.

• 블록(block)이나 침술, 한약, 자석요법 등의 다른 치료들을 시도해본 적이 있는가?

• 정밀 검사가 통증 진료소나 통증 전문가에 의해 시행되었는가?

일상 활동에 대한 통증의 영향

통증이 환자의 신체기능과 일상생활 활동능력(ADLs)에 어떠한 영향을 미치는지 파악하는 것은 매우 중요하다. 다음은 통증 때문에 지장을 받는 일상 활동들이다.

• 수면: 수면 부족은 환자의 전반적인 건강 상태에 악영향을 끼친다.

• 식사: 통증 때문에 몸무게가 줄었는가?

• 이동성: 통증 치료와 함께 일광욕 같은 가벼운 활동을 하면 우울증 치료에도 효과가 있다.

• 기분이나 정서적 반응.

통증 완화의 목표

환자의 통증을 완화시키는 목표는 무엇인가? 통증을 완전히 없애는 것인가 아니면 9/10에서 4/10로 통증 강도를 낮추는 것인가? 환자의 대부분은 통증을 완전히 없앨 수 있으리라 기대하지 않으며, 단지 통증이 크게 줄어들기만을 바란다. 이보다 더 실용적인 기대가 있을 수 있을까?

통증 진단

통증은 환자가 말하는 바로 그것이다!

통증의 위치, 기간, 시간적 패턴, (호전/악화의) 변동요인

통증의 특성: 체성통, 내장통, 신경통, 복합통증

강도: 환자에게 알맞은 통증강도 척도를 이용하라.

치료: 어떤 치료법이 시도되었는가?

통증이 신체기능에 어떤 영향을 미치는가?

환자의 통증 완화 목표는 무엇인가?

정신적 · 사회적 · 심리적 통증 또한 기억하라!

REFERENCES

1. Bruera E, Kim HN. Cancer pain. JAMA. 2003;290:2476-2479.

2. Whitecar PS, Jonas AP, Clasen ME. Managing pain in the dying patient. Am Fam Physician. 2000;61:755-764.

3. Weissman DE. Pain assessment-teaching outline. In: Improving End-of-Life Care, a Faculty Development Course Book for Medical Educators. Milwaukee: The Medical College of Wisconsin; 2001.

4. Storey P, Knight CF. Alleviating psychological and spiritual pain in the terminally ill. UNIPAC Two, Hospice/Palliative Care Training for Physicians. 2nd ed. Glenview, Illinois: American Academy of Hospice and Palliative Medicine, 2003:18.

제67장

오피오이드 간 전환 (동등진통제 투여량)

오피오이드류만의 특징 중 하나는 적정량을 투여할 경우 어떤 종류의 오피오이드이든 동등한 진통효과(equal analgesic effect)를 가진다는 점이다. 즉, 적정량이 투여된다면 하이드로코돈[롤탭(Lortab) 및 비코딘(Vicodin), 놀코(Norco) 등], 모르핀[엠에스아이알(MSIR), 엠에스콘틴(MS contin), 록사놀(Roxanol) 등], 옥시코돈[옥시아이알(OxyIR). 퍼코셋(Percocet), 옥시콘틴(Oxycontin) 등], 하이드로몰폰[딜라우디드(Dilaudid)] 등에서 동일한 통증 완화 효과를 기대할 수 있다는 것이다. 이러한 특징은 오피오이드 간의 전환과 투여 경로의 변경을 용이하게 해준다.

동등진통가치(equianalgesic values)는 설명서와 작은 안내책자에서도 쉽게 찾아볼 수 있다.(〈표 67-1〉과 부록 참조) 전환가치 계산도 숙달이 되면 매우 간단하다. 하지만 임상의 대부분이 이를 제대로 교육받지 못한 상태다.(1)

> 예시: 경구용 모르핀 30mg은 모르핀 정맥주사 10mg, 경구용 하이드로몰폰 7.5mg, 경구용 하이드로코돈 30mg과 같다.

교차 내성(cross tolerance)

전문가들은 오피오이드의 전환을 고려할 때 교차 내성의 가능성 때문에 전환 후 첫 투여량을 50%까지 낮추기를 권한다.(2) 기존 오피오이드에 내성이 있는 환자의 경우, 교체된 오피오이드를 동일한 양으로 투여하더라도 결과적으로 과잉 투여받게 된다는 이론에 따른 것이다. 내성은 오피오이드의 진통효과 이상으로 부작용을 증가시키는 요인이 된다. 예를 들면, 기존 오피오이드의 진정 작용에 내성이 생긴 환자에게 같은 용량의 새 오피오이드를 투여하면 극도의 진정 상태에 빠지게 된다.

이와 관련하여 다음과 같은 임상적 판단이 필요하다.(3)

• 환자의 통증이 제대로 조절되지 않았다면 투여량 감소의 축소(25%)가 필요하다.

• 환자가 부작용을 일으킨 적이 있다면, 투여량 감소의 확대(75%)가 필요하다.

〈표 67-1〉 동등 오피오이드 투여량(Opioid Equianalgesic Doses)

(이하 지침은 대략적인 것이며 정확한 수치가 아니다.)

오피오이드	복용량	주사 용량
모르핀[엠에스아이알(MSIR), 록사놀(Roxanol), 엠에스콘틴(MS contin), 카디안(Kadian), 오라모르프(Oramorph), 아빈자(Avinza) 등.]	30mg	10mg
하이드로몰폰(딜라우디드(Dilaudid)	7.5mg	1.5mg
옥시코돈[옥시아이알(OxyIR), 록시코돈(Roxicodone), 퍼코셋(Percocet), 록시세트(Roxicet), 퍼코댄(Percodan), 옥시패스트(Oxyfast) 등]	20~30mg	해당 없음
하이드로코돈[롤탭(Lortab), 롤세트(Lorcet), 비코딘(Vicodin), 놀코(Norco) 등]	30mg	해당 없음
펜타닐Fentanyl(막대사탕형 액틱(Actiq oral lollipop), 듀라제식(Duragesic) 패치	알 수 없음	정맥주사 0.1mg(100μg) 접착성의 패치(transdermal patch) 0.015mg(15μg)
메페리딘(데메롤, 만성 통증에 권장되지 않음)	300mg	100mg

측정 샘플

통증 조절의 기준이 모르핀이기 때문에, 우선 모든 오피오이드 투여량을 경구용 모르핀의 복용량으로 전환해서 계산하는 것이 편리하다. 그런 다음 기존의 투여량을 다른 오피오이드의 투여량으로 전환시키면 된다.(4)

투여 경로 변경하기

- 어떤 암 환자가 집에서 1일 2회 엠에스콘틴 60mg을 복용하고 있다. 그리고 수술을 받기 위해 입원한 뒤 금식(NPO)을 하고 있다. 그렇다면, 동일한 통증 완화 효과를 얻기 위해 환자는 모르핀 정맥주사를 얼마나 투여받아야 하는가?
  - 경구용 모르핀의 24시간 복용량을 계산한다: 60mg×2/1일=120mg/1일
  - 모르핀의 동등진통가치를 알아본다: 경구용 모르핀 30mg은 모르핀 정맥주사 10mg과 같다(모르핀 정맥주사가 세 배 더 강하다).

계산:

$$\frac{경구용 \ 모르핀 \ 30mg}{경구용 \ 모르핀 \ 120mg} = \frac{모르핀 \ 정맥주사 \ 10mg}{모르핀 \ 정맥주사 \ Xmg} \quad 또는 \quad \frac{30}{120} = \frac{10}{X}$$

따라서 30X=1,200 또는 X=1,200/30

$$X=24시간 \ 이내 \ 모르핀 \ 정맥주사 \ 40mg$$

- 교차 내성에 근거하여 투여량 감소를 고려한다(동일한 오피오이드를 사용하고 투여 경로만 변경한다면, 투여량을 줄일 필요가 없다).
- 지속적인 매 시간 투여량: 40mg/24시간 = 1.66mg/시간

동일한 투여 경로를 가진 오피오이드로 교체하기

- 한 환자가 통증 조절을 위해 롤탭(Lortab) 5/500을 투여받고, 롤탭 1정을 1일 4시간 간격으로 복용하고 있다. 가족들은 동일한 통증조절 효과를 지니면서도 좀 더 여유 있게 투여할 수 있는 진통제로 교체하기를 바란다. 이때 엠에스콘틴의 복용량은 얼마나 되는가?
- 하이드로코돈의 24시간 투여량을 계산한다: 4시간 간격(1일 6회) 5mg=5mgx6 또는 24시간당 30mg
- 하이드로코돈의 동등진통가치를 알아본다: 경구용 하이드로코돈 30mg은 경구용 모르핀 30mg과 같다.
- 계산: 둘 모두 동일한 효능을 가지고 있으며, 일대일로 상응하기 때문에 더 이상 계산할 필요가 없다.

- 교차 내성을 고려한다: 서로 다른 오피오이드 제제로서 교차 내성이 발생할 수 있기 때문에 투여량을 50%까지 줄인다. 그러나 임상적 측면에서 보면 투여량이 낮으므로 교차내성은 결정적인 문제가 되지 않을 것이다. 보통 때와 마찬가지로 환자를 자주 진단하고, 임상적 판단을 적용시킨다.
- 이 환자는 24시간마다 경구용 모르핀 30mg을 복용해야 한다:

  1일 2회 모르핀 30mg = 엠에스콘틴 1일 2회 15mg.

오피오이드와 투여 경로 교체하기

- 한 암 환자가 통증 치료를 위해 엠에스콘틴을 1일 2회 200mg, 돌발성 통증을 위해 록사놀을 1일 5회 20mg 복용하고 있다. 호스피스는 오피오이드를 지속성의 하이드로몰폰[Dilaudid]으로, 투여 경로를 정맥 주입 펌프로 교체하기를 원한다. 이때 시간당 투여량은 얼마나 될까?

  · 경구용 모르핀의 24시간 투여량을 계산한다: 엠에스콘틴 200mg×2회분/1일 = 24간당 400mg+록사놀 20mg×5회분/1일 = 100mg 또는 경구용 모르핀 1일 총 500mg

  · 모르핀과 하이드로몰폰 간의 동등진통가치를 알아본다:

  경구용 모르핀 30mg = 경구용 하이드로모폰 7.5mg

  · 계산:

$$\frac{경구용\ 모르핀\ 30mg}{경구용\ 모르핀\ 500mg} = \frac{경구용\ 하이드로몰폰\ 7.5mg}{경구용\ 하이드로몰폰\ Xmg}$$

$$\frac{30}{500} = \frac{7.5}{X}$$

$30X = 7.5×500 = 3750$

$X = 3750/30 = 125$

  · 따라서 환자는 24시간마다 경구용 하이드로몰폰 125mg을 복용해야 한다. 이제 정맥 내 투여량을 계산해보자.

  · 경구용 하이드로몰폰과 하이드로몰폰 정맥주사의 동등진통가치를 알아본다:

  구강 내 복용 7.5mg=정맥 내 투여 1.5mg

• 계산:

$$\frac{경구용 하이드로몰폰\ 7.5mg}{경구용 하이드로몰폰\ 125mg} = \frac{하이드로몰폰정맥주사\ 1.5mg}{정맥주사\ Xmg}$$

$$\frac{7.5}{125} = \frac{1.5}{X}$$

7.5X = 1.5×125 = 187.5

X = 187.5/7.5 = 하이드로몰폰 24시간당 25mg 정맥 투여 또는 시간당 대략 1mg의 지속 비율.

• 교차 내성을 고려한다.

• 교차 내성을 피하기 위해 처음 투여량을 50%까지 감소시킨다(통증이 제대로 조절되지 않는다면 감소 비율을 낮추고, 통증이 충분히 조절된다면 감소 비율을 높인다). 오피오이드 제제가 서로 다르고 투여량이 높다면, 교차 내성에 의해 부작용이 발생할 가능성이 있다. 따라서 환자를 자주 진찰하고 필요 시 투여량을 늘릴 수 있도록 만반의 준비를 갖춰야 한다(제68장 오피오이드 투여량 확대 참조).

• 적정 투여량 = 정맥 주입 펌프를 통한 하이드로몰폰 시간당 0.5mg.

지름길

계산이 손에 익으면 몇 가지 간단한 방법을 자연스럽게 터득하게 될 것이다.

• 경구용 모르핀 대 모르핀 정맥주사: 3으로 나누거나(경구 복용 30mg = 정맥 투여 10mg), 경구 복용값을 얻기 위해 정맥투여 용량을 3으로 곱한다(정맥 투여 10g = 경구 복용 30g).

• 경구용 모르핀과 하이드로코돈은 투여량이 비슷하다(현재 전문가들은 옥시코돈이 경구용 모르핀보다 1.5배 더 강하다고 생각한다. 그러나 이전의 차트를 살펴보면, 옥시코돈은 경구용 모르핀과 동등하다고 되어 있다).

• 경구용 하이드로몰폰[Dilaudid]은 경구용 모르핀보다 효과가 4배 더 강하다. 딜라우디드의 복용량을 얻기 위해서는 경구용 모르핀 복용량을 4로 나눈다. 반대로 경구용 모

르핀 복용량을 얻기 위해서는 딜라우디드 복용량에 4를 곱한다.

- 하이드로몰폰 정맥주사[Dilaudid]는 경구용 모르핀보다 20배 더 강한 효과를 지니고 있다.
- 경구용 모르핀에서 펜타닐 패치[Duragesic]으로 전환하고자 한다면, 경구용 모르핀의 24시간 복용량을 반으로 나눈다(밀리그램 단위가 아니라 마이크로그램 단위로). 2로 나누고 밀리그램을 마이크로그램으로 환산하면 좀 더 간단하게 계산할 수 있다(1일 경구용 모르핀 100mg = 펜타닐 패치 50μg).

 오피오이드 간 전환(동등진통제 투여량)

- 오피오이드는 투여량과 투여 경로가 적절하다면 동등한 진통효과를 보이는 특성이 있다.
- 동등진통가치는 하나의 기준일 뿐이다. 개별 환자마다 다르므로 임상적 판단을 적용시켜야 한다.
- 교차 내성의 부작용은 높은 투여량의 오피오이드를 교체할 때 발생할 가능성이 크다.
- 동등진통제 투여량 계산은 익숙해지면 매우 간단하다.
  - 오피오이드의 24시간 투여량을 계산하라.
  - 그 값을 경구용 모르핀으로 전환시켜라.
  - 동등진통 투여량을 파악하라.
  - 비율로 계산하라.
- 교차 내성을 감안하여 투여량을 50%까지 축소하라.
- 이것은 단지 가이드라인일 뿐이다. 임상적 판단이 반드시 필요하다.

REFERENCES

1. Gordon DB, Stevenson KK, Griffie J, et al. Opioid equianalgesic calculations. J Palliat Med. 1999;2:209-218.
2. Knight SJ, von Gunten C. Endlink-Resource for End-of-Life Care. National Cancer Institute & Department of Veterans Affairs. Health Services Research and Development Service Career Development Award. Available at: http://endlink .lurie.northwestern.edu/pain_management/part_two.cfm#Opioid%20Cross-Tolerance. Accessed on April 14, 2006.
3. Kansas Foundation for Medical Care; Centers for Medicare & Medicaid Services. Pain Management Principles and Medications Pocket Guide for the Geriatric Individual. Publication 7SOW-KS-NHQI-05-35. Washington, DC: U.S. Department of Health and Human Services; 2005.
4. Weissman DE. Improving End-of-Life Care: A Faculty Development Course Book for Medical Educators. Milwaukee: The Medical College of Wisconsin; 2000.

제68장

오피오이드 투여량 확대

진통제 처방의 모토는 "낮게 시작해서 천천히 늘려라.(Start low and go slow)"이다. 그러나 환자가 통증을 호소하면 의료진은 최대한 빨리 통증을 조절하고 싶어한다. 통증 완화를 위해 필요한 오피오이드 투여량은 환자마다 다르다. 따라서 통증이 조절되거나 견디기 힘든 부작용이 진행되기 전까지는 오피오이드 투여량을 확대시켜 나가야 한다.(1)

초기 투여량

세계보건기구(WHO)의 진통제사다리(analgesic ladder)를 따른다.(2)

환자의 대부분은 의료종사자를 만나기 이전에 이미 1단계 진통제[아세타미노펜(Acet-aminophen)이나 이부프로펜(Ibuprofen) 등]부터 시도한다. 2단계인 오피오이드/비오피오이드 복합제를 아직 시도한 적이 없다면 좋은 출발점이 될 수 있다.

진통제의 선택과 투여량은 통증 강도에 따라 결정될 수 있다. 약한 통증에 대해서는 하이드로코돈/아세타미노펜(롤탭) 2.5/500mg, 강한 통증에 대해서는 옥시코돈/아세타미노펜(퍼코셋)을 4시간 간격으로 최대 10/325mg 투여한다. 2단계 복합제가 통증 조절에 실패한다면 4시간 간격으로 약 10mg의 모르핀을 투여함으로써 합리적이고 안전한 방법으로 3단계에 진입한다.

만일 환자가 앞에서 설명한 것 이상의 진통제를 복용하고 있다면, 처음 투여량을 좀더 높게 잡는다. 예를 들면 1회분 10/500의 롤탭 2정을 복용하는 환자는 이미 경구용 모르핀 1회분 20mg을 복용하고 있는 것과 같다(하이드로코돈 20mg = 경구용 모르핀

20mg). (제68장 동등진통제 투여량 참조)

투여량 확대

오피오이드의 진통작용은 선형적으로 증가하는 반면 투여량은 대수적이다. 이는 곧 투여량을 밀리그램이 아닌 백분율로 증가시켜야 한다는 것을 의미한다. 예를 들어, 모르핀의 정맥 투여량을 시간당 1mg에서 2mg으로 늘리면 100%로 큰 증가 비율을 나타낸다고 볼 수 있다. 반면에 시간당 5mg에서 6mg로 증가시키는 것은 단지 20%의 투여량이 증가한 것으로써 큰 진통효과를 기대하기 어렵다.(3)

라식스(Lasix)를 이용해 좀 더 쉽게 설명해보자. 라식스 40mg으로 효과가 없다면, 대부분의 임상의들은 42mg나 45mg 대신 80mg 또는 100%로 투여량을 크게 증가시킨다. 반면, 모르핀을 정맥 투여할 경우에는 10~11mg 또는 10% 정도로만 투여량을 증가시킨다. 다음은 임상적으로 안전하고 효과적인 지침들이다.

- 약한 통증(1~3/10): 25%까지 투여량 증가.
- 중간에서 강한 통증(4~6/10): 25%에서 50%까지 투여량 증가.
- 강한 통증(7~10/10): 50%에서 100%까지 투여량 증가.

투여량 확대 빈도수

투여량의 적정 비율은 통증 강도와 적정 반응에 따라 결정된다. 투여량을 늘리기 전에 반드시 환자를 진단해야 하며, 통증 강도를 '0'으로 만들지는 못하겠지만 진통효과와 부작용의 접점을 찾기 위해 의료진이 노력하고 있음을 환자에게 알려야 한다. 안전하게 투여량을 늘리기 위해서는 다음과 같이 해야 한다.(4)

- 정맥 투여: 통증이 완화되고 경구 복용을 시작할 수 있기까지 15~30분 간격으로 투여한다.
- 일회성 경구용 오피오이드(하이드로코돈, 옥시코돈, 모르핀): 2~4시간 간격.
- 지속성 오피오이드(엠에스콘틴, 옥시콘틴 등): 24시간마다. 그러나 일회성 오피오이드는 돌발성 진통제(구조약)로서 매 시간마다 투여될 수 있다(1일 총 용량의 10~20%,

노인요양병원
완화의료 임상지침서

'돌발성 투여량' 참조). 1일 투여량을 매일 재검토한다.

- 펜타닐 패치[듀라제식 패치(duragesic patch)]: 72시간 간격. 구조약으로 사용할 경우에는 특히 위의 권고를 따른다.

투여량 조절 원리

투여량 조절의 목표는 심각한 부작용 없이 가능한 한 신속하게 통증을 조절하는 것이다. 그러나 조절 수준은 환자마다 다르다. 오피오이드의 최대한계 복용량 같은 것은 없으며, 절대 투여량(absolute dose) 또한 진통효과와 부작용이 균형을 이루고 있는 한 크게 중요하지 않다. 그러나 완화의료에서 사용하는 오피오이드의 총 용량을 살펴보면 매우 인상적이다. 그 이유는 암으로 통증을 겪고 있는 환자들에게 1일 총 용량인 모르핀 2,000mg을 초과하여 투여했음에도 불구하고 큰 효과를 보았을 뿐 아니라 부작용도 일어나지 않은 경우가 자주 나타났기 때문이다.

다음은 통증이 심할 때 이용 가능한 두 개의 검증된 통증 조절 방식이다.
- 통증 완화가 나타날 때까지 30분 간격으로 모르핀을 정맥 투여한다. 그런 다음, 24시간 모르핀 총 정맥 투여량에 기초하여 경구요법을 시작한다.
- 4시간 간격으로 속효성 모르핀의 정기 투여를 시작하고, 필요하다면 돌발성 통증에 대해 1시간 간격으로 동일한 투여량을 적용시킨다. 그런 다음, 24시간 모르핀 총 투여량을 계산하고, 용량에 맞게 정기 투여를 늘려나간다. 24시간 투여량이 파악되면 지효성 모르핀으로 전환할 수 있다.(4)

돌발성 진통제(구조약) 투여량

적정이 완료되고 속효성오피오이드나 지효성 진통제에 의해 항정 상태(steady state)에 도달하면 돌발성 진통제나 구조약 투여가 가능해진다.

- 돌발성 진통제 권장량은 24시간 투여량의 10~20%이다.(4)
  · 필요 시 1시간 간격으로 복용

- 필요 시 30분 간격으로 근육 또는 피하조직에 투여
- 필요 시 10~15분 간격으로 정맥 투여

 오피오이드 투여량 확대

투여량 확대는 견딜 수 없는 통증에 대한 환자의 이야기와 진단에 근거하며, 기존 투여량의 비율에 따라 시행된다. (〈표 68-1〉 참조)

돌발성 진통제나 구조약의 투여량은 총 24시간 투여량의 10~20%로 측정되며, 필요시 경구 복용은 매 시간마다, 근육주사나 피하주사는 30분 간격, 정맥주사는 10~15분 간격으로 가능하다.

〈표 68-1〉

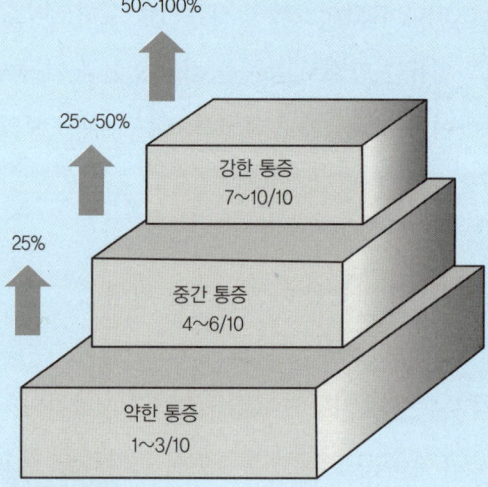

REFERENCES

1. Hanks G, Cherry, NI, Fulton M. Opioid analgesic therapy. In: Doyle D, Hanks G, Cherny NI, et al., eds. Oxford Textbook of Palliative Medicine. 3rd ed. New York: Oxford University Press; 2004:330.

2. World Health Organization. WHO Ladder: Cancer Pain Relief and Palliative Care. Technical Report Series 804. Geneva: Author; 1990.

3. Weissman DE, Ambuel B. Improving End-of-Life Care: A Resource Guide for Physician Education. Milwaukee: The Medical College of Wisconsin; 1999.

4. Ferris FD, von Gunten CF. Emanuel LL Ensuring competency in end-of-life care: controlling symptoms BMC Palliat Care. 2002;1:5. Published online before print, July 30, 2002.

제69장

오피오이드 부작용 조절

오피오이드의 부작용 가능성을 환자나 가족들에게 미리 알려주면, 대부분 더욱 잘 협조하게 된다.(1) 아울러 부작용은 얼마든지 치료가 가능하고, 변비 이외의 부작용들은 별다른 조치 없이도 며칠 이내에 호전될 거라고 설명하면서 환자를 안심시켜야 한다. 부작용과 모르핀 알레르기는 같은 뜻이 아니다.

일반적인 유해 부작용

부작용은 환자마다 서로 다르다는 점을 명심하고, 어떤 부작용이든 일어날 수 있다는 것을 전제로 다음과 같이 흔하게 나타나는 오피오이드 부작용을 먼저 살펴본다.

- 변비 - 거의 모든 환자
- 메스꺼움/구토-10~40%의 환자
- 진정/졸림
- 혼미
- 환각
- 가려움증
- 변비의 영향으로 발생하는 요폐
- 근간대성 수축(myoclonic jerk)
- 호흡저하(respiratory depression)

오피오이드 부작용 조절 전략

대부분의 부작용은 투여한 오피오이드의 유형 및 투여량과 관련이 있다. 다음은 오피오이드 부작용을 조절하는 네 개의 보편적인 방식이다.

1. 오피오이드 투여를 중단하거나 투여량을 천천히 줄여나간다. 오피오이드 투여량을 줄였을 때 통증이 완화되지 않는다면 환자를 위해 다른 전략을 시도하는 것이 바람직하다. 종양 크기를 줄이기 위한 방사선 치료, 신경차단법(nerve blocks), 뼈 통증 조절을 위한 비스테로이드 소염진통제(NSAIDs) 등이 오피오이드에 대한 의존도를 낮춤으로써 부작용을 줄여주는 전략들이다.

2. 투여 경로나 투여 형태를 변경한다. 예를 들어, 지효성 모르핀은 속효성 모르핀보다 위장에(특히 공복 상태일 때) 무리를 덜 준다. (위장 경로를 통과하지 않는) 피하조직 투여나 정맥 투여가 위장에는 더 좋다.

3. 오피오이드를 교체한다. 오피오이드 전환에 의한 부작용 감소 효과는 임상적으로 논란의 여지가 있지만 많은 사례를 통해 그 효과가 입증되고 있다.(2) 대체로 인지 장애, 진정, 환각 등의 부작용들이 이런 방식에 따라 호전을 보였다고 보고된다.

4. 특이요법을 시도해본다. 보편적이고 효과적이지만 이 치료법의 유독성에 대한 정확한 연구 결과는 아직 나와 있지 않다.(3) 특히 노인 환자의 추가 약물 복용에 따른 위험성이 있고, 특정한 부작용을 일으킬 가능성도 크다. 따라서 이럴 때는 다시 한 번 목표를 상기해보자. 완화의료에서는 통증 완화가 여러 가지 장기적인 문제들을 가려버리는 경향이 있다. 물론 오피오이드의 효과가 뛰어나고 부작용이 크게 심각하지 않다면, 환자는 부작용을 견디는 방향으로 선택할 수 있다. 〈표 69-1〉은 일반적으로 사용되는 의학적 치료법들이다.

〈표69-1〉 오피오이드 부작용 치료(4, 5)

부작용	치료
변비	세나와 도큐세이트 나트륨(Docusate Sodium):취침 전 2정 복용 후 1일 2회 최대 4정까지 용량 조절. 마그네시아유(Milk of Magnesia): 30mL 복용 후 용량 조절해서 투여. 소비톨(Sorbitol): 1일 2~4회 15~30mL 복용 비사코딜(Bisacodyl): 1일 2회 1~4정(1정 이상의 완하제가 필요할 수 있음)
메스꺼움/구토	기타 원인들 제외 프로클로페라진(Prochlorperazine): 6시간 간격으로 5~10mg 복용 또는 12시간 간격으로 25mg 이상 좌약 삽입 메토클로프라미드(Metoclopramide): 6시간 간격으로 5~10mg. 스코폴라민(Scopolamine) 패치: 72시간 간격으로 처방
진정	진정이 풀릴 때까지 기다린다. 메틸페니데이트(Methylphenidate): 오전에 2.5~5mg. 필요 시에는 정오에 반복 투여. 덱스트로암페타민(Dextroamphetamine): 오전에 2.5~5mg; 필요 시 정오에 반복 투여.
혼미/환각이나 섬망섬망	기타 원인들 제외: 패혈증, 대사 불균형, 중추신경계 종양. 할로페리돌(Haloperidol): 필요 시 6시간 간격으로 5~10mg 복용.
가려움증	로라타딘(Loratadine): 1일 30mg 복용. 디펜히드라민(diphenhydramine): 필요 시 6시간 간격으로 25mg(디펜히드라민은 유명한 진정제다) 하이드록시진(Hydroxyzine): 필요 시 6~8시간 간격으로 25~100mg.
요폐	도뇨관 삽입(Catheterization). 탐스로신(Tamsulosin): 1일 4mg.
근간대성 수축	투여량을 줄이거나 오피오이드를 교체한다. 벤조디아제핀 선택: 클로나제팜(Clonazepam), 1일 3회 0.5mg. 지속성의 미다졸람(Midazolam)은 빠른 조절을 가능하게 해준다. 단트롤린(Dantrolene): 1일 25mg 후 1일 50~100mg까지 용량 조절-진정작용 없음.
호흡 저하	원인 진단. 날록손(Naloxone): 오피오이드 작용효과를 역전시킴(제76장 참조).

오피오이드 부작용 조절

- 변비를 제외한 대부분의 오피오이드 부작용은 시간이 지나면서 호전된다.
- 부작용에 대한 환자 교육은 환자의 협조를 향상시킨다.
- 일반적인 부작용은 변비, 메스꺼움/구토, 진정, 의식수준 변화, 가려움증을 포함한다. 그 이외
  의 부작용은 드물게 나타난다.
- 부작용은 약의 종류 및 투여량과 상관된다.
- 치료 방법은 다음과 같다.
  - 오피오이드를 중단하거나 감소시킨다.
  - 투여 경로를 변경한다.
  - 오피오이드를 전환한다.
  - 특정 부작용을 치료한다.
  - 통증 조절이 원활하다면, 부작용을 적극적으로 치료한다.
- 부작용을 치료하는 약제들의 부작용에 주의하라!

REFERENCES

1. Storey P, Knight CF. Assessment and Treatment of Pain in the Terminally Ill. UNIPAC Three. Hospice/Palliative Care Training for Physicians. 2nd ed. Glenview, Ill: American Academy of Hospice and Palliative Medicine; 2003:35.

2. Fallon M. Opioid rotation: does it have a role? Palliat Med. 1997;11:177-178.

3. Hanks G, Cherry, NI, Fulton M. Opioid analgesic therapy. In: Doyle D, Hanks G, Cherny NI, et al., eds. Oxford Textbook of Palliative Medicine. 3rd ed. New York: Oxford University Press; 2004:316-341.

4. Pain Management Partnership. Analgesic Reference Guide. Kansas City: University of Kansas School of Medicine; 2005:KS5.

5. Whitecar PS, Jonas AP, Clasen ME. Managing pain in the dying patient. Am Fam Physician. 2000;61:755-764.

제70장

오피오이드 금단

신체적 의존성(physical dependence)은 1~2주 이상 정기적으로 오피오이드를 투여받은 환자에게 나타나는 전형적인 신경생리학적 반응이다.(1) 신체적 의존의 특징은 '중독'과 동일하지 않다.(2) (제63장 참조). 오피오이드를 갑자기 중단하거나 오피오이드를 중화시키기 위해 날록손(naloxone)을 투여할 때는 금단증상을 고려해야 한다. 그러나 진통제를 알맞게 사용한다면 금단증상의 영향은 환자가 생각하는 것만큼 그렇게 크지 않다.

증상

'금단증상(withdrawal or abstinence symptom)'은 일회성 오피오이드(하이드로코돈, 모르핀, 하이드로몰폰, 옥시코돈)를 중단하고 6~12시간이 지나자마자 바로 나타나며, 24~72시간 이후 절정에 다다른다. 지속성 오피오이드[메타돈(methadone), 엠에스콘틴, 옥시콘틴, 펜타닐 패치(transdermal fentanyl)]의 경우에는 24시간 이상이 지난 후에도 금단증상이 시작되지 않는다. 지속성 약제의 금단은 신체 청소율이 느리기 때문에 (the slow clearance of the body) 대체로 강도가 더 약하다.

일반적으로 겪게 되는 주요 임상적 징후 및 증상들은 다음과 같다.
• 가장 약한 형태: 감기와 유사한 증상.
• 불안, 동요, 하품, 오한, 안면 홍조, 발한, 관절 통증, 눈물 흘림, 비루(rhinorrhea), 불

면증, 메스꺼움, 구토, 경련성 복통, 설사, 고혈압, 심박 급속증, 근육통, 입모(털 세움, piloerection).

- 알코올이나 벤조디아제핀의 금단증상과 달리 오피오이드 금단증상은 생명을 위협하지 않는다.(3)

예방

오피오이드 금단증상은 갑작스럽게 투여를 중단하지 말고 투여량을 서서히 줄여나감으로써 예방할 수 있다. 권장되는 오피오이드 중단 단계는 다음과 같다.

- 처음 2일 동안 기존 투여량을 절반으로 줄인다.
- 경구용 모르핀 1일 복용량 30mg과 같아질 때까지 2일 간격으로 25%씩 줄인다.
- 투여량이 1일 경구용 모르핀 30mg의 용량에 도달하게 되면(경구용 모르핀이 아니더라도 경구용 모르핀 30mg과 같은 역가의 오피오이드 용량에 도달하게 되면, 67장 참조) 2일간 이 용량을 유지한 다음 약물투여를 중단한다.

대안.(3)

- 2일 간격으로 투여량을 25%씩 감소시키고 자주 환자를 진단한다.

치료

투여량을 서서히 줄여나갈 수 없거나 오피오이드 투여를 즉시 중단해야 한다면, 자율신경계 항진(autonomic hyperactivity)을 치료하기 위해 다음과 같이 시행할 수 있다.

- 클로니딘(Clonidin)/카타프레스(Catapres), 필요 시 4~6시간 간격으로 0.1~0.2mg 복용 또는 접착성의 패치/카타프레스 TTS1(Catapres TTS1)을 7일 간격으로 0.1mg 부착.
- 클로니딘은 불면증을 치료하지 못하며, 저혈압을 일으킬 수 있다.

오피오이드 금단

- 신체적 의존성은 정신적 중독과 같지 않다.
- 2주 이상 정기적으로 오피오이드를 복용한 환자의 경우 오피오이드 투여량을 서서히 줄인다.
- 처음 2일 동안 투여량을 반으로 줄인다. 경구용 모르핀 1일 복용량 30mg과 같아질 때까지 2일 간격으로 25%씩 줄인다. 2일 동안 30mg 투여 후 중단한다.
- 2일 간격으로 25%씩 투여량을 줄인다.
- 자율신경계 항진의 치료를 위해 클로니딘 0.1~0.2mg을 4~6시간 간격으로 복용하거나 접착성의 패치 0.1mg을 7일 간격으로 붙인다.

REFERENCES

1. Sees KL, Clark HW. Opioid use in the treatment of chronic pain: assessment of addiction. J Pain Symptom Manage. 1993;8:257–264.

2. Portenoy RK, Payne R. Acute and chronic pain. In: Lowinson JH, Ruiz P, Millman RB, eds. Substance Abuse: A Comprehensive Textbook. 2nd ed. Baltimore: Williams & Wilkins; 1992:691–721.

3. Gordon D, Dahl J. Opioid withdrawal. Fast Fact and Concepts #95. Milwaukee: The Medical College of Wisconsin; 2002. Available at: http ://www.eperc.mcw.edu/faslFact/ff_95.htm. Accessed April 30, 2006.

4. American Pain Society. Principles of Analgesic Use in the Treatment of Acute Pain and Chronic Cancer Pain: A Concise Guide to Medical Practice. Skokie, Ill: Author; 1992.

제71장

모르핀

모르핀은 200년 이상 통증 조절을 위해 사용된 강력한 μ 작용제이다. 세계보건기구는 경구용 모르핀을 필수의약품 목록(Essential Drug List)에 등재했다. 모르핀 제제는 경구 투여, 직장 내 투여, 비경구 투여 및 척수 내 투여 등의 방식으로 사용한다.(1)

권고
중간 통증에서 강한 통증
- 체성통
- 내장통
- 신경성 동통(효과가 덜함)

구체적 정보
〈표 71-1〉은 다양한 형태의 모르핀과 최대작용시간(Peak activity; 기존 투여로 충분한 효과를 보지 못했을 때 추가분이 주어지는 시간), 무통의 일반적인 평균 지속기간, 특별한 주의사항, 설명 등을 구체적으로 제시한다. 모르핀의 동등진통제 투여량을 보면 경구용(또는 직장용) 모르핀 30mg은 비경구용(정맥 내 · 피하 · 근육 내 투여) 모르핀 10mg과 같다. 비경구 투여량은 모두 동일하지만, 침투 시간은 정맥 투여가 더 빠르다는 점에 유의한다.

약제, 투여 경로 및 투여 간격은 진단에 따라 결정되고, 노약자 및 간질환 환자나 신부전

환자에게는 투여량을 줄인다.

〈표 71-1〉모르핀(2)

조제약	투여량	최대작용시간	간격	주의사항	설명
속효성(immediate release)					
엠에스아이알 (MSIR) 혹은 아이알코돈	15mg; 30mg	1시간	4시간	고령자는 대사물질에 매우 민감하다.	낮은 투여량부터 시작해서 완화될 때까지 용량을 조절한다; 배변 프로그램을 시작한다.
경구용 액제(oral liquid)					
MSIR 액제	2mg/mL; 4mg/mL	1시간 미만	4시간	위와 같음.	위와 같음.
록사놀(Roxanol) 농축액	20mg/mL	1시간 미만	4시간	위와 같음.	록사놀티 (Roxnaol-T)는 오렌지색이며, 상큼한 과일 맛이 난다; 록사놀은 투명하나 맛이 좋지 않다.
좌약					
황모르핀 직장용 좌약(RMS:rectal morphine sulfate)	5 · 10 · 20 · 30mg	1시간	4시간	위와 같음.	위와 같음.
지효성 정제(sustained-release tablets)					
엠에스콘틴(MS Contin)	15 · 30 · 60 · 100 · 200mg	3~6시간	8~12시간	투여량을 서서히 늘린다; 돌발성 통증의 경우 속효성오피오이드가 필요하다.	알약을 쪼개거나 가루로 만들지 않는다.
카디안(Kadian)	20 · 30 · 50 · 60 · 100mg	3~6시간	24시간	위와 같음.	캡슐을 개봉하여 비위관 [nasogastric(NG) tube, 코위영양관]에 넣을 수 있다.

조제약	투여량	최대작용시간	간격	주의사항	설명
오라몰프 에스알 (Oramorph SR)	15 · 30 · 60 · 100mg	3~6시간	8~12 시간	위와 같음.	엠에스콘틴과 같음.
아빈자(Avinza)	30 · 60 · 90 · 120mg	3~6시간	24시간	위와 같음.	엠에스콘틴과 같음.

비경구용 모르핀(Parental Morphine)

	최대 20mg/ mL	즉각적임.	4시간	히스타민 방출에 의해 신체 혈관 확장(systemic vasodilation)과 가려움증이 생길 수 있다.	

부작용

대부분의 모르핀 부작용은 적절한 용량 조절로 예방할 수 있다. 부작용은 모르핀에 의한 알레르기 증상이 아니다. 변비를 제외한 부작용은 며칠 이내에 호전된다. 그러나 통증 완화가 필요하다면, 모르핀을 계속 투여하면서 다음의 부작용들을 적극적으로 치료하는 것이 더 좋은 방법이다.

- 메스꺼움과 구토: 초기 투여 시 환자의 10~40%가 메스꺼움과 구토를 호소한다. (3) 프로클로페라진(prochlorperazine)이 증상을 조절하는 데 매우 효과적이다. 구토 억제제(antiemetic)는 며칠이 지난 뒤 단계적으로 중단시킨다.
- 진정, 나른함, 졸림: 치료 초기에 자주 발생하지만, 보통 2~5일 이내에 사라진다. 통증 때문에 제대로 잠을 자지 못했던 환자가 회복을 위해 취하는 수면이 대부분이다. 일단 통증이 진정되고 나면 환자는 장시간 동안 숙면을 취한다. 따라서 이것은 바람직한 부작용이라 할 수 있다.
- 가려움증: 히스타민 방출에 의해 유발된다. 보통 디펜히드라민[Benadryl]이나 하이드록시진[Atarax, Vistaril]으로 제어된다.

변비

변비는 가장 가능성이 높은 부작용이므로, 모르핀 투여와 동시에 치료를 시작한다.

> **"모르핀 처방을 쓰기 위해 펜을 쥔 자는 완하제 처방도 함께 써야 한다. 그렇지 않다면,**
>
> **펜을 들었던 바로 그 손으로 환자의 대변을 제거하게 될 것이다."**

일반적으로 자극성 완하제(stimulant laxative)가 사용되며, 대변 연화제(stool softener) 만으로는 효과를 보지 못한다. 차풀(senna)이나 비사코딜(bisacodyl)을 사용한다. 1일 1회로 시작하고 필요 시 용량을 조절한다. 필요하다면 소르비톨(sorbitol) 15~30mL를 첨가한다.

> **연화제(musher; 걸쭉한 죽)와 자극제(pusher; 추진기)가 필요하다.**

과잉 투여

과잉 투여는 노약자에게 발생할 가능성이 크다. 하지만 조절 절차가 제대로 시행되면 과잉 투여가 될 일은 거의 없다. 과잉 투여의 치료를 위해서는 모르핀 투여를 잠시 중단 하고 약효가 사라지기를 기다린다. 날록손(naloxone)은 거의 필요하지 않지만, 모르핀 효과를 역전시키기 위해 사용할 수도 있다.

과잉 투여를 의심할 수 있는 상황은 다음과 같다.

- 의식 수준과 호흡률의 하락이 동반된다. 특히 호흡수가 분당 6회 이하로 떨어질 경우 이에 해당된다.
- 간대성근경련(myclonic twitching), 동공 수축(constricted pupils), 차갑고 축축한 피부, 골격근 이완(skeletal muscle flaccidity) 등의 징후들이 나타난다.

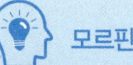

모르핀

- 모르핀은 중간 통증과 강한 통증의 치료에 효과적이고 안전하다.
- 투여 경로와 투여량을 결정하기 위해서는 적절한 통증 진단이 필요하다.
- 침투 시간과 투여 간격을 고려하여 적절한 약을 처방한다.
- 환자를 재진단하고 진통제 반응에 따라 적절한 양의 모르핀을 투여한다. 노약자 및 간질환 환자나 신부전 환자에게는 '적은 양으로 시작해서 천천히 늘려라.'
- 적극적으로 부작용을 치료한다–메스꺼움이나 구토에는 프로클로페라진(prochlorperazine)을 투여한다. 변비를 제외한 부작용들은 대개 2~5일이 지나면 해소된다.
- 변비를 예상하고 배변 요법을 초기부터 시작한다. 대변 연화제[도큐세이트(docusate) 등]만으로는 불충분하기 때문에 차풀 같은 자극제를 함께 사용한다.
- 적정량 투여 시 과잉 투여는 거의 발생하지 않는다. 그러나 의식 수준이 하락하고 호흡수가 분당 6회 이하로 떨어질 경우 또는 동공 수축, 차갑고 축축한 피부, 간대성근경련 같은 징후들이 나타나는지 관찰해야 한다.

REFERENCES

1. Hanks G. Cherry, NI, Fulton M. Opioid analgesic therapy. In: Doyle D. Hanks G, Cherny NI. et al., eds. Oxford Textbook of Palliative Medicine. 3rd ed. New York: Oxford University Press, 2004:316–341.

2. Kansas Foundation for Medical Care (KFMC) Inc. Pain Management Principles and Medications Pocket Guide for the Geriatric Individual. Topeka, Kan: Under contract for the Centers for Medicare & Medicaid Services, an agency of the U.S. Department of Health and Human Services; 2005. Pub. no. 7SOW–KS–NHQI–05–35. Revised July 2005.

3. Storey P, Knight CF. Assessment and Treatment of Pain in the Terminally Ill. UNIPAC Three, Hospice/Palliative Care Training for Physicians. 2nd ed. Glenview, Ill: American Academy of Hospice and Palliative Medicine 2003:39.

제72장

하이드로코돈

하이드로코돈(hydrocodone)은 중간 통증과 중강도의 통증에 사용되는 2단계의 경구용 오피오이드로서, 아세트아미노펜(Acetaminophen)이나 이부로펜(iburophen)과 함께 복합 형태로만 사용될 수 있다. 하이드로코돈 자체에는 최대한계 복용치가 없기 때문에, 이 복합 조성물을 통해 투여량을 제한한다. 복합제는 경구용 정제나 액상 형태로 시중에 판매되며, 복용량은 매우 다양하다.

하이드로코돈 복합제는 필요에 따라 돌발성 통증에 많이 사용되며, 만성 통증의 경우에는 짧은 반감기 때문에 정기적으로 복용해야 한다(구체적인 상표명과 복용량은 〈표72-1〉 참조).

하이드로코돈의 부작용은 모르핀 부작용과 유사하다(제71장 참조).

<표 72-1> 하이드로코돈의 제품명과 복용량(1, 2)

제품명	용량	최대작용 시간	간격	주의사항	설명
하이드로코돈 (hydrocodone)/아세트아미노펜 (acetaminophen) 정				아세트아미노펜 1일 최대 복용량 4g; 노약자나 간질환 환자의 경우 3g; 하이드로코돈의 독성은 모르핀과 유사함.	배변 프로그램을 조기에 시행한다; 낮게 시작한 후 용량을 조절한다.
롤셋(Lorcet)	10/650mg	1시간	4시간	위와 같음.	
롤셋 HD(Lorcet HD)	5/500mg	1시간	4시간	위와 같음.	
롤셋 플러스(Lorcet Plus)	7.5/600mg	1시간	4시간	위와 같음.	
롤탭(Lortab)	2.5/500mg 5/500mg 7.5/500mg 10/500mg	1시간	4시간	위와 같음.	
맥시돈(Maxidone)	10/750mg	1시간	4시간	위와 같음.	
놀코(Norco)	5.325mg 7.5/325mg 10/325mg	1시간	4시간	위와 같음.	
비코딘(Vicodin)	5/500mg	1시간	4시간	위와 같음.	
비코딘 ES(Vicodin ES)	7.5/750	1시간	4시간	위와 같음.	
비코딘 HP(Vicodin HP)	10/650mg	1시간	4시간	위와 같음.	
하이드로코돈/아세트아미노펜 액					
롤탭 엘릭시르(Lortab Elixir)	15mL 당 7.5/500mg	1시간	4시간	위와 같음.	
하이드로코돈/이부로펜 (iburophen) 정				이부로펜 부작용 주의(대부분 위장과 관련됨); 하이드로코돈의 독성은 모르핀과 유사함.	일일 최대복용량은 이부로펜에 의해 결정된다; 배변 프로그램을 조기에 시행한다; 낮게 시작한 후 용량을 조절한다.
비코프로펜(Vicoprofen)	7.5/200mg	1시간	4시간	위와 같음.	위와 같음.
지돈(Zydone)	5/400mg 7.5/400mg 10/400mg	1시간	4시간	위와 같음.	위와 같음.

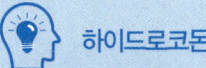 **하이드로코돈**

- 하이드로코돈은 돌발성 통증과 만성 통증을 위해 사용되는 2단계 오피오이드이다.
- 하이드로코돈은 아세트아미노펜이나 이부로펜과 함께 복합 형태로만 사용할 수 있다. 수많은 제품이 존재하며 복용량 또한 다양하다.
- 아세트아미노펜이나 이부로펜은 하이드로코돈 복용량을 제한하는 요소가 된다.
- 부작용은 오피오이드 부작용과 유사하다.

REFERENCES

l. Narcotic analgesics. Monthly Prescribing Reference. March 2006;22:288.

2. Kansas Foundation for Medical Care(KFMC) Inc. Pain Management Principles and Medications Pocket Guide for the Geriatric Individual. Topeka, Kan: Under contract for the Centers for Medicare & Medicaid Services, an agency of the U.S. Department of Health and Human Services; 2005. Pub no. 7SOW-KS-NHQI-05-35. Revised July 2005.

제73장

옥시코돈

옥시코돈(Oxycodone)은 모르핀 합성제로서 경구 투여 시 높은 생리학적 효과를 나타낸다.(1) 옥시코돈은 속효성정제와 지효성 액상 제제 및 복합제로 이용할 수 있다. 옥시코돈의 최대 복용량은 정해져 있지 않지만 아세트아미노펜, 아스피린, 이부로펜 등의 투여량 제한 요소(dose-limiting factor)들과 복합 형태로 사용 시 복용량을 충분히 제한할 수 있다.

최근 들어 옥시콘틴(Oxycontin)의 불법 오남용 사례에 대한 부정적인 보도가 많아졌다. 그러나 완화의료에서 제공하는 적절한 처방을 따른다면, 옥시콘틴은 여전히 효과가 뛰어난 지속성 경구 진통제임에 틀림없다.

권고

• 중간 통증과 강한 통증을 보일 때 투여한다.

구체적인 제품과 복용량

옥시코돈은 다수의 조제약과 복합제에 사용된다. 옥시코돈의 동등진통효과(equianalgesic potency)에 대한 논란은 끊이지 않지만, 현재 대부분의 통증 안내서는 옥시코돈을 동일량의 경구용 모르핀에 비해 1.5대 1의 비율로 더 강력한 효과를 지닌 것으로 보고 있다(경구용 모르핀 30mg = 경구용 옥시코돈 20mg).(2) 동등진통가치는 어디까지나 하나의 기준에 불과하므로, 구체적인 투여량은 반드시 임상적 판단을 거쳐야 한다.

〈표73-1〉은 널리 사용되고 있는 옥시코돈 함유 제품들이다.

부작용

최근의 연구에 의하면 옥시코돈은 다른 오피오이드 제제들과 같은 부작용을 가지고 있는 것으로 나타났다.(4)

- 대표적인 부작용으로는 메스꺼움/구토, 진정 및 변비 등이 있다(제71장 참조).
- 내성, 신체적 의존성이나 정신적 의존성(중독)이 초래될 가능성은 기타 오피오이드 제제들보다 크지 않다.

〈표 73-1〉 널리 사용되는 옥시코돈 함유 제품들

제품명	복용량	최대작용 시간	간격	주의사항	설명
속효성					
옥시IR(OxyIR)과 록시코돈 (Roxicodone) 정	5mg	1시간	3~4시간		
옥시패스트 (OxyFAST) 액	20mg/mL	1시간	3~4시간		
록시코돈 액	1mg/mL와 20mg/mL	1시간	3~4시간		
복합제					
옥시코돈/아세트아미노펜					
퍼코셋(Percocet)	2.5/325 5/325 7.5/500 10/325 10/650	1시간	3~4시간	복합제의 1일 최대 복용량은 아세트 아미노펜 4,000mg에 의해 제한된 것이다.	노약자의 경우 아세 트아미노펜의 복용량 을 줄인다.
록시셋(Roxicet)	5/325 5/500	1시간	3~4시간	위와 같음.	위와 같음.
틸록스(Tylox)	5/500	1시간	3~4시간	위와 같음.	위와 같음.
옥시코돈/아스피린					
퍼코댄 (Percodan)	2.5/325 5/325	1시간	3~4시간	아스피린 관련 주 의사항	

제품명	복용량	최대작용 시간	간격	주의사항	설명
옥시코돈/이부로펜					
콤부녹스 (Combunox)	5/400	1시간	3~4시간	이부로펜 관련 주의사항.	노약자는 이부로펜 복용을 피한다; 위장에 주의.
지효성					
옥시콘틴 (Oxycontin)	10mg 20mg 40mg 80mg	대략 1시간 (3); 24시간 항정상태 (steady state)	8~12시간	알약을 쪼개거나 가루로 만들지 않는다; 직장으로 사용하지 않는다.	지효성 모르핀 제품보다 더 비싸다 (6~10배); 돌발성 통증에 대해 속효성약을 복용한다.

 옥시코돈

- 옥시코돈은 중간 통증과 강한 통증에 효과적이고 경구용 정제, 지효성 정제, 액제 등을 포함한 여러 조제약들과(아세트아미노펜, 아스피린이나 이부로펜과 복합된 형태로) 여러 복합제들에 사용된다.
- 옥시코돈의 최대 복용량은 정해져 있지 않다. 그러나 복합제에 사용된 제제들은 각별한 주의가 필요하다(아세트아미노펜 복용량은 24시간 이내 4g 미만으로 제한한다. 간질환 환자나 노약자에게는 더 많이 제한한다).
- 진통효과는 모르핀보다 1.5배 더 강하다.
- 부작용은 모르핀의 부작용과 동일하다.
- 옥시콘틴(지효성)은 기타 오피오이드 제제들보다 값이 더 비싸다.

REFERENCES

1. Kalso E, Vainio A. Morphine and oxycodone hydrochloride in the management of cancer pain. Clin Pharmacol Ther. 1990;47:639-646.

2. Kansas Foundation for Medical Care (KFMC) Inc. Pain Management Principles and Medicalions Pocket Guide for the Geriatric Individual. Topeka, Kan: Under contract for the Centers for Medicare & Medicaid Services, an agency of the U.S. Department of Health and Human Services; 2005. Pub no. 7S0W-KS-NHQI-05-35. Revised July 2005.

3. Hanks G, Cherry, NI, Fulton M. Opioid analgesic therapy. In: Doyle D, Hanks G, Cherny NI, et al., eds. Oxford Textbook of Palliative Medicine. 3rd ed. New York: Oxford University Press; 2004:325.

4. Weissman DE. OxyContin. Fast Facts and Concepts #80 . Milwaukee: The Medical College of Wisconsin; 2002. Available at: http://www.eperc.mcw.eduifaslFactlfC80.htrn. Accessed March 8, 2006.

제74장

메타돈

메타돈(methadone)은 수십 년 동안 사용된 강력한 오피오이드 작용제이다. 특히 최근에는 저렴한 비용과 신경병성 통증에 대한 효과 때문에 완화의료계의 주목을 받기 시작했다.(1) 미국 마약단속국(DEA)이 발행한 2급 규제약물(Schedule II) 관리자격증을 보유한 의사라면 '통증치료'를 위해 메타돈을 처방할 수 있지만 '중독치료'를 위해 메타돈을 사용하기 위해서는 특별한 허가증을 가지고 있어야 한다. 구분을 분명히 짓기 위해 처방전에 '통증치료용(for pain)'을 구체적으로 기입하는 것이 좋다.

권고

중간 통증과 강한 만성 통증.

• 내장통과 신경통에 효과가 뛰어나다.

구체적 정보

메타돈은 다음과 같은 형태로 사용할 수 있다.

• 정제(Dolophine) 5mg · 20mg · 40mg(거의 없음). 좌약으로도 사용된다.
• 액제(포괄적인 메나돈) 1mg/mL, 2mg/mL 또는 10mg/mL.
• 주사제는 10mg/mL. 정맥주사(IV)로만 사용하고 근육주사(IM)나 피하주사(SC)는 피

부 염증을 일으킬 수 있으므로 사용이 제한된다.
- 메타돈은 최대 투여량이 없다.

특징

모르핀 및 다른 오피오이드들과 비교해봤을 때, 메타돈은 특별한 주의를 요하는 고유의 특징들을 가지고 있다.

- 메타돈의 반감기(half-life)는 변동이 심하고, 150시간 이상으로 매우 긴 편이다. 한 번 투여할 때마다 축적된다.
- 메타돈의 진통효과는 항정상태에 도달한 이후에 6~12시간 정도 지속된다.
- 메타돈의 긴 반감기는 노약자에게 진정이나 호흡저하 같은 부작용을 일으킬 수 있는 과잉투여의 원인이 된다.
- 그러므로 적정(titration; 滴定)은 매 4~7일 사이 한 번 수행 복용량 조정을 매우 느리게 해야만 한다.(2, 3) 다른 중독성 진통제에 사용되는 빠른 적정(滴定) 가이드 라인이 적용되지 않으면 위험할 수도 있다.
- 메타돈은 신속한 약물용량조절(dose adjustments)이 필요한 극심한 통증의 환자에게는 좋은 선택이 아니다.
- 메타돈에는 신장대사에 필요한 물질들이 없기 때문에 신부전이 있는 경우 용량 조절은 필요하지 않다.
- 메타돈은 다른 오피오이드들보다 신경통에 효과가 더 뛰어나다.
- 메타돈은 시토크롬 P450(Cytochrome P450) 효소를 통해 대사작용이 가능해진다.
  - 메타돈 농도는 아미트리프탈린(Amitriptyline), 시프로플록사신(Ciprofloxacin), 디아제팜(Diazepam), 플루코나졸(Fluconazole), 에리트로마이신(Erythromycin), 메트로니다졸(Metronidazole), 프로폭시펜(Propoxyphene), 스피로놀락톤(Spironolactone), 포도주스 등에 의해 올라간다.
  - 메타돈 농도는 리팜핀(Rifampin), 페니토인(Phenytoin), 카르바마제핀(Carbamazepine) 및 다수의 항레트로바이러스 약물(Antiretrovirals)에 의해 떨어진다.

272

- 메타돈은 값이 저렴하며, 부작용이나 다행증(Euphoria; 감정의 흥분성 장애)이 거의 발생하지 않는 훌륭한 진통제이다.

투여

메타돈의 경우 정확한 투여량을 결정하기가 굉장히 어렵다. 따라서 환자들에게 즉각적인 효과를 기대하지 말 것을 반드시 통지해야 한다. 메타돈에 대한 선입견 때문에 일부 환자들은 메타돈 중독을 염려한다. 따라서 메타돈을 통해 좋은 결과를 얻어내기 위해서는 환자의 협조가 무엇보다 중요하다.

항정상태에 도달하게 되면(대략 5~7일 정도), 8~12시간마다 메타돈을 투여한다. 때로는 4~8시간마다 투여해야 할 상황이 일시적으로 생길 수 있다.(3)

모르핀에서 메타돈으로 전환하는 문제는 논란의 여지가 많다. 환자에게 처음으로 메타돈을 처방할 때는 전문가와 상담하는 것이 바람직하다. 〈표 74-1〉는 일반적으로 통용되는 메타돈 전환 지침이다.(4)

〈표 74-1〉 모르핀/메타돈 전환 지침

경구용 모르핀 1일 투여량:	
• 〈 100mg	모르핀 대 메타돈 3:1 사용
• 101~300mg	5:1 사용
• 301~600mg	10:1 사용
• 601~800mg	12:1 사용
• 801~1,000mg	15:1 사용
• 〉1,000mg	20:1 사용

 메타돈

- 메타돈은 만성적 중간 통증과 강한 통증 그리고 신경통에 권장된다. 여러 독특한 특징들이 있기 때문에 모르핀보다 더 세심한 주의를 기울여야 한다.
- 메타돈은 매우 가변적이면서 긴 반감기를 가지고 있기 때문에 약물 축적의 위험이 있다.

- 투여 간격을 4~7일보다 더 좁혀서는 안 된다.
- 신부전 환자에게는 메타돈의 용량을 조절할 필요가 없다.
- 메타돈의 대사작용을 위해 시토크롬 P450 효소가 필요하다.
- 모르핀에서 메타돈으로 전환하기 위해서는 특별한 조치가 요구된다.
- 처방전에 '통증치료용'이라고 기록하라.

REFERENCES

1. Gazelle G, Fine PG. Methadone for the treatment of pain. Fast Facts and Concepts #75. Milwaukee: The Medical College of Wisconsin; 2002. Available at: http://www.eperc.mcw.edu/fastFact/ff_75.htm. Accessed April 1, 2006.
2. Bruera E, Sweeney C. Methadone use in cancer patients with pain: A review. J Palliat Med. 2002;5:127-1 38.
3. Hanks G, Cherry, NI, Fulton M. Opioid analgesic therapy. In: Doyle D, Hanks G, Cherny NI, et al., eds. Oxford Textbook of Palliative Medicine. 3rd ed. New York: Oxford University Press; 2004:324-325.
4. Gazelle G, Fine PG. Methadone for pain: no. 75. J Palliat Med. 2004;7:303-304.

제75장

가바펜틴

가바펜틴(gabapentin)은 만성 신경통의 치료에 널리 사용된다. 수많은 임상연구에 따르면 가바펜틴은 당뇨신경병증(diabetic neuropathy), 암성 통증증후군(cancer pain syndrome), 에이즈바이러스 감염에 의한 통증 같은 신경병성 통증 치료에 위약(placebo)보다 더 효과적이다.(1)

아미트리프틸린(Amitriptyline)/엘라빌(Elavil) 같은 삼환계 항우울제가 전통적으로 신경병성 통증에 사용되었으며, 이에 대한 연구가 폭넓게 진행되었다. 아미트리프틸린은 가바펜틴과 비슷한 효능을 가지고 있지만(2) 특히 노년층 환자에게 훨씬 심각한 부작용을 초래하는 것으로 보인다.(3)

세부사항

가바펜틴을 통증 치료에 사용하기 위해서는 환자가 신경근(nerve root)이나 손·발 부위(sotcking/glove distribution)에 신경성 통증증후군-날카롭고 쑤시는 듯한 통증 및 난자통(lancinating pain)이나 타는 듯한 통증-을 가지고 있는지 반드시 검사해야 한다.

다음은 가바펜틴의 구체적인 특징들이다.

• 정확한 작용 메커니즘과 위치는 알려져 있지 않다.
• 가바펜틴은 삼환계 항우울제(아미트리프틸린)보다 부작용이 적으며 내성이 적다.
• 혈중 농도는 실험관찰이 필요 없다.

- 가바펜틴은 100mg·300mg·400mg 캡슐형과 400mg·800mg짜리 정제형, 액상형 (5mL당 250mg)으로 이용할 수 있다.

- 일부 환자에게는 비용이 문제가 될 수 있다.

- 1일 3회 투여 시 1일 총 용량 900~3,600mg으로 간단하게 조절할 수 있다.

- 성인 용량: 1일 100mg에서 1일 3회 100mg 정도로 낮게 시작하고 통증이 완화될 때까지 1~3일 100~300mg으로 양을 늘린다(전형적인 스케줄을 따르면 첫째 날과 둘째 날 취침 시 300mg, 셋째 날과 넷째 날 1일 2회 300mg, 다섯째 날과 여섯째 날 1일 2회 600mg, 일 곱째 날 이후 1일 3회 600mg씩 양을 늘릴 수 있다).(4) 투여량은 더 늘릴 수 있다.

- 노약자 환자에게는 점진적으로 용량을 조절해서 투여한다.

- 신장질환이 있는 경우에는 투여량을 줄인다.(5) 크레아티닌 청소율(creatinine clear- ance)이 30~59일 때 최대 투여량은 1일 2회 400~1,400mg이다. 또한 크레아티닌 청소 율이 15~29일 때의 최대 투여량은 1일 200~700mg이고, 크레아티닌 청소율이 15를 초 과할 때의 최대 투여량은 1일 100~300mg이다.

- 혈액 투석: 매 투석 이후 최대 투여량은 125~350mg이다.

거부반응

흔히 발생하는 부작용을 예방하는 데는 느린 용량 조절이 도움이 된다. 투여량이 일정 하다면, 부작용은 며칠 이내로 해소된다. 환자가 부작용을 견딜 수 있으면 다시 투여할 수 있다.

일반적인 거부반응들은 다음과 같다.

- 진정 또는 졸림
- 의식 장애
- 현기증
- 운동 실조증(ataxia) 또는 이상 보행(abnormal gait)
- 위장 장애
- 말초부종(peripheral edema)

가바펜틴

- 가바펜틴은 신경병성 통증에 효과적이다.
- 삼환계 항우울제는 가바펜틴만큼 효과적이면서 저렴하지만, 더 많은 부작용들을 가지고 있다.
- 가바펜틴을 사용하기 전에 환자가 신경병성 증상들을 나타내는지 반드시 점검한다.
- 일반적인 투여량은 900~3,600mg 혹은 그 이상이다.
- 반드시 적정량을 투여한다.
- 부작용은 적정량의 투여가 일정하게 시행되면 대부분 해소된다.

REFERENCES

1. Corbett CF. Practical management of patients with painful diabetic neuropathy. Diabetes Educ. 2005 Jul-Aug; 31:523-540.

2. Wiffen PJ, McQuay HJ, Edwards JE, et al. Gabapentin for acute and chronic pain. Cochrane Database Syst Rev. 2oo5;(3):CD005452. Available at: www.cochrane.org/newslett/Neurologi- calNetworkOrangePages12006.pdf.

3. Beers MH. Explicit criteria for determining potentially inappropriate medication use by the el- derly [abstract]. Arch Intern Med. 1977;157:1531-1536.

4. Kishore A, King L. Gabapentin for neuropathic pain. Fast Facts and Concepts # 49. Milwaukee: The Medical College of Wisconsin. Available at: http://www.eperc.mcw.edu/fastFact/ff_49.htm. Accessed April 11, 2006.

5. Monthly Prescribing Reference. March 2006;22:282.

제76장

날록손

날록손(Naloxone)[나르칸(Narcan)으로 부르기도 함]은 오피오이드의 효과를 역전시키기 위해 사용되는 반합성 오피오이드 길항제(semisynthetic opioid antagonist)이다. 이론적으로 이 약은 오피오이드에 의해 유발된 중추신경 및 호흡기능 저하(CNS/respiratory depression)를 회복시키기 위해 권장된다. 그러나 오피오이드로 인한 호흡수 저하나 약한 진정이 생리학적으로 정상적인 반응임에도 불구하고 날록손을 주입하는 오용 사례가 적지 않다.(1)

권고사항

오피오이드를 투약한 뒤 잠을 자는 동안 호흡수가 떨어지는 것은 정상적인 현상이다. 게다가 한동안 통증 치료를 받지 않던 환자가 마침내 통증이 조절되어 진정을 할 수 있게 될 때 '회복 수면(restorative sleep; 수면이 며칠 동안 계속될 수도 있다)'을 경험하게 된다. 이와 같은 경우에는 날록손을 투여할 필요가 없다.

완화의료에서 날록손을 사용하기 위해 필요한 권고조치들은 다음과 같다.

- 오피오이드에 의해 심각한 중추신경 저하(CNS depression; 의식 수준에 심각한 변화를 가져오는 특징이 있다)가 일어날 때는 날록손을 권고한다.
  - 환자가 깨어나기 힘들거나 깰 수 없는 상태여야 한다. 만일 환자가 말을 통한 자극이나 불빛에 의해 깨어난다면 오피오이드의 과잉 투여와 관련이 없다.

- 낮은 산소포화도나 저혈압 등의 부적절한 환기가 이루어졌다면 환자는 분당 8회 이하의 얕은 호흡수를 나타내게 된다. 어떤 사람들은 평상시에도 취침 중 분당 6~8회의 호흡수를 가진다. 그럴 경우에는 충분히 산소를 공급받고 있는 것으로 봐야 한다.
- 오피오이드 과잉투여 시 일어날 수 있는 일들은 순서대로 예측이 가능하다는 사실을 명심하라.

  졸음이 오기 시작한다→ 더 많이 진정된다→ 의식이 점점 흐려진다→ 혼수상태에 빠진다→ 호흡저하가 발생한다→ 심각한 호흡저하로 이어진다.

  적정량이 투여된다면 이러한 예상 단계들을 거치지 않은 채 환자가 곧바로 사망하는 경우는 거의 없다.

비권고사항

날록손은 다음과 같은 환자들에게는 권고하지 않는다.

- 오피오이드를 투여받고 있는 임종기 환자. 임종기 환자는 어느 시점에 다다르면 의식 저하(altered mentation)와 호흡저하 등을 나타낸다. 이럴 때 날록손을 투여하는 것은 통증이 갑작스럽게 다시 시작되는 원인이 될 수 있다.
- 메스꺼움, 구토, 변비, 두드러기, 동시다발적인 간대성근경련 같은 오피오이드 부작용은 앞에서 상세히 설명한 방법에 따라 조절할 수 있다.

사용법

환자가 정말로 오피오이드에 기인한 심각한 중추신경 저하나 호흡저하를 겪고 있는 것으로 판명되면 다음과 같은 조치를 취한다.

- 오피오이드의 투여를 중단한다.
- 환자를 관찰하고, 가능하다면 오피오이드 효과가 없어질 때까지 기다린다. 마지막으로 투여한 오피오이드가 최대 작용시간에 도달한 뒤에 조치를 취하는 것이 대단히 바람직하다.

- "심호흡을 해보세요!" 같은 말로 환자의 호흡을 유도한다. 대다수의 환자들은 이에 반응을 보인다.
- 날록손 투여 후 흡인(aspiration)을 예방하기 위해 혼수상태에 있는 환자에게 기관내관 삽입을 고려해본다.
- 총 용량을 10mL로 만들기 위해 날록손(0.4mg) 1앰플을 생리식염수에 희석한다. 희석물 1mL=날록손 0.04mg(1:10)이다.
- 환자의 호흡수나 의식 반응에 따라 조절하면서 1~2분 간격으로 희석액의 1회분(1mL)을 정맥 투여한다. 이와 같은 완만한 조절은 오피오이드의 급성 금단이나 강한 통증의 재발을 예방한다. 일반적으로 희석액 2~4mL를 투여한 이후에 반응이 나타난다. 희석되지 않은 앰플 총량을 한꺼번에 주입해서는 안 된다.
- 만일 환자가 설명대로 투여한 2앰플(0.8mg)에도 반응하지 않는다면, 진정이나 호흡저하의 다른 원인을 찾아본다.
- 날록손의 작용기간은 다른 일회성 오피오이드들보다 짧다는 사실을 명심하자. 즉, 추가 투여 또는 지속적인 주입이 필요할 수 있기 때문에 환자를 더 자주 살펴봐야 한다.
- 더 낮은 용량으로 오피오이드 투여를 재개하기 전에 환자를 다시 철저히 검진한다.

부작용

오피오이드의 급성 금단 및 급속한 통증 재발 이외에도 날록손에는 다음과 같은 부작용들이 있다.(4)

- 심박 정지/심실세동
- 폐부종(pulmonary edema)
- 고혈압/저혈압
- 발작
- 메스꺼움/구토

날록손

- 날록손(나르칸)은 오피오이드의 효과를 역전시키기 위해 사용된다.
- 날록손은 통증 조절을 위해 적정량의 오피오이드를 투여받고 있는 환자에게 심각한 금단 증세나 통증 재발을 일으킬 수 있다.
- 날록손은 완화의료 환자에게 강하게 권고될 때만 사용해야 한다. 오피오이드를 중단하고 나서 약효가 사라질 때까지 기다렸다가 사용하는 것이 바람직하다.
- 날록손은 심각한 중추신경 저하나 호흡저하가 나타나는 환자에게만 투여해야 한다.
- 사용이 권고된다면, 날록손을 1:10 비율로 염분에 희석한 다음 환자의 반응이 일어날 때까지 적정량 1회분 1mL를 정맥 투여한다. 2앰플(0.8mg)을 투여한 이후에도 차도가 없다면 진단을 재검토한다.

REFERENCES

1. Dunwoody CJ, Arnold R. Using naloxone. Fast Facts and Concepts #39. Milwaukee: The Medical College of Wisconsin; 2002. Available at: http://www.eperc.mcw.edu/fastFact/ff_39.htm. Accessed April 22, 2006.
2. Foley K. A 44-year-old woman with severe pain at the end of life. JAMA. 1999; 281:1937–1945.
3. Hanks G, Cherry, NI, Fulton M. Opioid analgesic therapy. In: Doyle D, Hanks G, Cherny NI, et al., eds. Oxford Textbook of Palliative Medicine. 3rd ed. New York: Oxford University Press; 2004:335.
4. Fang E., ed. Epocrates Rx, Version 7.02. Updated October 22, 2005.

제77장

메페리딘: 비추천 진통제

메페리딘(meperidine)/데메롤(Demerol)은 약한 오피오이드 합성 진통제로서 완화의료의 유용성을 떨어트리는 부작용들을 가지고 있다.(1) 최근까지 메페리딘은 수술 후 통증 조절을 위해 널리 사용되었으며, 이는 다른 종류의 통증 조절에까지 이어졌다. 그러나 메페리딘은 수많은 문제점들을 갖고 있기 때문에 더 이상 만성 통증이나 급성 통증에 추천되지 않는다.(2)

메페리딘의 문제점

메레피딘에는 통증 치료에 바람직하지 않은 여러 문제점들이 있다.

• 매우 약한 효능: 메페리딘 75~100mg은 비경구용 모르핀 10mg과 같고, 메페리딘 300mg은 경구용 모르핀 30mg과 같다.

• 짧은 작용 시간: 2.5~3.5시간

• 독성 신진대사물(toxic metabolites): 독성 대사물질인 노르메페리딘(normeperidine)의 축적은 모 화합물(parent compound)로서 경련성 작용을 두 배로 늘리고 진통 작용을 절반으로 낮춘다.(3) 다음은 메페리딘의 일반적인 부작용들이다.

  · 중추신경 자극

  · 간대성근경련

  · 섬망

· 발작

미신

1990년 이후에 출판된《통증 조절을 위한 임상진료지침》(Clinical Practice Guidelines)은 메페리딘(데메롤)이 만성 통증 치료에 권장되지 않는다고 명시하고 있다. 이 지침에서는 메페리딘이 다음과 같은 통증의 치료에 유리하게 작용한다는 기존 시각을 뒷받침해 줄 만한 확실한 자료들을 찾아보기 힘들다.

• 겸상적혈구 질환에 의한 통증(sickle cell pain)(4)

• 췌장염(pancreatitis)에 의한 통증(5)

• 담석산통(biliary colic)

 메페리딘

다른 훌륭한 진통제들이 많기 때문에 통증치료에 메페리딘을 사용할 이유가 없다.

REFERENCES

1. Hanks G, Cherry, NI, Fulton M. Opioid analgesic therapy. In: Doyle D, Hanks G, Cherny NI, et al., eds. Oxford Textbook of Palliative Medicine. 3rd ed. New York: Oxford University Press; 2004:316–341.

2. Weissman DE. Meperidine for pain: what's all the fuss? Fast Facts and Concepts #71. 2002 Milwaukee: The Medical College of Wisconsin; 2002. Available at: http://www.eperc.mcw.edu/fastFact/ff_71.htm. Accessed March 27, 2006.

3. Simopoulos TT. Smith HS. Peeters–Asdourian, et al. Use of meperidine in patient–controlled analgesia and the development of a normeperidine toxic reaction. Arch Surg. 2002;137:84–88.

4. Guideline for the Management of Acute and Chronic Pain in Sickle Cell Disease. Glenview, Ill: American Pain Society; 1999.

5. Isenhower HL, Mueller BA. Selection of narcotic analgesics for pain associated with pancreatitis. Am J Health Syst Pharm 1998;55:480–486.

제78장

프로폭시펜

프로폭시펜(propoxyphene)/다르본(Darvon), 다르보셋(Darvocet)은 급성 통증이나 만성 통증의 정기적인 치료에 권장되지 않는다.(1) 그럼에도 프로폭시펜이 아세트아미노펜보다 더 강력하고 오피오이드처럼 마약성 진통제가 아니라는 잘못된 추정 때문에 계속해서 자주 처방되고 있다.(2)

프로폭시펜의 문제점

많은 임상실험에 따르면 프로폭시펜은 위약과 동일한 진통효과를 가지고 있다.(3) 아세트아미노펜과 복합된 형태로 사용될 때는 아세트아미노펜이나 아스피린과 거의 동일한 진통효과를 지닌다.(4) 그러나 위약과 아세트아미노펜 또는 아스피린과 비교해봤을 때, 프로폭시펜은 다음과 같은 부작용들을 크게 증가시키는 것으로 나타났다.(5)

- 매우 낮은 효능
- 중추신경 저하/진정
- 중독 가능성
- 간독성/신독성 약물 용량 조절
- 메스꺼움/구토
- 현기증
- 발작

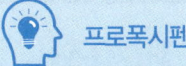

프로폭시펜

- 프로폭시펜은 아세트아미노펜에 추가로 사용될 경우 극소량만을 제공한다.
- 그러나 프로폭시펜은 심각한 부작용들을 일으킬 가능성이 매우 크기 때문에 권장되지 않는다.

REFERENCES

1. Zhan C, Sangl J, Bierman AS, et al. Potentially inappropriate medication use in the community dwelling elderly—findings from the 1996 medical expenditure panel survey. JAMA. 2001;286:2823–2829.

2. Kamal-Bahl S, Stuart BC, Beers MH. Am J Geriatr Pharmacother. 2005;3:186-1 95.

3. LiWan Po A, Zhang WY. Systematic overview of co-proxamol to assess analgesic effects of addition of dextropropoxyphene to paracetamol. BMJ 1997;315:1565–1571.

4. Miller RR. Propoxyphene: a review. Am J Hosp Pharm. 1977;34:413–423.

5. Sachs CJ. Oral analgesics for acute nonspecific pain. Am Fam Physician. 2005;71:913–918.

제79장

신경차단술

세계보건기구가 제시한 진통제사다리(Analgesic ladder)에 명시된 전신 진통제만으로 통증이 제대로 조절되지 않는 경우가 간혹 발생한다. 이때는 진통제사다리를 중재적 신경차단마취제(interventional anesthetic nerve blocks)를 포함한 4단계까지 확장시켜야 한다.(1) 이러한 처치는 주로 마취과 의사나 통증 전문가에 의해 시행된다.

통증 조절을 위한 신경차단마취법은 전신 진통제의 사용을 방해하지 않는다. 전신 마취제와 중재적 신경차단술의 결합은 대체로 가장 효과적인 통증 완화를 가져온다.

적용

지난 10년 간, 고주파신경절제술(radiofrequency neural ablation)과 보툴리눔 독소(botulinum toxin) 주사 같은 신경차단법이 크게 보편화되었다. 다음과 같이 환자와 관련된 요인이나 질병인자 등이 전신마취제의 효과를 제한하게 된다면, 중재적 신경차단 치료법을 적용시킬 필요가 있다.(2)

- 신경병성 통증이 다른 치료법들에 반응하지 않는다.
- 암세포가 신경조직에 침투하면서 발생하는 저항성 암성 통증(resistant cancer pain). [예: 판코스트 종양(pancoast tumor)의 상완신경총(branchial plexus) 침투].
- 강도 변동이 매우 심한 통증
- 전신 마취제에 (통제할 수 없을 정도로) 심각한 부작용을 일으킨 환자.

• 적정량의 전신마취제나 다른 통증완화요법에 의해 조절되지 않는 만성 통증

차단술의 유형

적합한 기술을 적용하여 말초신경(peripheral nerve), 신경총(nerve plexus), 척수신경 (spinal nerve) 등 거의 모든 신경들을 차단할 수 있다. 국소마취제(Lidocaine; 리도카인)가 하나의 예가 될 수 있으며, 이러한 유형의 차단술은 연속적인 융합술을 위한 카테터 장착을 위해 수정될 수 있다. 유치도뇨관(indwelling catheter) 합병증을 제거하기 위한 영구 차단법이 선호되며, (알코올이나 페놀을 주입하는) 화학소거요법(chemical destructive techniques), (신경을 절단하는) 고주파 절제술(radiofrequency lesioning), (신경을 냉동 마취시키는) 냉각진통법(cryoanalgesia), 보툴리늄 독소 주사 등이 이에 해당된다. 성공적인 결과를 이끌어내기 위해서는 전문적인 차단 기술이 요구된다.

다음은 일반적인 신경차단술과 그것이 사용되는 이유이다.

• 통증유발점 주사(trigger point injection): 통증 위치가 분명한 피부 표면의 통증(super-ficial pain)

• 성상신경절 차단술(stellate ganglion block): 판코스트 종양이나 레이노병(Raynaud's disease) 등의 상지통증(upper extremity pain)

• 복강신경총 차단술(celiac plexus block): 췌장암이나 복부전이(abdominal metastasis) 등으로 인한 내장통

• 요부교감신경절 차단술(lumber sympathetic block): 신경병증(neuropathy)이나 다리 궤양(leg ulceration), 혈관부전증(vascular insufficiency) 등의 만성 하지통증(intratable lower extremity pain)

• 상하복부경총 차단술(superior hypogastric plexus block): 부인암(gynecological can-cer), 대장암(colorectal cancer), 비뇨생식기암(genitourinary cancer) 등으로 인한 골반통(pelvic pain)

• 외톨이 교감신경절 차단술(ganglion impar block): 만성 직장통이나 회음부 통증(peri-neal pain)

주의사항

차단술은 만병통치약이 아니며, 심각한 부작용을 가지고 있다.(3) 차단술은 전신마취제의 적절한 투여 이후에도 통증이 충분히 조절되지 못하는 환자들을 위해 남겨둔 것이다. 따라서 차단술은 전신마취제의 필요성을 배제하지 않는다.

 차단술

- 신경차단술은 세계건강보건기구 진통사다리에 명시된 진통제의 투여 이후에도 통증이 조절되지 않는 환자들을 위한 선택사항이다.
- 거의 모든 신경들이 차단될 수 있다.
- 차단술의 성공은 전문적인 신경 차단 기술과 직결된다(상담이 필요함).
- 전신 진통제는 성공적인 차단 이후에도 여전히 필요하지만 투여량은 거의 감소된다.
- 신경차단술을 권장하기 전에 환자를 면밀히 검진한다.

REFERENCES

1. Swarm RA, Karanikolas M, Cousins MJ. Anaesthetic techniques for pain control. In: Doyle D, Hanks G, Cherny NI, et al., eds. Oxford Textbook of Palliative Medicine. 3rd ed. New York: Oxford University Press; 2004:316–341.

2. Mercadante S, Portenoy RK. Opioid poorly-responsive cancer pain. Part I: Clinical considerations. J Pain Symptom Manage. 2001;21:144–150.

3. Reisfield GM, Wilson GR. Blocks of the sympathetic axis for visceral pain. Fast Facts and Concepts #97. Milwaukee: The Medical College of Wisconsin; 2002. Available at: http://www.eperc.mcw.edu/fastFact/ff_97.htm. Accessed May 6, 2006.

제80장

중독과 통증

임종기 돌봄의 합법적인 통증 치료를 받는 환자가 중독을 일으킬 일은 거의 없다.(1~3) 중독이 되면 약물 사용으로 인해 기능력이 떨어지지만, 통증 환자는 같은 약물의 사용으로 오히려 기능력이 향상된다.(4)

최적의 통증 완화 효과를 거두려면 약물 중독, 내성, 의존성의 차이점을 제대로 구별할 수 있어야 한다.(5)

내성

> **정의: 동일한 치료효과를 얻기 위해 시간이 갈수록 약물 용량을 증가시키는 것.**

- 심각한 오피오이드 내성은 통증 환자에게 드문 현상이다.(6)
- 정확한 오피오이드 투여량이 결정되면 장기간 동안 같은 투여량을 유지할 수 있다.
- 투여량을 증가할 필요가 있다면 이는 대개 진행성 질병과 관련된다.
- 내성 자체는 중독 증상이 아니다.
- 많은 약물들은 내성을 초래한다.

신체적 의존성

- 많은 약물들이 보여주는 보편적인 현상이다. 예: 벤조디아제핀, 베타 차단제, 클로니딘, 코르티코스테로이드, 인슐린.
- 의존성은 통증 환자에게 나타나지 않을 수도 있다.
- 환자의 기능력이 향상되기도 한다.
- 의존성은 중독과 다르다.

정신적 중독

- 해로움에도 불구하고 약물을 끊지 못한다.
- 환자의 기능력이 강화되기보다 오히려 손상된다.
- 통제력 상실
- 강박적인 약물 사용
- 내성과 신체적 의존성이 흔히 발생한다.
- 보고에 의하면, 치료용 목적으로 사용된 오피오이드는 정신적 중독을 거의 초래하지 않는 것으로 나타났다.

약물추구행동

불행히도, 합법적으로 통증을 치료하기 위해 노력하는 의사들이 약물을 추구하는 환자의 농간에 넘어가는 일이 자주 일어난다. 속을지도 모른다는 두려움은 통증을 제대로 또는 아예 치료하지 않도록 이끌기도 한다. 철저한 진단이 책임감 있게 약을 복용할 환자와 그렇지 않을 환자를 구분하도록 도와줄 것이다. 확실한 것은 시간이 가면 약물 남용이나 중독 패턴이 분명하게 드러난다는 것이다.

약물추구 환자들의 공통된 위험요소와 그들이 자주 사용하는 술책들은 아래와 같다. 그러나 여기에 제시된 특징 한두 개만 가지고 약물 남용을 판단해서는 안 된다(유사 중독을 기억할 것). 중요한 것은 행동 패턴임을 잊지 말아야 한다.

- 과거의 약물 남용 경력
- 첫 방문부터 비중독성의 약품들에 알레르기가 있다거나 그 약품들이 효과가 없다는 식으로 이야기하면서 (높은 시가의) 규제 약품을 처방해달라고 요구한다.
- '닥터 쇼핑(doctor shopping; 어떤 의학적인 소견에도 신뢰감을 갖지 못하고 여러 병원을 오가며 진단을 받는 행위)'을 하거나 여러 약국들을 전전한다.
- 병상(pathology)을 확증하기 위한 실험실 검사나 방사선 검사를 거부한다.
- 다양한 변명을 늘어놓으며 이전 진료기록을 보여주지 않는다.
- 객관적인 증거(이력, 증거자료)에서 벗어난 증상들을 가지고 있다고 주장한다.
- 약을 자주 잊어버리거나 도난당한다—약을 잃어버린 이유에 대해 정말 다양한 핑계를 대곤 한다.
- 부정적인 환경—법적 문제나 사회적 문제, 가정사
- 가족이나 친구 등 마약 문화에 젖어 있는 사람들과의 접촉
- 약속 준수나 위탁 등을 신뢰할 수 없다.
- 처방한 대로 약을 복용하지 않는다—자주 추가 복용한다.
- 지나칠 정도로 과다 복용한다.
- 거절 시 의사에게 처방을 강요한다. 대부분의 의사들이 대립을 피하고 싶어하기 때문에 약물추구 환자들은 이 점을 이용한다. 그러므로 이러한 행동은 거의 사기라고 보면 된다.

안전조치

의사들은 속을지도 모른다는 혹은 규제기관으로부터 징계 처분을 받을지도 모른다는 두려움 때문에 적절한 통증 치료를 거부해서는 안 된다.(7) 다음은 이러한 두려움들을 최소화하는 데 도움이 되는 전문적인 안전조치들이다.

• 통증 치료와 중독에 대한 지식을 보유한다.
• 규제 약물을 사용할 때는 체계적인 치료계획을 적용한다.
• 환자가 처방을 받은 날짜와 정확한 용량을 기록한다.
• 처방전을 변경하기 어렵게 만든다. 예를 들어, 숫자를 기록할 때 '100'으로 쉽게 고칠 수 있는 '10' 대신 '십'으로 작성한다.
• 처방전 묶음과 마약단속청 허가번호(DEA numbers)를 안전하게 보관한다.
• '통증치료 계약서'의 작성이 외래환자와 여러 특별한 경우들에 도움이 될 것이다. 그러나 통증치료 계약서는 대체적으로 완화의료 환자들에게는 불만사항이기 때문에 의무적으로 작성해야 되는 것은 아니다.
• 환자의 기능력을 기록한다.

 통증과 중독

• 내성: 동일한 효과를 얻기 위해 약을 증가시키려는 욕구.
• 신체적 의존성: 약을 갑자기 중단하면 금단이 일어난다.
  오피오이드 내성과 신체적 의존성은 '중독'과 같지 않다.
• 정신적 중독: 해로움에도 불구하고 약물 사용을 끊지 못한다.
  중독은 통증 치료에 드문 현상이다.
  적절한 통증 치료는 환자의 기능과 삶의 질을 향상시키는 반면, 중독은 장애의 원인이 된다.

REFERENCES

1. Portenoy RK. Opioid therapy for chronic nonmalignant pain: a review of the critical issues, I: special section on opioids for nonmalignant pain. J Pain Symptom Manage. 1996;11;203–217.

2. Savage SR. Opioid use in the management of chronic pain. Med Clin North Am. 1999;83;761–786.

3. Portenoy RK, Payne R. Acute and chronic pain. In: Lowinson JH, Ruiz P, Millman RB, eds. Substance Abuse: A Comprehensive Textbook. 2nd ed. Baltimore: Williams & Wilkins; 1992:691–721.

4. Sees KL, Clark HW. Opioid use in the treatment of chronic pain: assessment of addiction. J Pain Symptom Manage. 1993;8:257–264.

5. AHCPR Archived Clinical Practice Guidelines. Management of cancer pain. Pharmacologic Management. Available at: http://www.ncbi.n1m.nih.gov/entrez/query.fcgi?cmd=Search&db=books&doptcmdl=GenBookHL&term=addiction,+tolerance+AND+hstat%h5Bbook% 5D+AND+340638%5Buid%5D&rid;hstat6.section.19028#19047. Accessed May 29, 2006.

6. Foley KM. Changing concepts of tolerance to opioids. In: Chapman CR, Foley KM, eds. Current and Emerging Issues in Cancer Pain: Research and Practice. New York: Raven Press; 1993:331–350.

7. Longo LP, Parran T, Johnson B, et al. Addiction: part II. Identification and management of the drug seeking patient. Am Fam Physician. 2000;61:2401–2408.

제81장

유사중독

유사중독(pseudo-addiction)은 부적절한 통증치료의 결과로 약물추구행동을 취했던 환자들을 묘사하기 위해 1989년에 생겨난 신조어이다.(1) 통증이 적절히 치료되면, 이들은 약물추구행동을 중단하고, 오피오이드를 분별력 있게 사용한다. 그러므로 유사중독은 통증 치료에 대한 의사들의 두려움이나 오해로 인해 만들어진 것이라 할 수 있다. 실제로 정신적 중독은 오피오이드를 합법적으로 사용하는 의료집단에서는 거의 찾아보기 힘들다.(2)

특징

부적절한 통증치료가 가장 큰 동기부여 요소이므로, 환자들이 통증 완화를 위해서라면 무슨 일이든 하려고 한다는 것으로 그 이유를 쉽게 이해할 수 있을 것이다. 다음은 약물추구 행동의 특징적인 징후들이다.

- 진통제를 더 많이 얻기 위해 여러 의사들을 찾아다닌다.
- 처방된 약을 조제하는 데 여러 약국들을 이용한다.
- 약이 다 떨어질까 봐 두려워 진통제를 비축해 놓는다.
- 통증을 설명하기 위해 신음소리 등의 극적인 표현들을 과도하게 사용한다.
- 통증을 과대 해석한다. 예를 들어 1~10 범위의 통증 강도를 14라고 대답한다.
- 다시 조제해 주기를 조기에 요청한다.
- 시계만 바라보고 있거나 날짜가 되기도 전에 약을 요청한다.

• 현재 복용하는 약이 그냥 사탕 같고 통증에 전혀 도움이 되지 않는다고 말한다.

중독과 유사중독의 구분

환자가 중독 증세나 약물추구행동을 보인다고 의심이 드는 경우에도 유사중독은 배제되어야 한다. 중독과 유사중독을 구별하기 위해서는 통증을 검사하고(제66장 '통증 진단' 참조), 최근의 진통제 복용 이력을 검토하는 것이 중요하다.

요점:

• 오피오이드에 반응하는 유형의 통증인가? (신경성 통증보다는 체성통이나 내장통)
• 환자가 적절한 단계의 진통제(WHO 진통제사다리 2~3단계)와 적정 투여량을 받고 있는가?
• 일정이 알맞게 잡혀 있는가? 지속기간이 4시간인 속효성 오피오이드가 6시간, 8시간 또는 12시간 간격으로 처방되고 있지는 않은가?
• 과거의 약물 남용 이력을 알려주는 병력이나 사회기록이 있는가?
• 유사중독은 적절한 진통제를 처방받으면 개선되는 반면에 중독은 악화된다.

유사중독 관리

다음은 유사중독을 다루는 두 가지 기본방식이다.(3)

• 환자와 의사 사이에 신뢰관계를 형성한다. 환자와 만나서 문제점들에 대해 솔직한 대화를 나누고, 차후 오피오이드 사용에 대한 결정 과정에 환자를 참여시킨다.
• 적절한 용량과 투여 간격으로 오피오이드를 처방한다. 진통효과가 유지되거나 부작용이 발생할 때까지 투여량을 늘린다(제68장 참조). 환자를 다시 진단한다. 만일 약물추구행동이 진정되지 않는다면, 진짜 중독을 의심해보라.

유사중독

- 유사중독은 통증치료를 제대로 받지 않은 환자들의 약물추구행동을 나타내기 위해 만들어진 용어이다.
- 약물추구행동은 통증이 적절하게 치료되면 사라진다.
- 중독이나 약물추구를 의심받는 환자의 경우 유사중독은 제외시켜야 한다.
- 합법적인 통증치료를 받는 환자에게서 중독은 거의 나타나지 않는다.
- 유사중독은 상황에 대해 환자와 솔직하게 논의하고 진통제를 적절하게 제공함으로써 조정될 수 있다.

REFERENCES

1. Weissman DE, Haddox JD. Opioid pseudoaddiction: an iatrogenic syndrome. Pain. 1989;36:363–366.
2. Aronoff GM. Letters—medical treatment of opiate addiction. JAMA. 2000;283:2931.
3. Weissman DE. Pseudoaddiction. Fast Facts and Concepts #69. Milwaukee: Medical College of Wisconsin; 2002. Available at: http://www.epcrc.mcw.edu/fastFaet/ff_69.htm. Accessed April 22, 2006.

Section 9

완화 중재

제82장

경관급식

우리 문화에서 급식과 영양은 흔히 양육, 사랑, 애정과 연결된다. 따라서 환자가 더 이상 음식을 먹을 수 없거나 먹지 않으면 매우 큰 문제가 된다. 경관급식(tube feeding)이 대안책으로 여겨지지만, 사실은 특별한 상황을 제외하곤 경관급식은 그렇게 효과적이지 않다. 언제나 그렇듯이, 완화의료에서는 환자의 목표가 최우선으로 고려되어야 한다.

목표: 급박한 상황에서의 생명 연장
경관급식은 원상회복이 가능한 질병의 환자에게 가장 효과가 크다.(1)

- 근위위장관 폐쇄(proximal GI obstruction)와 높은 기능 상태
- 근위위장관(proximal GI tract) 병변으로 완화 항암제 요법을 받고 있는 환자
- 에이즈와 소모증후군(wasting syndrome)이 있는 환자

목표: 만성 질환 환자의 생명 연장
경관급식은 진행암, 치매, 많은 동반질환을 가진 환자에게 효과가 가장 약하다.

- 식욕부진과 연하곤란은 심각한 복합질환(multisystem disease)을 나타내고, 인공영양(artificial feeding)에도 불구하고 높은 사망률을 나타낸다.(2)
- 경관급식의 생존 이점(survival advantage)은 진행성 치매를 가진 환자에게서 발견되

지 않는다.(3)

- 만성 질환 환자의 경우 경관급식을 통한 영양분 섭취는 압박 궤양의 치유를 방해하거나 증진시키지 않으며 기능을 향상시키지도, 생명을 연장시키지도 않는다.

목표: 흡인 예방

- 어떠한 연구결과도 경관급식이 흡인성 폐렴의 감소를 이끌어낸다고 입증하지 못했다.(4)
- 많은 관찰 연구에 의하면 경관급식을 한 환자가 흡인성 폐렴 발병률이 더 높은 것으로 나타났다.

목표: 안락함 향상

- 어떠한 연구결과도 삶의 질이 개선됨을 입증하지 못했다.
- 경관급식은 신체적 제한, 감염, 통증, 무시된 존엄성, 비용, 먹는 즐거움의 배제를 초래하므로 오히려 삶의 질에 역효과를 가져온다.(5)

삼킴 연구

- 삼킴 연구(swallowing studies)는 의식이 있는 환자에게 삼키는 방법을 설명하고 기술을 제공하는 데 큰 도움이 된다.
- 장애가 있는 환자에게 있어 비디오 투시검사(videofluoroscopy) 같은 삼킴 연구는 흡인성 폐렴을 예측하는 데 민감성과 특이성이 부족하다.(6)

경관급식의 대안

- 손으로 먹이기(hand feeding)는 환자가 임종기에 접어드는 동안 자연스럽게 안락함과 친밀감을 형성하면서 환자를 돌볼 수 있도록 해준다.
- 음식물을 더 잘 먹도록 만들어주는 전략을 사용하라. 강한 맛의 음식을 제공하고, 음식물의 양과 농도, 유용성을 조절한다.
- 환자가 음식을 먹지 않는 것은 임종기에 흔한 현상이며 사망의 원인이 되지는 않는다

는 점을 가족들에게 알려준다. 또한 음식을 먹지 않는 것이 환자에게 고통을 주고 괴로움을 유발시킨다는 증거는 어디에도 없다.

 경관급식

- 모든 임종기 환자는 궁극적으로 음식물을 먹거나 마시고 싶어하지 않는 경향을 보인다.
- 경관급식은 환자를 위한 목표를 검토한 뒤에 고려해봐야 한다.
- 임종기 환자에게 시행하는 경관급식이 환자의 생명을 연장하고, 안락함을 제공하며, 흡인성 폐렴을 예방하거나 기능 상태를 향상시킨다는 증거는 찾아볼 수 없다.
- 경관급식의 단점은 먹는 즐거움의 상실, 비용, 신체적/화학적 억제, 감염 위험, 흡인 위험, 존엄성의 상실 등을 포함한다.
- 삼킴 연구는 민감성과 특이성이 부족하다.

REFERENCES

1. Withholding and withdrawing life-sustaining treatment. Am Fam Physician. 2000. Updated July 2005. Available at: http://www.aafp.org/afp/20001001/l555.html. Accessed June 11, 2006.
2. Cowen ME, Simpson S, Vettere T. Survival estimates for patients with abnormal swallowing studies. J Gen Intern Med. 1997;12:88-94.
3. Ina LI. Feeding tubes in patients with severe dementia. Am Fam Physician. 2002;65:1605-1610.
4. Finucane TE, Bynum JP. Use of tube feeding to prevent aspiration pneumonia. Lancet. 1996;348:1421-1424.
5. Ahronheim JC. Nutrition and hydration in the terminal patient. Clio Geriatr. 1996;12:379-391.
6. Croghan JE, Burke EM, Caplan S, et al. Pilot study of 12-month outcomes of nursing home patients with aspiration on videofluoroscopy. Dysphagia. 1994;9:141-146.

제83장

완화 항암제 요법

완화 항암제 요법(palliative chemotherapy)은 치료가 아니라 증상조절만을 위해 사용되는 항암치료이다.(1) 이런 목적을 충족시키기 위해 여러 가지 물질들이 특정 암과 숙주에 사용되고 있다.(2) 언제나 그렇듯이 완화의료에서는 '환자의 목표'가 가장 결정적인 요인이다.

환자의 선택

완화 항암제 요법에 관심이 있는 환자들은 지나친 기대감을 나타내면서 치료효과를 과대평가하기도 한다. 그러므로 환자를 제대로 진단하는 것이 무엇보다 중요하다. 다음은 이와 관련된 주요 고려사항들이다.

- 환자의 목표는 무엇인가?
- 환자의 정서적, 영적, 사회적 환경 등을 알아본다.
- 완화 항암제 요법에 대한 환자의 요구가 누군가의 경험담에서 비롯되었거나 혹은 지푸라기라도 잡고자 하는 시도에서 비롯된 것이라면 그 생각을 단념시키도록 한다.
- 환자와 의사소통을 할 때는 다음 주제에 집중한다.
  - 반응 가능성
  - 치료 연관 독성
  - 삶의 질에 대한 기대효과

· 항암제 요법에 필요한 시간
- 환자가 잘못된 희망을 가지지 않도록 '이 완화 항암제 요법은 완치를 목적으로 하는 것이 아니다' 하는 점을 환자와 가족들에게 분명히 전달한다.

 완화 항암제 요법

- 완화 항암제 요법은 완치가 아닌 증상 조절을 목적으로 한다. 따라서 특정 상황이나 환자에게만 적합할 수 있다.
- 환자의 목표가 고려되어야 한다.
- 완화 항암제 요법의 시행은 환자의 신중한 선택 및 종양과 의사와 완화의료 전문가 간의 긴밀한 협조에 의해 결정된다.

REFERENCES

1. Ellison NM, Chevlin EM. Palliative chemotherapy. In: Berger AM, Portenoy RK, Weissman DE, eds. Principles and Practice of Supportive Oncology. 2nd ed. Philadelphia: Lippincott Williams & Wilkins; 2002.
2. Prommer E. Guidelines for the use of palliative chemotherapy. Am Acad Hospice Palliat Med Bull. 2004;5:1-13.

제84장

완화적 방사선 치료

방사선 치료법은 통증 완화 및 기능 증진, 생명조직의 압박 완화를 통해 삶의 질을 개선시키는 암 치료법이다. 현재 방사선의 25~40%가 치료가 불가능한 암의 증상 조절을 위해, 즉 '완치'가 아닌 '완화'를 위해 시행되고 있다.(1)

적응증

다음은 완화적 방사선 치료가 시행되는 일반적인 암증후군들이다.(2)

- 통증을 유발하는 골전이
- 척수압박(spinal cord compression)
- 상대정맥증후군(superior vena caval syndrome)—호흡곤란, 기좌호흡(orthopnea), 종양압박에 의한 정맥울혈(venous congestion)
- 뇌전이
- 식도폐쇄(obstruction of esophagus), 기도폐쇄(obstruction of airway), 담도폐쇄(obstruction of biliary tract) 등.

환자의 선택

완화적 치료의 시행에 앞서 정확하게 평가한다. 또한 환자가 잘못된 희망을 가지지 않도록 치료가 목적이 아님을 강조해야 한다. 이때 주요한 다른 고려사항들은 다음과 같다.(3)

- 환자의 치료 목적은 무엇인가?
- 예상 반응률은 어떻게 되는가? 기능이나 삶의 질을 향상시킬 가능성이 있는가?
- 예상되는 부작용이나 유독성이 있는가?
- 비용이나 치료에 소요되는 시간, 치료 횟수, 휴가 내기 등의 부담이 있는가?

특별 치료법

방사선 치료는 대체로 증상 완화에 매우 효과적이다. 일반적인 치료법들은 다음과 같다.(4)

- 외부 방사선 치료(external beam radiation) – 방사선을 몸의 외부에 투과시킨다. 환자들은 목표물의 위치를 확인한 뒤 1~3주간 일주일에 5일씩 매우 짧은 시간 동안 일정량의 방사선을 쬐게 된다.
- 방사성 핵종 주사(radionuclide injection)-스트로늄89나 사마리움153을 여러 부위의 뼈로 전이된 경우에 사용한다. 최상의 효과가 3주에서 6주이기 때문에 적어도 이 기간 동안의 예후를 보아야 한다. 증상이 완화되기 전에 열통(pain flare)이 생길 수 있다. 보통 혈구가 감소되는 독성이 발생한다.

 완화적 방사선 치료

완화적 방사선 치료는 완치가 아니라 증상의 조절을 목적으로 한다. 이 치료에 적합한 환자의 경우 좋은 결과를 가져온다.
적응증은 뼈로 전이가 되면서 통증을 수반하는 경우, 생명 연관 장기를 종양이 압박하는 경우 등이다.
환자의 치료 목표, 예후, 예견된 결과, 그리고 치료 부담 등을 세심하게 고려해야 한다.
외부 방사선과 방사성 핵종 주사는 흔히 쓰는 방사선 치료 방법이다.

REFERENCES

1. Lutz S, Conner S. Radiation oncology and hospice: cornerstones in palliative care. Am Acad Hospice Palliat Med Bull. Spring 2005:6:1-3.

2. Tisdale BA. When to consider radiation therapy for your patient. Am Fam Physician. 1999:59;1177-1189.

3. Rutter C, Weissman DE. Radiation for palliation-Part 2. Fast Facts and Concepts #67. End-of-Life Physician Education Resource Center; 2002. Available at: www.eperc.mew.edu. Accessed June 25, 2006.

4. Kirkbride P. The role of radiation therapy in palliative care. J Palliat Care. 1995:11:19-26.

제85장

항암제 요법의 '반응률'

항암제 요법의 목표를 논의할 때는 환자와 의사 모두 반응률에 대해 충분히 이해하고 있어야 한다.

완화 항암제 요법의 반응률

반응률의 종양학적 정의(1):

완전반응자수(complete responders)+부분반응자수(partial responders)/치료받은 총 환자수

$$\frac{\text{완전반응자수 + 부분반응자수}}{\text{총 치료 환자수}} = \text{반응률}$$

정의

- 완전반응자: 측정 가능한 종양의 완전 소실.
- 부분반응자: 1개월 이상 종양의 크기가 50% 이상 감소.
- 반응은 보통 2주기의 치료를 마친 후에 결정된다.
- 임상시험에서는 완전반응자수(종양의 제거)가 '0'으로 나온 반면, 환자들의 절반 정도가 종양이 재발하기 전 1개월 동안 종양의 크기가 50% 이상 감소되는 경험을 했다면, 환자의 반응률은 50%가 된다. 환자와 의사 모두 그 결과를 50% 완치율로 해석할 수 있지만, 이는 사실과는 거리가 멀다.

- 반응률 데이터는 수행능력(performance status)이 뛰어나고 수준이 높은 환자 관찰을 이용한 임상시험으로부터 나온다. 전반적으로 임상시험 이외의 영역에서 환자의 반응률은 더 낮은 것으로 예상된다.

평균 반응기간

평균 반응기간은 환자가 항암제 치료에 대한 정보를 결정하는 데 중요한 역할을 한다. 그 수치는 반응이 지속되는 기간을 나타낸다.

- 반응기간은 췌장암의 경우 1~2개월 정도로 짧게 나타나고, 유방암의 경우 9~12개월로 나타난다.

평균 생존기간

- 평균 생존기간은 반응자와 무반응자 모두를 포함하며, 항암제 치료를 시작할 것인가 또는 지속할 것인가를 고민하는 환자에게 중요한 수치가 된다.

반응률의 예는 〈표 85-1〉를 참조하시오.

〈표 85-1〉 항암제 치료를 받은 암환자들의 일반적인 반응률, 평균 반응기간, 평균 생존기간

암 유형	반응률	평균 반응기간	평균 생존기간
유방암	25~55%	6~12개월	24~36개월
대장암	25~35%	6~8개월	12~18개월
폐암: 비소세포(non-small cell)	20~30%	4~6개월	6~9개월
식도암	30~50%	4~6개월	6~9개월
위암	20~30%	4~6개월	6~9개월
흑색종암(melanoma)	15~25%	4~6개월	6~9개월
췌장암	15~25%	3~5개월	6~9개월
간암	5~15%	2~4개월	6~9개월
담도암(biliary)	5~15%	2~4개월	6~9개월

항암제 치료의 반응률

반응률과 반응기간 및 평균 생존기간은 완화 항암제 요법과 관련된 예후와 목표 설정을 논의할 때 환자와 의사 모두 반드시 알아야 할 중요한 요소들이다.

REFERENCE

I. Ellison NM, Chevlin EM. Palliative chemotherapy. In: Berger AM, Portenoy RK, Weissman DE, eds. Principles and Practice of Supportive Oncology. 2nd ed. Philadelphia: Lippincott Williams & Wilkins; 2002.

제86장

인공호흡기 중단

임종을 맞이하는 환자에게 인공호흡기 장착을 '보류'하는 것과 '중단'하는 것은 윤리적으로나 법적으로 큰 차이가 없다.(1) 그러나 인공호흡기를 치료적 목적으로 시도한 후에 오히려 나쁜 예후를 보이는 경우가 많기 때문에 실제로는 생명유지 장치의 사용을 중단하는 쪽으로 윤리적 무게가 더 실리는 추세다.(2)

마음의 준비: 가족과 직원

임종기에 인공호흡기를 중단한다는 것은 곧 자연사를 허용한다는 의미이다. 환자는 이러한 결정을 내릴 권한을 가지고 있다.(3) 그러나 환자의 가족들에게는 매우 어려운 결정이며, 감정적으로 받아들이기 힘들기 때문에 반드시 적절한 대비가 필요하다.

• 가족들과 의료진은 잘 아는 척 가장하지 마라. 생명유지 장치의 중단에 관한 논의는 간단하고 분명해야 한다(제13장 '가족회의' 참조). 생명유지 장치를 중단하면 환자가 사망할 가능성이 크다는 점을 분명히 밝혀야 한다. 의사소통만이 정답이다! 직원들과 환자 사이에 유대가 형성되는 일이 많기 때문에, 이런 상황이 생기게 된 이유를 대화를 통해 직원들에게 이해시켜야 한다.

• 무의식적 움직임을 보이거나 숨을 헐떡거릴 수도 있지만, 이러한 행동은 자연스러운 것이며 괴로움의 표시가 아니라는 사실을 설명해준다. 환자가 계속 편안한 상태에 있다는 확신을 주어라.

- 가족 구성원과 목사, 직원, 가족들이 원하는 주변 사람들을 환자의 곁에 모이도록 한다.
- 가족들이 음악이나 종교적 상징물, 그들 나름의 중요한 의식 등을 제공할 수 있도록 도와준다. 그들의 뜻을 존중하고 문화를 이해하라.
- 가족과 직원들에게 휴지나 의자 같은 편의시설을 제공한다.
- 임상적 결과와 논의 내용을 기록한다.

마음의 준비: 환자

결정이 내려지고 모두 준비를 마치고 나면, 이제 환자가 마음의 준비를 할 수 있도록 이끌어줘야 한다. 우리의 목표는 '환자의 평화로운 죽음'이다. 몇 가지 간단한 조치들이 환자가 죽음을 편안하게 맞이할 수 있도록 도와줄 것이다.

- 모든 모니터와 경보장치들을 끈다. 경보음의 소거는 가족들에게 당혹감을 안겨준다.
- 산소측정기 같은 불필요한 기구들을 제거한다(정맥주입기는 예외). 환자의 사망이 선고될 때까지 동맥관, 코위영양관(NG tubes), 도뇨관 등은 그 자리에 남겨두는 것이 좋다. 이 기구들을 제거함으로써 환자의 사망에 좋지 못한 영향을 끼쳤다는 인상을 줄 수 있기 때문이다.

마음의 준비: 우리 자신

이것은 우리가 의사로서 하는 일 중 가장 어려운 부분이기도 하다. 마음의 준비는 이 일을 하면서 갖게 될 트라우마를 줄여주는 역할을 한다.

- 결정에 확신을 가져라: 가족은 환자가 사망하지 않을지도 모른다는 희망으로 작은 단서라도 찾으려고 노력한다. 의사가 조금이라도 주저하는 모습을 보이면 잘못된 희망이나 불안감을 안겨줄 수 있다.
- 준비하라: 마음속으로 발관(extubation)을 미리 연습하고 환자의 침대 옆에 필요한 약품들을 모두 구비해 놓는다. 환자가 신음하고 거칠게 숨을 쉬는 모습을 가족들이 지

켜보는 앞에서 조제실에 정맥주사를 주문하는 행동을 보인다면 이는 당신의 전문성을 훼손하는 꼴이 될 것이다.

- 의사의 통솔력이 중요하다: 계속해서 가족들에게 '옳은 일'을 하고 있다는 확신을 주어라.
- 어느 정도 감정을 표현해도 괜찮다. 당신도 인간이다. 이 일은 매우 힘든 일이며, 가족들도 그 점을 존중해줄 것이다.
- 도움을 요청하라: 환자 곁에 경험이 많은 의사가 함께 있다는 사실은 모두에게 큰 안심이 된다. 호흡치료사(respiratory therapist)나 전문간호사의 도움을 받는 것도 좋은 방법이다.

인공호흡기 제거

인공호흡기 제거는 일반적으로 다음과 같은 두 가지 표준방식으로 이루어진다. 어떤 방식을 선택할 것인지는 의사의 판단과 환자의 편안함, 가족의 이해에 따른다.

- 즉시 발관(immediate extubation): 적절한 흡인 후에 기관내관(endotracheal tube)을 제거하고 마스크를 통해 환자에게 가습산소(humidified oxygen)를 제공한다.
- 최종 위닝(Terminal weaning): 기관내관은 그대로 놔둔 채 호흡률과 압력, 산소 수준을 서서히 낮춘다. 30~60분이나 몇 시간 동안 시행될 수 있다.(4~6)

다음과 같은 계획안이 두 가지 방식 중 하나와 함께 사용될 수 있다.

의료 계획안

혼수상태의 환자를 포함한 모든 환자에게 진정제를 투여한다.

- 분비물을 줄이기 위해 발관 30~60분 전에 두 개의 스코폴라민 패치를 붙이거나 글리코피롤레이트(glycopyrrolate) 0.4~0.8mg(성인 용량)을 정맥 투여한다.
- 모든 마비성 물질을 중단한다.

- 1회분의 모르핀 2~10mg을 정맥 투여한다.
- 1회분의 모르핀 50% 정도를 지속적으로 주입한다.
- 미다졸람 1~2mg을 정맥 투여한다.
- 시간당 1mg의 미다졸람을 지속적으로 주입한다.
- 의식이 있는 환자에게는 발관 이전에 불안감을 줄이고 최대의 안락함을 제공하기 위하여 필요 시 위에 제시된 MS와 미다졸람의 투여량을 적절하게 조절한다.
- 증상 완화가 필요하다면, 침대 옆에 놓아둔 여분의 정맥주사용 약물을 투여한다.
- F_1O_2를 21%로 설정한다. 호흡곤란이 일어나는지 관찰하고, 필요하다면 환자를 편안하게 할 수 있도록 약을 조절한다.
- 환자가 편안하다면, 기관내관과 경구 분비물을 흡입한다.
- 간호사나 조수로 하여금 침대 맞은편에 (물)수건과 구강흡입기를 들고 서 있도록 한다.
- 구강내관에 달려있는 커프(cuff)의 공기를 뺀다.
- 깨끗한 수건으로 구강내관을 제거한 다음 튜브가 그대로 유지되고 분비물이 가려지도록 잘 포장한다.
- 인공호흡기와 함께 튜브, 수건, 호스들을 모두 밖으로 가지고 나가도록 시킨다. 인공호흡기와 모든 경보장치들을 끈다.
- 필요 시 다시 흡입한다.
- 가족들이 환자의 손을 잡거나 어루만지도록 격려하고 안심시킨다.
- 만일 환자가 숨을 쉬려고 애쓰는 모습을 보인다면, 가족의 뜻에 따라 마스크로 산소를 공급한다.
- 잠시 기다린다. 대부분의 환자들은 지치기 전까지 잠깐 동안 자발적으로 호흡한다. 마음의 준비를 하고, 가족들에게 이러한 현상은 정상적인 것이며 환자가 고통스러워하는 게 아니라는 점을 분명하게 알린다.
- 환자의 사망 후 가족들이 원하는 만큼 충분히 환자 곁에 머무를 수 있도록 도와준다.
- 슬픔을 함께 나누고 차후에도 사별 가족에게 계속적인 지원을 제공한다.
- 가족과 멀리 떨어진 곳에서 생명유지장치의 제거가 어떻게 진행되었는지 직원과 함

께 논의한다(또는 직원으로부터 보고를 듣는다). 모두가 자신의 감정을 표현할 수 있도록 해준다.

 인공호흡기 중단

- 환자는 인공호흡기를 제거하겠다는 결정을 내릴 권한이 있다. 만일 환자가 결정을 하지 못한다면 "환자가 무엇을 원할까요?" 하고 가족에게 물어본다.
- 준비가 반드시 필요하다. 가족, 환자, 의사 모두 미리 준비하라.
- 인공호흡기 제거 방식을 결정한다: 즉시 발관 또는 최종 위닝(Terminal weaning)
- 혼수상태의 환자를 포함한 모든 환자는 진정제를 맞아야 한다.
- 이번 장에 제시된 의료 계획안을 따른다.
- 의사소통을 통해 추후 계획을 마련한다.

REFERENCES

1. Heffner JE. Chronic obstructive pulmonary disease. Respir Care Clin N Am. 1998;4:345–358.
2. Heffner JE. End-of-life ethical issues. Respir Care Clin N Am. 1998;4:541–559.
3. Henig NR, Faul JL, Raffin TA. Biomedical ethics and the withdrawal of advanced life support. Annu Rev Med. 2001;52:79–92.
4. Emanuel LL, von Gunten CF, Ferris FF, eds. Module 11: withholding and withdrawing therapy. In: The EPEC Curriculum: Education for Physicians on End-of-Life Care. The EPEC Project; 1999.
5. Rubenfeld GD, Crawford SW. Principles and practice of withdrawing life-sustaining treatment in the ICU. In: Curtis JR, Rubenfield GD, eds. Managing Death in the Intensive Care Unit. New York: Oxford University Press; 2001:127–147.
6. Rubenfeld GD. Principles and practice of withdrawing life-sustaining treatments. Crit Care Clin. 2004;3:435–451.

제87장

장폐색

악성 장폐색(malignant bowel obstruction)은 난소암이나 대장암에 걸린 경우에 주로 발생한다. 증상은 신체 검진과 복부 방사선 촬영[공기액체층(air-fluid levels) 관찰]을 통해 쉽게 확인된다.

외과적 처치

외과적 완화(surgical palliation)는 매우 까다로운 결정이며, 개별 환자마다 주의 깊은 판단이 요구된다. 환자의 전반적인 의학적 상태(medical condition), 예후, 삶의 질, 목표 등을 고려하여 외과적 처치를 선택해야 한다.

- 외과적 교정(surgical correction): 장폐색의 제거 및 장 재문합은 대수술이기 때문에 기대여명이 좋은 환자나 장폐색이 생기기 이전까지 좋은 삶의 질을 유지했던 환자의 경우 수술 선택을 고려할 수 있다.(1)
- 우회 인공항문 성형술(절개술): 폐색된 위치에 스텐트(stent)를 설치한다.
- 위루관(gastrostomy tube)이나 결장관(colon tube), 코위영양관 등의 배출관(venting tube) 설치.

> "죽어가는 환자를 전통적인 경정맥 수액과 코위영양관으로부터 구해내야 한다
> (점적과 흡인)."

의료적 처치

의약품은 악성 장폐색의 증상 완화를 목적으로 사용된다.

- 산통은 평활근 경련(smooth muscle spasm)과 장벽 팽창(bowel wall distension)에 의해 부수적으로 발생한다.
  - 옥트레오타이드(octreotide)/산도스타틴(Sandostatin): 연동운동(peristalsis)을 억제함으로써 증상을 완화시킨다. 옥트레오타이드는 부작용이 많지 않기 때문에 악성 장폐색을 위한 최고의 약으로 각광받는 추세다. 피하주사로 투여되거나(8시간 간격으로 50~100μg부터 시작), 정맥이나 피하로 연속 주입한다(매 시간마다 10~20μg부터 시작). 복통과 메스꺼움, 구토가 조절될 때까지 매 24시간마다 용량을 조절하면서 투여한다.(2) 환자들의 반응은 대략 8시간 간격으로 200μg씩 투여했을 때 나타난다.(3)
- 오피오이드: 통증에 맞춰서 적절한 양을 투여한다. 일부 연구에 따르면, 모르핀이 장 조직 내에 축적되는 경향이 있기 때문에 위장관 폐쇄(GI obstruction)에는 펜타닐과 메타돈이 모르핀보다 더 좋은 것으로 나타났다.(4, 5)
- 항분비성 약물(antisecretory medications): 스코폴라민[피하/정맥 연속 주입으로 매 시간마다 10μg 비경구 투여 또는 접착성 패치 부착(매 시간마다 10μg)]. 글리코피롤레이트(1일 3~4회 0.1~0.2mg씩 피하 또는 정맥 투여).
- 코르티코스테로이드(corticosteroids): 장벽 내 염증성 변화를 축소하면서 부차적으로 장폐색을 감소시킨다.(6)
- 메스꺼움과 구토(제49장 참조)
  - 메토클로프라미드(Metoclopramide): 부분 폐색에는 유익하지만 완전 폐색의 경우 증상을 악화시킬 수 있다(4시간 간격으로 10mg씩 피하 투여)
  - 프로클로페라진(Prochlorperazine): 4시간 간격으로 5~10mg씩 피하 또는 정맥 투여
  - 프로메타진(Promrthazine): 4~6시간 간격으로 12.5~50mg씩 피하 또는 정맥 투여
  - 할로페리돌(Haloperidol): 8~12시간 간격으로 0.5~5.0mg씩 피하 또는 정맥 투여 (정맥 투여는 피한다)

 **장폐색**

- 외과적 처치는 완화의료 환자에게 제한적으로 시행되며, 환자의 의료 목표에 따라 주의 깊게 평가되어야 한다. 또한 삶의 질과 예후가 좋은 환자만을 대상으로 해야 한다.
- 옥트레오타이드(산도스타틴)는 완화의료 환자의 장폐색을 의료적으로 처치할 때 가장 우선시 되는 약이다.
- 다른 증상들은 오피오이드, 항분비성 약물, 코르티코스테로이드, 메스꺼움/복통 약에 의해 조절된다.

REFERENCES

1. Sainsbury R, Vaizey C, Pastorino U, et al. Surgical palliation. In: Doyle D, Hanks G, Cherny N, et al., eds. Oxford Textbook of Palliative Medicine. 3rd ed. New York: Oxford University Press; 2004:255-266.

2. Mercadante S. Ferrera P, Villari P, et al. Aggressive pharmacological treatment for reversing malignant bowel obstruction. J Pain Symptom Manage. 2004;28:412-4 16.

3. Taylor GJ, Kurent JE. A Clinician's Guide to Palliative Care. 2003. Malden, Mass: Blackwell; 2003:44.

4. Mercadante S. What is the opioid of choice? Prog Palliat Care. 2001;9 :190-193.

5. Mercadante 5, Sapio M, Serretta R. Treatment of pain in chronic bowel obstruction with self-administration or methadone. Support Care Cancer. 1997;5:327-329.

6. Feuer DJ, Broadley KE. Corticosteroids for the resolution of malignant bowel obstruction in advanced gynaecological and gastrointestinal cancer. Cochrane Database Syst Rev. 2000; (2):CD001219. Review.

제88장

임종 신음

'임종 신음(death rattle: 임종 때의 가래 끓는 소리)'은 임종 직전에 간병인과 가족을 힘들게 만드는 것 중 하나다. 임종 신음은 삼키지 못한 채 고여 있는 구강 분비물들이을 호흡과 함께 가래 끓는 소리를 내는 현상을 말한다. 그러나 임종 신음이 환자를 불편하게 만든다는 증거는 찾아볼 수 없다.(1)

비약물치료

다음에 제시하는 몇 가지 간단한 조치들이 도움이 될 것이다.

- 환자의 자세를 바꿔준다: 체위 배출(postural drainage)을 유도하기 위해 환자를 옆으로 뉘이거나 반쯤 엎드린 자세로 만든다. 트랜델렌버그의 간단한 시도도 도움이 된다.
- 가벼운 구강인두 흡인(oropharyngeal suctioning)은 유용하긴 하지만, 분비물이 흡입관으로부터 더 깊게 있을 수 있다. 너무 잦은 강한 흡인은 가래 끓는 소리보다 더 큰 괴로움을 안겨줄 가능성이 있다.

약물치료

'임종 신음'의 시작은 기대여명이 대략 16시간 미만으로 한계치에 다다랐다는 것을 알려주는 척도가 된다.(2) 그러므로 약물 부작용에 대한 걱정은 의료 목적에 비해 그다지 중요하지 않다.

일반적으로 사용되는 의약품들은 다음과 같다.

- 아프로핀 점안제 1%를 1~2방울씩 혀 밑에 투여. 필요 시 30분 간격으로 양을 조절한다.
- 스코폴라민 패치(Scopolamine patches)를 3일 간격으로 1~2개 부착(다른 형태의 투여보다 침투시간이 좀 더 느리다). 두 개의 패치가 한꺼번에 주어지거나 약사가 기입하지 않았을 경우에는 처방전에 '완화의료용'이라고 기록한다.
- 레비신(Hyoscyamine) 0.125mg/mL. 필요 시 30분 간격으로 양을 조절하면서 1mL(0.125mg)를 경구 복용.(3)
- 글리코피롤레이트(Glycopyrrolate)를 4~8시간 간격으로 0.2~0.8mg 피하 투여나 정맥 투여 후 용량 조절. 이때 조절되는 용량의 범위가 넓다는 점에 주의하라. 글리코피롤레이트는 정맥 투여 시 1~2분 내로 효과가 나타나기 때문에 몇 분 간격으로 소량을 투여하고 반응을 보면서 양을 조절하는 방법이 효과적이다. 글리코피롤레이트는 분비물을 말리는 데 있어 아트로핀보다 5배나 더 강한 효과를 발휘한다.

의사소통

이 시점에서는 가족과의 의사소통이 환자의 치료보다 훨씬 더 중요하다.

환자가 임종을 맞이하고 있다는 사실을 잘 설명한다. 죽음이 다가올수록 증상은 더욱 악화되며, 마음의 준비를 단단히 한 가족들조차 막상 상황이 닥치면 어찌할 바를 몰라 당황하기 시작한다.(4) 가족들은 종종 임종 신음이 고통스러운 것인지 아닌지에 대해 견해를 밝히기도 한다. 제38장 '임박한 죽음 증후군'을 참조할 것.

 임종 신음

- 임종 신음은 고인 분비물이 호흡과 함께 가래 끓는 것 같은 소리를 내는 것을 가리키며, 임박한 죽음을 알리는 신호가 된다.
- 임종 신음은 환자를 불편하게 만들지 않지만, 가족과 간병인의 걱정을 덜어주기 위해 치료를 하는 경우가 많다.
- 자세 변경이 큰 도움이 된다.
- 다음은 임종 신음 치료에 사용되는 약품들이다.
  - 아트로핀 점안제 0.1%, 필요 시 30분 간격으로 1~2방울씩 혀 밑에 투여
  - 스코폴라민 점착성 패치, 3일 간격으로 1~2개.
  - 레비신(히오시아민), 필요 시 30분 간격으로 0.125mg
  - 글리코피롤레이트, 필요 시 4~8시간 간격으로 0.2~0.8mg 정맥 투여 또는 피하 투여

REFERENCES

1. Bickel K, Arnold R. Death rattle and oral secretions. Fast Facts and Concepts #109. End-of-Life Physician Education Resource Center; March 2004. Available at: www.eperc.mcw.edu.
2. Wilders H, Menten J. Death rattle: prevalence, prevention and treatment. J Pain Symptom Manage. 2002;23:310-317.
3. Epocrates ID . Version 2.70. Updated May 30, 2006.
4. Taylor GJ, Kurent JE. A Clinician's Guide to Palliative Care. Malden, Mass: Blackwell; 2003.
5. Wee BI, Coleman PG, Hillier R. et al. The sound of death rattle II: how do re latives interpret the sound? Palliat Med. 2006;20:177-181.

제89장

적극적 상처 치료

임종기 환자의 압박 궤양/상처를 치료하는 궁극적인 목적은 감염, 악취, 출혈, 분비물 등을 처치함으로써 통증을 조절하고, 환자와 간호인의 존엄성과 삶의 질을 유지하기 위해서이다.(1) 전통적으로 말기 환자의 상처는 붕대를 감아주거나 전신 통증을 다루는 방식으로 치료되었다. 그러나 실제로는 적극적인 국소 치료가 더 좋은 회복세를 나타내었다. 4년 동안의 일화적 보고에 의하면 치유율이 40%에 가깝다고 한다.

상처 손상 정도

1단계

- 손상되지 않은 피부의 홍반(nonblanching erythema)
- 피부 궤양의 노출된 병변(lesion)
- 거무칙칙해진 피부, 변색; 붉은 기나 푸른 기, 자줏빛
- 온열, 부종, 경화 혹은 딱딱함을 보이는 경우

2단계

- 표피층과 진피층 등 피부 부분층의 손실(partial-thickness skin loss)
- 궤양이 얇다.
- 궤양은 찰과상(abrasion), 수포(blister), 얕은 분화구(shallow crater) 형태로 나타난다.

3단계

- 기저근막(underlying fascia)까지 퍼질 수 있는 피하조직(subcutaneous tissue)의 손상이나 괴사(necrosis)를 포함한 전층 피부 손실(full-thickness skin loss)이 나타난다.
- 궤양은 깊은 분화구(deep crater) 모양으로 나타나며, 인접 조직까지 손상시키기도 한다.

4단계

- 피부 전층이 손실되고, 광범위한 피부 훼손과 조직 괴사 및 근육, 뼈, 지지조직의 손상이 일어난다.
- 루관(sinus tracts)이나 공동이 생길 수 있다.(2, 3, 4)

치유 단계

염증(inflammation): 1~5일

- 백혈구 세포가 상처를 깨끗이 닦는 데 도움이 된다.
- 대식세포(macrophages)의 신호단백질 성장 촉진

증식기(proliferative phase): 5~25일

- 새 살: 혈관 형성, 붉고 두툼한 모양.
- 상피 형성(epithelization): 세포가 상처 부위에 형성된다.
- 수축(contraction): 상처가 줄어들면서 상처의 규모와 모양이 변한다.

성숙(maturation): 25일~2년

- 상처 조직이 강화된다.
- 교원섬유(collagen fibers)의 회복
- 교원섬유의 재생
- 일반 강도의 80% 회복(1, 2, 4)

상처 세척

다음과 같은 승인된 세척제만을 사용한다.

- 4~16 PSI를 가진 생리식염수나 상처 세정제
- 요오드(Iodine), 벤타딘(Bentadine), 과산화수소수(peroxide), 국소 소독제는 사용하지 않는다.
  - 섬유아세포(fibroblasts)와 새 피부에 유독성을 나타낸다.(4)
  - 위 약품을 사용한 치료는 기준에서 벗어난 가짜 치료로 인정된다.(6)

드레싱

적합한 드레싱을 선택한다.

- 마른 상처: 습윤 드레싱
- 심한 분비물: 흡수성 드레싱
- 빈번한 드레싱 교환은 자제한다. 드레싱 교환은 1주일에 한 번이면 충분하다.
- 드레싱을 교환할 때마다 쇼크 및 새 조직의 손실에 의해 4시간의 치유시간이 상실된다.
- 깊은 상처를 메울 수 있도록 느슨하게 감싸준다.
- 2차 외상으로부터 상처를 보호하기 위해 밀폐 드레싱을 사용한다.(1, 2, 5)

감염

발적, 발열, 홍반, 통증 등은 감염이 아닌 염증의 징후 및 증상이다.

감염이 의심되는 경우:

- 감염은 균류(fungus)나 바이러스, 세균에 의해 일어난다.
- 상처 배양: 탈지면은 효과적이지 않을 뿐더러 많은 병원균이 들어있는 괴사조직을 배양한다. 주사생검(needle biopsy)과 펀치생검(punch biopsy)이 훨씬 더 정확한 방법이다.
- 국소 감염에는 국소 항생제를 적용한다.(4)

· 폴리옥스 분말(Polyox powder)을 함유한 메트로니다졸(Metronidazole) 20%/리도카인(Lidocaine) 25%

· 악취 제거

· 통증 완화

· 호기성 및 혐기성(aerobic and anaerobic bacteria) 세균 제거

· 은 함유 제품 또한 그램양성 및 그램음성 세균(gram-positive and gram-negative bacteria)을 제거한다.

● 7일간 은을 얇게 분포한다.

 적극적 상처 치료

· 압박 궤양과 상처는 진행성 질병 환자에게서 흔히 발생하며, 처치나 치료가 가능하다.
· 상처 단계는 상처 강도 및 상처 치료에 대한 기준을 제공한다.
· 새 피부세포를 파괴하는 요오드, 베타딘, 과산화수소수 및 기타 해로운 화학약품들을 삼간다.
· 적합한 드레싱을 사용한다.
· 발적, 발열, 홍반, 통증은 감염이 아닌 염증을 나타낸다.

REFERENCES

1. Bryant R. Acute and chronic wounds. In: Nursing Management, 2nd ed. St. Louis: Mosby; 2000.
2. Emory University. Wound, Ostomy and Continence Nursing Education Program: Skin and Wound Module. 3rd ed. September 2002.
3. Hess CT. Clinical Guide to Wound Care. 4th ed. Springhouse, Pa: Springhouse Corporation.
4. Quick Reference Guide for Clinicians: #/5, Pressure Ulcer Treatment. U.S. Department of Health and Human Services; December 1994.
5. Afflerbach D. Wound Care Seminar, Manuel: 2002- 2003.
6. Hogue E. Legal: five crucial legal issues for homecare providers. Remington Report. 2003; 11:b22.

Section 10

소아환자

제90장

소아환자

죽음에 직면한 아이는 부모나 의사에게 직접 듣지 않더라도 자신의 운명을 미리 직감한다.(1) 여러 연구에 의하면, 7세 이상의 소아들은 죽음이 지닌 보편성, 불가역성, 비목적성 및 인과관계 등을 이해할 수 있다고 한다.(2) 죽음의 개념에 대한 이해는 소아의 발달 연령 및 발달 수준과 밀접한 관련이 있다(〈표 90-1〉 참조).(3, 4)

〈표 90-1〉 죽음의 개념에 대한 소아의 이해

발달 단계	주요 개념	예시	실제 영향
유아기	감각 정보를 통해 세상을 경험한다. 죽음을 분리(separation)나 유기(abandonment)로 인식한다. 돌봄을 중단하면 항의하거나 절망한다.	불안, 낯선 환경, 분리 인식	감각 자극(만지기, 흔들기, 빨기), 낯익은 사람들이나 이행 대상(transitional object, 장난감)을 통해 안심한다.
아동 초기 (2~6세)	죽음을 되돌릴 수 있거나 일시적인 것으로 이해한다. 바라는 것은 모두 다 이뤄질 수 있다는 환상이 있다. 죽음을 일종의 벌이라 생각한다.	죽음이 자신에게 닥칠 수 있다는 생각을 믿지 못한다. 죽음을 잠과 동일시한다. 어떤 사람이 죽었으면 좋겠다는 생각 때문에 그 사람이 실제로 죽을 수 있다고 믿는다.	존재의 상태에 대해 구체적 정보를 제공한다.(예: "죽은 사람은 더 이상 숨을 쉬거나 먹지 않는다.") 자기 때문에 벌어진 일이라는 잘못된 죄의식을 갖지 않도록 책임의식을 없애줄 필요가 있다.

발달 단계	주요 개념	예시	실제 영향
아동 중기 (7~12세)	죽음을 개인화한다. 죽음이 마지막이라는 인식을 갖게 된다. 초기: 외적 원인에 의한 인과관계를 이해하기 시작한다. 후기: 내적 원인에 의한 인과관계를 이해하기 시작한다.	죽음이 자신에게 닥칠 수 있음을 인식한다. 사고 같은 사건에 의해 죽게 된다고 믿는다. 질병에 의해 죽게 될 수 있다는 것 또한 이해한다.	매장이나 부패된 시신을 포함하여 죽음을 눈으로 보여 달라고 요구할 수 있다. 질병의 세부적 사항으로부터 도움을 받을 수 있다.
청소년기 (12세 이상)	죽음이 지닌 보편성을 이해하지만 자기와는 거리가 먼 얘기라 생각한다.	"나에게는 일어나지 않을 거야" 또는 "어차피 다 죽어"라고 말하면서 위험한 행동을 한다.	학교 수업이나 결혼처럼 아직 달성하지 못한 계획들에 대해 이야기할 필요가 있다.

소아 임종 상담

소아 완화의료의 가장 힘든 점 중 하나는 바로 의사소통이다. 아이가 어떤 치료를 선호하는지 정확히 알고 문서화하여 시행하기 위해서는 다음과 같은 효과적인 의사소통 방식을 사용해야 한다.(5)

• 부모들은 담당 의사로부터 이야기를 듣기를 원한다.

• 대화가 어려울수록 하나의 과정으로 여겨지기 때문에 더 다루기 쉽다.

• 주의 깊게 계획을 세우고 합의를 전개해 나간다. 이때 문화적 고찰이 필요하다.

• 선호 환경:

  · 조용하고 편안한 장소

  · 편리한 시간

  · 충분한 시간

  · 사적인 장소

  · 환자의 가족 지원

  · 완화의료팀 구성

  · 눈물을 닦을 수 있는 화장지 제공

• 의사의 애로사항:

- 의사로서 완치, 생명연장, 건강개선을 책임져야 한다는 인식.
- 정규교육의 부재
- 나쁜 소식을 전해야 한다는 부담감
- 치료 실패에 따른 자괴감
- 환자와의 관계 상실 및 환자 치료에 대한 노력의 상실

- 나쁜 소식을 전할 때 갖게 되는 두려움:
  - 비난에 대한 두려움
  - 아이/가족의 반응에 대한 두려움
  - 감정을 표현함으로써 전문가다워 보이지 못할 수도 있다는 두려움
  - 답을 알지 못할 수도 있다는 두려움

- 전문적 상담의 가치:
  - 치료의 목적을 완치나 생명 연장에서 완화로 전환한다.
  - 소아의 통증과 기타 증상들의 조절 향상
  - 스트레스 감소

- 소아와의 대화:
  - 치명적인 병에 걸린 아이들은 건강한 또래의 아이들보다 죽음의 의미를 더 잘 이해한다.
  - 중병을 앓는 아이들은 비록 통증이 심한 경우라도 보통 그들의 운명을 미리 직감하며, 주변의 어른들에게 그 사실을 숨기기 위해 부단히 노력한다.
  - 아이가 관심을 가지고 있는 부분에 대해 이야기하면서 중병을 앓는 소아들이 고립감을 느끼지 않도록 도와준다.
  - 아이들이 대화를 시작하면 열린 자세로 경청한다.
  - 많은 아이들이 미술이나 음악 같은 비언어적 의사소통에 가장 능하다는 점을 명심한다.
  - 지속적인 사랑을 보여주고 신체적인 친밀감을 형성하면서 통증을 크게 줄일 수 있다고 안심시킨다.
  - 혼자 있고 싶다는 아이의 요구를 존중한다.

- 소아의 죽음 이해:
  - 죽어가는 아이를 향한 정서적, 영적 지지는 통증 완화만큼이나 중요한 일이다.
  - 부모는 아이가 자신의 상황을 어떻게 인식하고 있는지, 아이의 두려움을 완화하고 오해를 풀어줄 수 있는 방법은 없는지 알고 싶어한다.
  - 부모는 아이의 형제·자매의 정서적 요구를 충족시키기 위해 노력한다.
  - 일반적인 아이의 죽음 이해 단계를 부모에게 가르쳐준다.

 소아와 죽음

- 죽음을 앞둔 아이는 자신의 운명을 직감한다.
- 아이와의 상담은 완화의료의 가장 어려운 점 중 하나지만, 가장 중요한 일이기도 하다.
- 부모와 아이는 솔직한 얘기를 듣고 싶어한다.

REFERENCES

1. Martinson ID. Improving care of dying children. West J Med. 1995:I63:258–262.
2. Speece MW, Brent SB. The development of children's understanding of death. In: Corr CA, Corr DM, eds. Handbook of childhood death and bereavement. New York: Springer; 1996:29–50.
3. Frager G. Children's concepts of death. In: Joishy SK, ed. Palliative Medicine Secrets. Philadelphia: Hanley & Belfus: 1999:170–171.
4. American Academy of Pediatrics, Committee on Psychosocial Aspects of Child and Family Health. The pediatrician and childhood bereavement. Pediatrics. 2000:105:445–447.
5. Perkin RM, Swift JD, Raper IT. Primer on Pediatric Palliative Care. Greenville, NC: University Printing and Graphics of East Carolina University Press; 2005.

제91장

신생아

유아를 잃은 부모는 아이를 잃은 부모보다 더 큰 상실감에 빠진 채 미래에 대한 모든 희망과 꿈을 잃어버리고 만다. 완화의료팀은 아이가 잠깐이라도 행복한 삶을 살다 가도록 도와줘야 한다고 부모를 이해시켜야 한다. 이와 관련된 조치들은 다음과 같다.

- 선천성 기형 유무와 상관없이, 가족들이 아기의 이름을 지어주고 아기를 안아주도록 돕는다.
- 세례나 목회상담 같은 종교의식을 지원한다.
- 추억할 만한 사진(특히 부모가 아기를 팔에 안고 있는 사진)이나 발도장, 머리카락 등을 제공한다.
- 가족들이 부검, 장기 공여, 신체의 처분, 장례절차 등에 대해 계획을 세울 수 있도록 도움을 준다.
- 부모가 아기의 죽음을 다른 형제·자매들에게 설명하는 자리에 함께한다.(1) 병원의 아동생활 전문가(child life specialists)가 아동 완화의료 전문가로서 이 일의 최고 적임자라 할 수 있다.
- 사망원인과 추후 임신의 위험성에 대해 가족과 상담하고 성심성의껏 질문에 답한다.

통증 조절

죽어가는 아기의 모습을 지켜보는 부모는 부정이나 죄의식 등 다양한 감정 상태를 경험한다. 그러나 부모에게 가장 큰 두려움은 바로 아기의 고통이다. 적절한 처치를 하지 않은 채 아기가 통증으로 괴로워하도록 내버려두는 것은 비인간적인 처사이다 (〈표 91-1〉 참조).(2, 3)

다음은 신생아의 통증 치료에 관련한 독특한 문제들이다.

- 취약한 유아 환자의 통증을 확신을 가지고 진단하기가 쉽지 않다.
- 유아의 객관적인 통증량 측정은 생리적 변화(심박동수, 혈압, 산소포화도)나 행동반응(얼굴 표정, 신체의 움직임, 울음소리)을 근거로 한다.(3, 4)
- 통증 및 기타 증상들의 정기적 진단은 신생아의 통증을 측정하고 조절하는 데 기여한다.
- 통증을 예방하고 제한하기 위해서는 비약물 처치(포대기, 자세 조정, 가짜 젖꼭지나 포옹)나 적절한 약물치료를 수행해야 한다(〈표 91-2〉 참조).(5)

〈표91-1〉 신생아 통증 예방과 조절의 일반 원칙

· 신생아의 통증은 잘 인지되지 못하거나 제한적 치료를 받는다. 갓난아기도 통증을 느낀다. 노인층과 비교해봤을 때, 신생아가 통증에 훨씬 더 민감하게 반응하며, 통증을 일으키는 자극에 장기적인 영향을 받기 쉽다.
· 성인에게 고통을 주는 수술은 신생아 특히 조산아에게도 고통스러운 것으로 간주해야 한다.
· 적절한 통증 치료는 합병증을 줄이고 사망률을 낮출 수 있다.
· 적절한 환경치료, 행동치료, 약물치료는 신생아의 통증 예방 및 해소에 큰 도움이 된다.
· 진정제는 통증을 완화시켜주지 않으며, 신생아의 통증 반응을 방해한다.
· 완화의료팀은 신생아의 통증을 진단하고 예방하며, 조절할 책임이 있다.

〈표 91-2〉 신생아 완화의료 의약품

약	종류	(몸무게 kg당) 최초 투여량	경로와 간격
아세트아미노펜 (acetaminophen)	진통제, 해열제	24mg 주입	1회 경구 복용
		10~15mg	4~8시간 간격으로 경구 복용
		45~50mg 주입	1회 직장투여
		20~30mg	6시간 간격으로 직장투여
클로랄 수화물 (chloral hydrate)	진정제, 수면제	10~25mg	6~8시간 간격으로 경구, 직장 투여
		25~75mg	1회량 경구, 직장 투여
엠라(EMLA)/리도카인 프릴로카인 (lidocaine-prilocaine) 5%(임신 37주 이전에 태어난 신생아에게는 비사용)	국소 마취제	크림을 얇게 바른다.	수술 1시간 전에 국소부위에 바른 후 밀폐 드레싱으로 덮는다.
펜타닐(fentanyl)	오피오이드	0.5~4μg	2~4시간 간격으로 정맥(또는 근육 내) 투여
		o.5~5μg/kg/hr	정맥 내 연속주입
푸로세미드 (furosemide)	이뇨제	1~2mg	12시간 간격으로 정맥·경구·근육 내 투여
글리코피롤레이트 (glycopyrrolate)	콜린 억제제, 건조제	0.01mg	4~8시간 간격으로 정맥·경구·근육 내 투여
로라제팜 (lorazepam)	벤조디아제핀 (benzodiazepine); 진정제, 불안 완화제, 항경련제	0.05~0.1mg	4~8시간 간격으로 정맥 투여
메타돈(methadone)	오피오이드	0.05~0.2mg	12~24시간 간격으로 정맥·경구 투여
메토클로프라미드 (metoclopramide)	구토 억제제, 운동성 촉진제	0.03~0.1mg	8시간 간격으로 정맥·경구 투여
미다졸람 (midazolam)	벤조디아제핀; 진정제, 불안 완화제	0.05~0.15mg	2~4시간 간격으로 정맥·근육 내 투여
		0.01~0.06 mg/kg/hr	정맥 내 연속 주입
		0.3~0.5mg	경구 복용

약	종류	(몸무게 kg당) 최초 투여량	경로와 간격
모르핀(morphine)	오피오이드; 호흡곤란 감소	0.05~0.2mg	2~4시간 간격으로 정맥·근육 내 투여
		0.2~0.5mg	4~6시간 간격으로 경구 복용
		0.1~0.2mg/kg/hr	정맥 내 연속주입
날록손(naloxone)	오피오이드 길항제	0.1mg	기관내관(ET)을 통한 정맥·근육 내·피하 투여
		0.001mg/kg/hr	정맥 주입
자당(sucrose), 12~25%	진통제	1~2mL	경구 복용

 신생아

- 환자와 가족에 대한 지원은 기본이다.
- 통증 억제는 필수적이긴 하지만, 신생아 환자에게 시행할 때는 많은 어려움에 부딪히게 된다.

REFERENCES

1. American Academy of Pediatric Committee on Psychosocial Aspects of Child and Family Health. The pediatrician and childhood bereavement Pediatrics. 1992; 89:516–518.
2. Anand KJS, Phil D and the International Evidence–Based Group for Neonatal Pain. Consensus statement for the prevention and management of pain in newborns. Arch Pediatr Adolesc Med. 2001;155:173–180.
3. Duhn LJ, Melves JM. A systematic integrative review of infant pain assessment tools. Adv Neonatol Care. 2004;4(3):126–140.
4. Buchholz M, Karl HW, Pomietto M. et al. Pain scores in infants: A modified pain scale versus visual analogue. J Pain Symptom Manage. 1998;15:117– 124.
5. Toce S, Leuthner SR, Dokken D, et al. The high–risk newborn. In: Carter BS, Levetown M, eds. Palliative Care for Infants, Children, and Adolescents. Baltimore: Johns Hopkins University Press; 2004:247–272.

제92장

소아 중환자실

중병을 앓는 소아 환자 대다수는 신생아 중환자실이나 소아 중환자실에서 죽음을 맞이한다. 완화의료팀과 가족들은 깊은 동정심과 막중한 책임감을 가지고 세심하게 환자를 보살펴야 한다.(1-4)

중환자실에 있는 소아 환자 대부분은 인공호흡기, 항생제, 정맥주사 등을 사용한 생명 연장 치료를 보류하거나 중단하면서 죽음을 맞이한다.(3~5)

유의사항:

- 생명유지 치료의 중단은 죽음을 앞당기기보다 원치 않는 치료를 배제하는 데 그 목적이 있다. 적극적 안락사(죽음을 앞당기는 약물이나 독소 제공)와 생명유지 치료 중단에 의한 사망의 차이점을 분명히 명시한다.
- 생명유지 치료의 중단을 응급상황에서 결정하는 경우는 거의 없으며, 의료진과 가족의 의견 일치를 보기 위해 시간과 공을 들여야 한다.
- 합의를 진전시키기 위해서는 법적 책임에 대한 두려움을 줄여주고, 예후에 대해 다른 의견을 보이는 의사들과 토론하거나 환자를 직접 돌보는 의사들의 생각을 들어보고, 수석의사나 윤리위원회 사이의 대면 토의가 권장된다.

알맞은 환경 조성과 관찰

소아 환자를 집으로 보낼 수 있는 상황이 아니라면, 완화의료의 목적을 충실히 이행하기 위해 중환자실을 집과 같이 편안한 장소로 탈바꿈시켜야 한다.(〈표 92-1〉). 환자를 중환자실에서 일반 소아병동이나 더 좋게는 완화의료실로 이동시키는 것도 하나의 방법이다.

예시:

- 아이가 임종을 맞이할 때 가족과 친구들이 모두 모일 수 있을 만큼 충분히 넓은 방
- 휴식 공간: 환자 공간과 분리된 실내 가족 공간과 외부 좌석 마련
- 집과 같은 환경, 편안한 조명, 사진과 장신구를 놓을 수 있는 개인 공간 조성
- 아이가 가족, 애완동물, 친구와 친밀감을 가질 수 있도록 퀸 사이즈의 침대 제공
- 흡입용량과 산소용적(suction and oxygen capability)을 고려하여 부모와 아이에게 넓은 창가 자리 제공
- 간식을 만들 수 있는 부엌 공간 제공
- 가족이 하루 일과를 나누거나 오락 활동을 할 수 있도록 전자기기 제공
- 환자, 가족, 친구들이 치유경관(healing landscape)과 기후 변화를 즐길 수 있도록 많은 창문이 달린 외벽과 큰 출입구 제공
- 애완동물 전용 출입구
- 스트레스 완화용 다목적 샤워기가 있는 가정식 화장실
- 환자/가족의 물건과 건강관리 물품 보관을 위한 벽장

〈표 92-1〉 임종 환자를 위해 중환자실을 집과 같은 환경으로 조성하는 방법

집과 같은 환경	ICU에 조성하는 방식
사생활	개인실 제공. 문과 커튼을 닫는다.
가족과의 접촉 기회	면회 시간을 제한하지 않는다. 병실에 있는 가족을 위해 안락의자와 아기침대를 제공한다.
환자의 개인물품과 편의용품	좋아하는 음악, 옷, 종교 물품, 음식, 애완동물 등을 가져오게 한다.
가족의 돌봄	적당한 시기에 가족이 환자를 돌볼 수 있도록 허락한다.
종교의식과 영적 지지	종교적, 영적 자원 제공. 임종 전과 후, 가족들이 환자 곁에서 종교의식이나 가족의식을 거행할 수 있도록 돕는다.

소아 중환자실

- 소아 중환자실의 완화의료팀은 생명유지치료 중단 결정에 관여한다.
- 소아 중환자실에서 실행되는 완화의료의 목적은 죽음을 앞당기기보다 원치 않는 치료를 중단하는 데 있다.
- 생명유지치료의 중단은 결코 응급상황이 아니며, 모두가 의견일치를 보기 위해 시간과 공을 들여야 한다.
- 가능한 한 친숙한 환경을 만들어줘야 한다.

REFERENCES

1. Wanzer SG, Federman DD, Adelstein SJ, et al. The physician's responsibility toward hopelessly ill patients: A second look. N Engl J Med. 1989;320:844-849.
2. Levetown M, Liber S, Audet M. Palliative care in the pediatric intensive care unit. In: Carter BS, Levetown M, eds. Palliative Care for Infants, Children, and Adolescents. Baltimore: Johns Hopkins University Press; 2004:273-291.
3. McCallum DE, Byrne P, Bruera E. How children die in hospitals. J Pain Symptom Manage. 2000;20:417-423.
4. Garros D, Rosychuk RJ. Cox PN. Circumstances surrounding end of life in a pediatric intensive care unit. Pediatrics. 2003;112:e371-e379.
5. Faber-Langendoen K. Lanken PN. Dying patients in the intensive care unit: Forgoing treatment, maintaining care. Am Intern Med. 2000;133:886-893.

제93장

소아의 생명유지치료 중단

생명유지치료 중단이 결정되면, 우선 혈압상승제 투여와 투석을 중단한다. 이 때문에 환자가 사망하는 경우가 간혹 발생하지만, 대부분은 마지막 단계인 인공호흡기 중단 이후에 죽음을 맞이한다. 완화의료팀으로서는 인공호흡기를 제거하는 것이 부담스럽고 두려운 일이겠지만, 전혀 그렇게 생각할 필요가 없다.

인공호흡기를 제거하는 방법은 발관(extubation), 몇 시간 이내의 빠른 위닝(Rapid weaning)과 느린 위닝(Slow weaning)이 있다(〈표 93-1〉 참조). 중환자 전문 치료사와 호흡기내과 의사는 좀 더 인간적인 방법으로 발관을 선호하는 추세다. 어떤 방법을 사용하건 간에, 제거 단계와 예후 등에 대해 가족과 함께 철저히 논의해야 한다.

다음은 환자의 편안함을 극대화하면서 가족과 의료진 모두 만족시킬 수 있는 지침이다.

1. **모니터를 중지한다**: 모든 모니터[정맥주사(IVs), 산소 농도, 맥박, 혈압, 호흡 등] 장치의 전원을 끄고 환자로부터 분리시킨다. 혹시 차단과 함께 울릴 수 있는 경보음을 끄기 위해 작동법을 아는 사람이 대기하고 있어야 한다.

2. **환자의 손을 자유롭게 한다**: 환자가 손을 자유롭게 사용할 수 있도록 손의 활동을 방해하는 것을 모두 제거한다(억제대, 벙어리 장갑, 침대의 가로 널, 정맥주사 등).

3. **보기 싫거나 거치적거리는 장비들을 제거한다**: 가족들의 활동에 지장을 주는 것들을 모두 치운다(보온담요, 링거대, 모니터 장비, 핏자국이나 베타딘 약이 묻은 물건들을 모두 치우거나 덮어놓는다. 코위영양관은 가족들이 병실에 들어오기 전에 미

리 제거한다.

4. **가족들을 병실에 들어오게 한다**: 병실 내 화장지 사용을 허락한다.

5. **담당의사가 병실에 함께 있어야 한다**: 담당의사는 조용히 혈압상승제를 중단하고, 정맥 내 주사로 확보(KVO: keep vein open) 정도로 정맥 주입 속도를 최저로 줄인다. 정맥 주입로는 유지한다.

6. **정맥진정요법(IV sedation)과 진통제를 미리 준비한다**: 빈호흡(tachypnea)에 대비하여 모르핀과 아티반 등을 구비해 놓는다. 만일 환자가 심정지 호흡(agonal breathing)이 아닌 호흡곤란(respiratory distress)을 일으킨 것으로 보이면 진정제를 더 투여한다.

7. **호흡기(vent)는 FIO_2 21%로 설정한다**: 환자가 호흡곤란 징후를 나타낸다. 상황이 괜찮다면 깨끗한 수건으로 기관내관을 제거한다. 간호사는 물수건으로 환자의 얼굴을 닦아준다. 경보음 작동을 멈추기 위해 호흡기 옆에 사람을 대기시킨다.

8. **가족과 함께 대기한다**: 사망이 선고될 때까지 의사와 간호사는 병실에 남아 있어야 한다. 가족들에게 따로 고인과 함께하는 시간을 갖고 싶은지 물어본다.(1)

〈표 93-1〉 인공호흡기 중단 방법

방법	긍정적 측면	부정적 측면
장기적 최종 위닝 (prolonged terminal weaning)	적절한 약물을 통해 호흡곤란을 조절할 수 있다. 석션을 하면서 기도를 유지한다. 인공호흡기 제거와 환자의 사망에 대해 "감정적 거리"(emotional distance)를 만들 시간적 여유가 생긴다.	임종 과정(dying process)을 연장시킨다. 가족에게 여전히 생존이 치료 목적이라는 오해를 불러일으킬 수 있다. 기계 장비가 환자에 대한 가족의 접근을 방해한다. 대화 가능성을 차단한다.
발관(extubation)	환자를 원치 않는 치료로부터 해방시킨다. 임종 과정을 지연시킬 가능성이 적다.	가족들이 기도 분비물에 의해 발생한 거친 호흡이나 심정지 호흡을 환자가 고통스러워하는 것으로 오해할 수 있다. 발관 시, 특히 진정제가 미리 투여되지 않는다면, 호흡곤란을 일으킬 수 있다.
빠른 최종 위닝 (rapid terminal weaning)	석션을 통해 기도를 유지한다. 임종 과정을 지연시킬 가능성이 적다.	기계 장비가 환자에 대한 가족의 접근을 방해한다. 대화 가능성을 차단한다.

중단 계획

- 생명유지치료의 중단 순서와 담당자를 정한다.

- 의료 목적을 치료가 아닌 완화로 재정립한다.

- 생명유지치료를 중단하는 데 걸리는 시간은 아이의 통증 완화에 필요한 시간과 동일해야 한다. 점진적 치료는 단지 죽음을 지연시킬 뿐이다.

- 인공호흡기 중단은 환자의 안락함과 관련하여 가장 큰 문제이기 때문에 다른 생명유지 장치들은 모두 인공호흡기 중단 이전에 제거되어야 한다.

인공호흡기 중단

- 환자가 특별히 다른 요구사항을 제시하지 않는다면 인공호흡기를 중단하기 전에 진통제와 진정제를 투여한다.

- 대부분의 의사들은 환자뿐 아니라 지켜보는 사람도 불편하게 만들 수 있는 기도폐색(airway occlusion)과 가쁜 호흡(gasping)을 예방하기 위해 인공호흡기를 중단하는 동안 기관내관을 제자리에 놓아둔다. 이것은 환자를 불편하게 하는 많은 분비물을 흡인하는 데 편리하다. 그래서 발관이 적절하다. 특히 의사소통이 가능하거나 장기 생존이 가능한 경우에 발관을 한다.

- 심정지 호흡은 일반적인 현상이며, 임종 과정의 일부라는 점을 가족에게 재차 강조한다.

생명유지치료 중단 이후 생존 가능성

- 생명유지치료의 중단 이후에도 환자가 생존할 가능성이 있으므로, 미리 계획을 세워 놓는다.

- 아이가 편안한 상태에 있다고 가족을 안심시키면서, 사망 시기는 의료진의 통제 범위를 초월하는 부분임을 명시한다.

- 가족이 준비를 모두 마치면 환자를 중환자실에서 좀 더 편안한 사적인 공간으로 이동시킨다.

- 임종 시기에 대한 예상이 빗나갔다 해도 계획과 예후를 수정하지 말라. 계획의 수정

은 가족과 완화의료팀에게 오히려 악영향을 끼칠 수 있다.

 소아의 생명유지치료 중단

소아 환자의 생명유지치료 중단은 성인 환자의 경우와 비슷한 면이 있긴 하지만, 이 장에서 설명한 대로 여러 가지 독특한 특징들을 가지고 있다.

REFERENCES

1. Perkin RM, Swift D, Raper JT, Primer on Pediatric Palliative Care. Greenville, NC: University Printing and Graphics of East Carolina University Press; 2005.

제94장

청소년 임종 환자

(특히 의료 경험이 있는) 청소년 환자들은 자신의 질병에 대해 놀라운 통찰력을 보여줄 때가 많다. 그들은 자신의 생존 가능성을 가늠해보고 남은 시간을 어떻게 보낼지를 더 고민한다. 다음은 청소년에 관한 연구 결과다.

• 생활연령(chronological age)에 비해 심각한 질환을 경험하는 것은 더 확실한 의사결정 능력을 키워준다.(1, 2)
• 세심하고 공손한 방식으로 부탁해보면, 많은 청소년 환자들은 임박한 죽음에 대한 자신의 느낌을 공유하고 현재의 치료와 완화의료에 대한 자신의 의견을 들려준다.(2)
• 의사와 부모는 청소년 환자의 의사 표현을 진지하게 받아들여야 한다.
• 미국소아과학회(AAP; American Academy of Pediatrics)는 의사들이 10대 후반 청소년 환자들의 요청을 존중해줄 것을 권장한다.(3)

기능적 역량(functional competence)의 일부 기준만을 충족시키는 어린 청소년 환자들에게도 의사결정 역할을 부여하고 그들의 의견을 심각하게 고려해야 하지만, 최종 결정은 책임자인 어른의 손에 맡겨진다. 즉, 이들에게는 '합의'보다는 '동의'의 개념이 적용된다.(3) 그러나 이 개념이 실제로 적용될 때 문제가 생길 수 있다. 어린 청소년 환자가 권장된 돌봄 계획에 대해 거부권을 행사하려 할 경우 완화의료 제공자는 적절치 못한 아이의 결정을 존중할 것이냐 혹은 동의를 구하려던 초심을 버리고 아이의 요청을 무시할 것이냐를 두고 선택의 기로에 서게 된다.

 청소년 임종 환자

- 청소년 환자들은 앞으로 그들에게 닥칠 일에 대해 놀라울 정도로 잘 준비가 되어 있다.
- 의료 경험을 가진 청소년은 생활연령에 비해 의사결정 능력이 매우 크다.
- 청소년 환자의 의사 표현은 심각하게 고려해야 한다.

REFERENCES

1. Freyer DR. Care of the dying adolescent: special considerations. Pediatrics. 2004;113:381–388.
2. Hartman RG. Dying young: cases from the courts. Arch Pediatr Adolesc Med. 2004;158:615–619.
3. American Academy of Pediatrics, Committee on Bioethics. Informed consent, parental permission, and assent in pediatric practice. Pediatrics. 1995;95:314–317.

Section

의료기록 작성하기

제95장

완화의료 기록

기록의 중요성은 굳이 강조할 필요도 없지만, 완화의료에서의 기록은 더욱 독특한 특징들을 지니고 있다. 주된 목적은 기록을 통해 큰 그림을 그려보는 것이다. 기록은 정확하고 신뢰할 수 있어야 한다.

총칙

모든 의료 기록은 다음 원칙을 따른다.(1)

- 쉽게 알아볼 수 있어야 한다.
- 짧은 문장들을 사용하여 요점을 분명히 나타낸다.
- 모든 내용을 포괄하면서도 간결해야 한다.
- 날짜와 시간을 기록한다.
- 널리 알려져 있는 공인된 약자들을 사용한다.
- 수정액 사용은 금지된다. 정정이 필요한 부분이 있을 경우 그 위에 선을 긋고 '오류'라고 기입한다. 날짜와 이름의 첫 글자들을 표시하고, 정정 내용을 기록한다.

> 좋은 기록은 간결하면서도 중요한 내용을 모두 포함하고 있다는 점에서 비키니 수영복과 같다.

'부정적' 기록

대부분의 의료계 종사자는 환자의 상태에 대해 긍정적인 측면을 기록하라고 배웠다. 경과기록(progress notes)이라는 용어가 바로 그 점을 암시한다. 그러나 완화의료에서는 '악화'(decline)가 일반적인 원칙이며, 이 때문에 완화의료 기록은 처음에는 부정적인 것처럼 보인다. 그러나 이것이 바로 '현실적인' 그림이다. 지난 주, 지난 달 등과 비교하면서 환자가 더 이상 일상활동을 수행할 수 없거나 하기 힘들다는 사실을 확인하고 '진행성 악화'(progressive declines)를 기록하는 것이 바로 완화의료 기록의 특징이다.

다음은 완화의료의 주요 기록 사항들이다.

• 정신 상태: 깨어있음(활발한 정신상태를 의미하는 것이 아니다!), 혼수상태, 깨어나기 어려운 상태, 언어자극이나 건드림에 반응

• 몸무게 감소: 기준치(평상시의 몸무게)와 비교

• 기능 저하: 전반적인 것

• 인지 기능 저하: 자기와 대인적 · 시간적 · 공간적 관계의 인식, 정신 착란 정도, 기억 상실, 주의 지속 시간(attention span)

• 일상생활 활동(ADLs) 의존도(유용한 연상기호에 대해서는 〈표 95-1〉 참조)
  · 의복 착용(Dressing): 보조가 필요한 정도
  · 식사(Eating): 환자가 신호를 주어야 먹을 수 있는가 아니면 먹여줘야 하는가, 식사 유형 및 음식물 섭취 비율, 보충제
  · 보행(Ambulation): 환자가 혼자 힘으로 이동할 수 있는가, 도움이 필요한가, 보조기구를 사용하는가, 휠체어 신세를 지는가, 혼자서 휠체어를 탈 수 있는가
  · 용변 활동(Toileting): 요실금 및 대변실금
  · 위생(Hygiene): 목욕 보조

• 말하기 능력: 환자의 말을 이해할 수 있는가, 말이 뒤섞이거나(word salad) 알맞은 단어를 생각해내기 힘들어 하는가? 환자가 문장을 사용하거나 여섯 단어 이상을 말할 수 있는가?

• 근 소모(muscle wasting) 또는 청색증(cyanotic)

• 색: 창백함, 황달, 잿빛, 청색증

'정상적인' 사람과 비교하기

완화의료 환자는 이전 상태보다 좋아질 수는 있지만 여전히 신경성 식욕부진과 정신 착란 증세를 보이고, 모든 일상생활을 직원에게 의존해야 한다. 의료기록을 작성할 때는 매우 활동적이고 생산적인 정상인과 비교하라. '경과가 좋음'이나 '상당히 좋은 편'이라고 기록해놓으면, 이 기록을 보는 사람은 환자가 일터로 돌아갈 준비가 됐다고 생각할 수도 있다.

〈표 95-1〉 연상기호

의존적 일상생활 활동(IADLs; Independent Activities of Daily Living)−(이것을 잃으면 당신은 SHAFT를 할 수 있게 된다)	일상생활 활동(ADLs; Activities of Daily Living) (이것을 잃으면 당신은 DEATH에 가까워진다)
S−쇼핑(shopping)	D−의복 착용(dressing)
H−살림(housekeeping)	E−식사(eating)
A−회계(accounting, 수표책)	A−보행(ambulation)
F−음식 준비(food preparation)	T−용변활동(toileting)
T−여행(travel)	H−위생(hygiene, 목욕)

언어

완화의료 환자에 대한 공통적인 설명은 '마치 그림을 그리듯이 기록을 하는' 것이 좋다.

• "의자 위로 무너지듯이 주저앉음."
• "머리가 가슴에 얹혀 있음."
• "거의 이동하지 않음."
• "침 흘림."
• "멍한 눈으로 응시함."
• "큰 소음이 나거나, 손을 꼭 쥐고 이름을 불러도 반응이 없음."
• 현실적인 기록: "환자가 죽어가고 있음."

다양한 진행성 질병의 말기 증상에 대해서는 〈표 95-2〉부터 〈표 95-8〉까지 참조하라.

〈표 95-2〉 쇠약

주관적	객관적
방향감각 상실	몸무게 감소
모든 일상생활 활동을 보조에 의존	무기력
보조에 의존하는 의복 착용	졸림
보조에 의존하는 목욕	방향 감각 상실
요실금 및 대변실금	알아듣기 힘든 말
불안정한 걸음걸이	알아들을 수 없는 말
후방 돌진(retropulsion)	말비빔(word salad)
넘어질 위험	제한된 언어 사용
보행 불가	부적절한 언어 사용
휠체어에 의존	악액질(cachectic)
혼자서 휠체어를 밀 수 없음	미소 짓는 방법을 잃어버림
침대에 의존	얼굴 근육 위축(atrophy of facial muscles)
이동하기 위해서는 안아 올려줘야 함	근 소모(muscle wasting)
태아형 자세	무감각(flat affect)
식욕 감퇴	피부 통합성 손상(fragile skin integrity)
음식물이 구강 내에 고여 있음(pocketing food)	근 소모
음식을 떠서 먹여줘야 함	압통점 위로 홍반이 일어남(erhythema over pressure points)
신호를 해줘야 먹을 수 있음	구축(contractures)
몇 퍼센트 정도만 먹을 수 있음	호전적 성향을 보임
걸쭉하게 만든 음식만 섭취할 수 있음	보조장비 없이는 고개를 세우고 있을 수 없음
걸쭉한 액체만을 섭취할 수 있음	—
자주 숨이 막힘	휠체어 앞으로 고꾸라짐
사레(aspiration)	침 흘림
무기력	태아형 자세
거의 하루 종일 수면을 취함	동요
자신의 욕구를 알리지 못함	압박궤양(pressure ulcer)
약을 거부함	보호 장치를 제자리에 놓음

〈표 95-3〉 말기 치매

주관적	객관적
지난 6개월간 몸무게의 10% 감소	몸무게 감소
폐렴	악액질(cachectic)
상부 요로감염(upper UTI)	노쇠
상처 감염 3이나 4단계 발생	창백함
방향감각 상실	실제 나이보다 늙어 보임
모든 일상생활 활동을 보조에 의존	검사에 비협조적임
보조에 의존하는 의복 착용	호전적 성향을 보임
보조에 의존하는 목욕	무기력
미소 짓는 방법을 잃어버림	졸림
요실금 및 대변실금	방향 감각 상실
불안정한 걸음걸이	알아듣기 힘든 말
후방돌진	알아들을 수 없는 말
넘어질 위험	말비빔(word salad)
보행 불가	제한된 언어 사용
휠체어에 의존	부적절한 언어 사용
혼자서 휠체어를 밀 수 없음	미소 짓는 방법을 잃어버림
침대에 의존	얼굴 근육 위축(atrophy of facial muscles)
이동하기 위해서는 안아 올려줘야 함	근 소모(muscle wasting)
태아형 자세	무감각(flat affect)
식욕 감퇴	멍한 표정(blank stare)
음식물이 구강 내에 고여 있음	피부 통합성 손상(fragile skin integrity)
음식을 떠서 먹여줘야 함	근 위축(muscle atrophy)
신호를 해줘야 먹을 수 있음	압통점 위로 홍반이 일어남(erhythema over pressure points)
몇 퍼센트 정도만 먹을 수 있음	구축(contractures)
걸쭉하게 만든 음식만 섭취할 수 있음	보조 장비 없이는 고개를 세우고 있을 수 없음
걸쭉한 액체만을 섭취할 수 있음	—
연하곤란(dysphagia)	휠체어 앞으로 고꾸라짐
자주 숨이 막힘	침 흘림
사레(aspiration)	태아형 자세
무기력	동요
거의 하루 종일 수면을 취함	압박궤양(pressure ulcer)
욕구를 알리지 못함	보호 장치를 제자리에 놓음
약을 거부함	부종(edema)
진행성 쇠약	제한된 운동 범위

〈표 95-4〉 말기 심장질환

주관적	객관적
흉통(chest pain)	빈맥(tachycardia)
협심증(angina)	서맥(bradycardia)
안정을 취한 상태에서 발생한 호흡곤란	불규칙적인 맥박
격렬한 활동에 의한 호흡곤란	저혈압
대화 중 발생한 호흡곤란	청색증(cyanosis)
식사 중 발생한 호흡곤란	창백함
산소 의존적임	발한(diaphoresis)
산소 거부	경정맥 확장(jugular venous distention)
기좌호흡(orthopnea)	경동맥 잡음(carotid bruit)
발작성 야간 호흡곤란(paroxysmal nocturnal dyspnea)	호흡음 감소(diminished breath sounds)
마른기침, 젖은 기침	젖은 수포음(wet rales)
극도의 피로	천명(wheezing)
쇠약	흉수(pleural effusion)
무기력	심잡음(cardiac murmur)
졸림	간 비대(hepatomegaly)
가슴이 두근거림	복수(ascites)
몸무게 증가/감소	함요 부종(pitting edema)
실신	장기적인 족부 부종(long-standing pedal edema)
2~3개의 베개 사용	말초 혈관 질환(peripheral vascular disease)
~ 이상 걷지 못함	원위부 허혈(distal ischemia)

〈표 95–5〉 말기 신장질환

주관적	객관적
요배설량 감소(decreased urine output)	방향감각 상실
요량 감소증(oliguria)	잿빛 안색
요폐(anuria)	창백함
만성적인 메스꺼움과 구토	악액질(cachectic)
의식 장애	근 소모(muscle wasting)
불안	부기
동요	부종
방향감각 상실	급격한 피부 팽창
환각	눈 주위 부종(periorbital edema)
둔화	황달(jaundice)
언어 자극에 무반응	경정맥 확장(jugular venous distention)
욕구를 알리지 못함	불규칙적인 맥박
보행 능력 저하	심잡음(cardiac murmur)
침대에 의존	빈맥(tachycardia)
휠체어에 의존	서맥(bradycardia)
이동하기 위해서는 안아 올려줘야 함	복수(ascites)
실금	간 비대(hepatomegaly)
일상생활 활동을 보조에 의존	점상출혈(Petechia)
우울	반상출혈(ecchymosis)
가려움	피부 통합성 감소(decreased skin integrity)
패혈증(sepsis) 이력	젖은 수포음(wet rales)
저혈당증(hypoglycemia) 이력	알부민 3.5g/dL 미만
폐렴 이력	~의 합병증
신우신염(pyelonephritis) 이력	고칼륨혈증(hyperkalemia): 칼륨 7.0 초과
요독성심낭염(uremic pericarditis)	혈청 크레아티닌(serum creatinine) 8mg/dL 초과
당뇨병	크레아티닌 청소율(creatinine clearance) 분당 10 mL 미만
면역 억제	혈소판(platelet) 25,000 미만

〈표 95-6〉말기 폐질환

주관적	객관적
안정을 취한 상태에서 발생한 호흡곤란	방향 감각 상실
격렬한 활동에 의한 호흡곤란	청색증(cyanosis)
대화 중 발생한 호흡곤란	탁한 안색
식사 중 발생한 호흡곤란	쿠싱양 발현(cushinoid appearance)
~ 정도 거리 걷기	몸무게 감소
산소 의존적임	보조근(accessory muscle) 사용
추가 산소 거부	입술을 오므린 호흡(pursed lips breathing)
쇠약	숨을 쉬기 위해 몸을 앞으로 굽힘
극도의 피로	종형흉곽(barrel chest)
집 밖으로 나오지 못함	전후 흉부 직경 증가(increased anterior-posterior diameter of chest)
휠체어에 의존	—
먼 거리 이동 시 휠체어에 의존	경정맥 확장(jugular venous distention)
침대와 휠체어에 의존	호기(expiratory phase)의 증가
침대에 의존	천명(wheezing)
공기 기아(air hunger)	나음(rhonchi)
흉부 압박(chest pressure)	수포음(rales)
흉통(chest pain)	폐울혈(pulmonary congestion)
협심증(angina)	호흡음 감소(diminished breath sounds)
기좌호흡(orthopnea)	멀리서 들리는 듯한 심장음(distant heart sounds)
가래 증가	안정 시 빈맥 분당 100 미만
젖은 기침	곤봉지(clubbing)
폐성심(cor pulmonale)	부종
응급실/병원 방문이 빈번함	강제호기량(FEV₁; forced expiratory volume in1 second) 30% 미만
—	산소포화도 88% 미만

〈표 95-7〉 간질환 말기

주관적	객관적
방향 감각 상실	방향 감각 상실
의식 장애	느린 말투
환각	알아듣기 힘든 말
피로	알아들을 수 없는 말
쇠약	황달
둔화	창백한 안색
무기력	악액질(cachetic)
졸음	근 소모(muscle wasting)
언어자극에 무반응	급격한 피부 팽창(increased skin turgor)
욕구를 알리지 못함	눈 주위 부종(periorbital edema)
만성적인 메스꺼움과 구토	경정맥 확장(jugular venous distention)
불안	불규칙적인 심장 박동
동요	심잡음(cardiac murmur)
호전적 성향	빈맥(tachycardia)
보행 능력 저하	서맥(bradycardia)
침대와 휠체어에 의존	복수(ascites)
침대에 의존	복부 둘레(abdominal girth)
휠체어에 의존	수액 파동(Fluid Wave)
이동하기 위해서는 안아 올려줘야 함	희미한 장음(distant bowel sounds)
요실금 및 대변실금	부종(edema)
일상생활 활동을 보조에 의존	간 비대(hepatomegaly)
우울	점상출혈(Petechia)
가려움	반상출혈(ecchymosis)
폐렴 이력	피부 통합성 감소(decreased skin integrity)
면역 억제	듀프이트렌구축(Dupuytren's contracture)
알코올 섭취	수장홍반(palmar erythema)
몸무게 감소	알부민(albumin) 2.5 g/dL 미만

〈표 95-8〉 신경계 질환 말기와 뇌졸중

주관적	객관적
모든 일상생활 활동을 보조에 의존	방향감각상실
보조에 의존한 의복착용	호전적 성향을 보임
보조에 의존한 목욕	무기력
미소 짓는 방법을 잃어버림	졸림
요실금 및 대변실금	언어 자극에 무반응
불안정한 걸음걸이	건드려도 반응이 없음
후방돌진	알아듣기 힘든 말
넘어질 위험	알아들을 수 없는 말
발을 끌고 느릿느릿한 걸음걸이	말비빔(word salad)
대마비(paraplegia)	제한된 언어 사용
보행 불능	부적절한 언어 사용
휠체어에 의존	말이 서투름
혼자서 휠체어를 밀 수 없음	검사에 비협조적임
침대에 의존	호전적 성향을 보임
이동하기 위해서는 안아 올려줘야 함	몸무게 감소
태아형 자세	악액질(cachectic)
식욕 감퇴	허약
음식물이 구강 내에 고여있음	창백한 안색
음식을 떠서 먹여줘야 함	실제 나이보다 늙어 보임
신호를 해 줘야 먹을 수 있음.	미소짓는 방법을 잃어버림
몇 % 정도만 먹을 수 있음.	얼굴 비대칭
걸쭉하게 만든 음식만 섭취할 수 있음.	얼굴 근육 위축(atrophy of facial muscles)
걸쭉한 액체만을 섭취할 수 있음.	근 소모(muscle wasting)
손으로 쉽게 집어 먹을 수 있는 음식(finger food)	무감각(flat affect)
연식(soft diet)	멍한 표정(blank stare)
자주 숨이 막힘	인형눈징후(Doll's eyes)
사레(aspiration)	동공 고정(pupils fixed)
분비물을 제거하지 못함	피부 통합성 손상(fragile skin integrity)
연하 곤란(dysphagia)	근위축(muscle atrophy)
무기력	압통점 위로 홍반이 일어남 (erhythema over pressure points)
거의 하루종일 수면을 취함	구축(contractures)
자신의 욕구를 알리지 못함	보조 장비 없이는 고개를 세우고 있을 수 없음
약을 거부함	—
진행성 쇠약	휠체어 앞으로 고꾸라짐.
지난 6개월간 몸무게의 10% 감소	침 흘림
폐렴	태아형 자세
상부 요로감염 (upper UTI)	동요
상처 감염 3-4단계	압박궤양(pressure ulcer)
패혈증(sepsis)	보호 장치 비사용
완화의료수행지수 50% 미만	부종(edema)
침대의 가로널(bed rails)	제한된 운동 범위
저공기 손실 침대(low air loss mattress)	떨림
—	족하수(Foot Drop)
—	운동실조증(ataxia)

REFERENCES

1. Hospice and Palliative Nurses Association. Core Curriculum for the Generalist Hospice and Palliative Nurse. Dubuque, Iowa: Kendall/Hunt; 2005.
2. Clinical Practice Guidelines for Quality Palliative Care. Pittsburgh: National Consensus Project for Quality Palliative Care; 2004.
3. Mosby's Surefire Documentation: How, What and When Nurses Need to Document. 2nd ed. Philadelphia: Mosby, Elsevier Health Science; 2006.

제96장

호스피스/완화의료 원무 관리

보건의료재정청(HCFA; Health Care Financing Administration)과 미국의료협회(American Medical Association)의 CPT(Current Procedural Terminology; 의료절차 용어) 정보 서비스에 따르면, 일정 지역에서 호스피스 돌봄을 받는 환자에게 의사가 제공하는 진단 및 관리 서비스를 나타내는 구체적인 CPT 코드가 없다고 한다. 메디케어 수혜자가 호스피스 보조금을 신청하면, 메디케어는 1일 4회, 말기 질환과 관련된 모든 서비스 비용을 호스피스에 지불하며, 이때 의사의 서비스 비용은 제외된다.

42 CFR(미연방 규정) 418.304(c)의 메디케어 호스피스 규정에 의하면, 호스피스에 고용되지 않았거나 호스피스와 협의체제를 구성하지 않은 주치의의 서비스는 호스피스 서비스로 인정되지 않는다. 의사의 서비스 비용은 42 CFR 405의 하위 규정인 D와 E의 절차에 따라 메디케어 부문 B(Medicare Part B)가 부담한다.

호스피스 환자에게 제공하는 주치의의 진단 및 관리 서비스는 다음과 같은 방식으로 청구할 수 있다.

- 진단 및 관리 서비스가 요양원에 거주하는 호스피스 환자에게 제공된다면, 차후 요양원 의료코드가 청구된다(일련번호 99301-99316).
- 진단 및 관리 서비스가 자택에 거주하는 호스피스 환자에게 제공된다면, 자택 서비스 코드가 청구된다(일련번호 99341-99350). 의사가 이 코드를 통해 청구 비용을 지급받기 위해서는 반드시 환자의 집을 방문하여 진단 및 관리 서비스를 제공해야 한다.

- 환자에 대한 진단 및 관리 서비스가 정부기관이나 호스피스 환자 주거시설 같은 의료형 시설에서 제공된다면, 가택/요양소 코드에 따라 청구된다(일련번호 99321-99333). 가택/요양소 코드가 청구되기 위해서는 반드시 시설을 통해 서비스가 제공되어야 한다.

다른 의사가 주치의의 일을 대신한다면, 주치의는 수정조항(modifier) GV나 GW 외에 추가로 Q5나 Q6를 사용한 서비스에 대해 메디케어 부문 B에 청구해야 한다. 상호동의 하에 대진(대신 진료한) 의사가 제공한 서비스에 대해서는 Q5를 사용한다. 대진 의사에 의해 제공된 서비스에 대해서는 Q6를 사용한다. GV는 서비스가 말기 질환과 관련되어 있음을 나타내는 반면, GW는 서비스가 말기 질환과 관계가 없음을 나타낸다(〈표 96-1〉 참조).

호스피스/완화의료 원무 관리

- 환자는 말기 진단과 관련되거나 관련되지 않은 모든 질병에 대해 계속해서 주치의로부터 의료 서비스를 받을 수 있다.
- 독립된 주치의는 예전처럼 동일한 ICD-9(International Statistical Classification of Diseases; 국제질병사인분류 9차 개정판)과 CPT 코드를 사용해서 메디케어 부문 B에 청구서를 보낼 수 있다.
- 만일 동료 의사가 환자를 진료한다면, 주치의는 GV나 GW 외에 추가로 Q5나 Q6를 사용한 서비스에 대해 메디케어 부문 B에 청구해야 한다.

의학 돌봄의 호스피스 보조금에 관해 자주 묻는 질문들

Q. 환자의 기대여명이 6개월 이하일 때 의학 돌봄 호스피스 보조금을 받을 수 있는 방법이 있나요?

A. 의학 돌봄&메디케이드 서비스 센터(CMS; Centers for Medicare & Medicaid Services)는 여러 가지 비암성 말기 질환들의 6개월 예후를 입증하기 위한 가이드라인을 꾸준히 내놓고 있습니다. 이 가이드라인(부록 참조)은 일반적인 진행성 질병을 바탕으로 구성되었습니다. 환자의 질병이 '일반적인 경로'로 진행되지 않는다면, 갱신을 통해 보조금이 확장될 수 있습니다.

Q. 호스피스 보조금 혜택 기간은 어떻게 되나요?

A. 과거에는 90일·60일·30일·무기한 등 네 종류의 혜택 기간이 있었습니다. 많은 환자들이 네 번째의 무기한 혜택 기간에 가입했고, 죽는 날까지 호스피스에 남아있지 않으면 호스피스 보조금을 못 받게 될지도 모른다는 두려움을 가지고 있었습니다. 그런데 1997년 말 이후 혜택 기간이 수정됐습니다. 이제 환자는 90일의 기간에 의사의 말기 진단 갱신을 위한 60일의 혜택 기간이 이어지게 됩니다. 예를 들어, 환자의 상태가 호전되면서 두 번째 혜택 기간 말에 환자가 말기에서 벗어났다고 판단되면, 호스피스 돌봄을 중단할 수 있습니다. 그러다가 환자의 상태가 다시 나빠지면, 다시 시작할 수 있게 됩니다. 단, 최초의 90일 기간 동안 호스피스 원장과 환자의 주치의는 환자의 자격을 보증해야 합니다. 그런 다음 계속되는 혜택 기간 동안에는 호스피스 원장에게만 갱신이 요구됩니다.

Q. 주치의는 어떻게 보조금을 받나요?

A. 호스피스에 고용되지 않은 주치의는 예전부터 사용해왔던 동일한 ICD-9과 CPT 코드로 메디케어에 서비스료를 청구합니다. 의사가 환자를 돌보는 호스피스에 고용되어 있다면, 호스피스가 제공된 서비스 수준에 따라 청구서를 보냅니다. 의사가 환자를 돌보는 호스피스가 아닌 다른 호스피스에 고용되어 있다면, 제공된 서비스 수준에 따라 메디케어가 청구서를 대신 보냅니다. 동료 의사가 환자를 진료한다면, 주치의는 GV나 GW 외에 추가로 Q5나 Q6를 사용한 서비스에 대해 메디케어 부문 B에 청구해야 합니다. 보건의료재정청(HCFA)이 호스피스 환자와 주치의의 이름을 각각 기록한 공식 문서를 보관합니다.

Q. 임상 간호사(nurse practitioner)도 주치의로서 일할 수 있나요?

A. 2003년 발효된 메디케어 약물처방 개선 및 현대화법(MMA; Medicare Prescription Drug Improvement and Modernization Act of 2003)의 408항은 호스피스 수혜자를 위해 일하는 '주치의'의 정의에 임상 간호사를 포함시킬 수 있도록 사회보장법(Social Security Act)(1861[dd][3][B]항)과 1814(a)(7)항을 개정한 것입니다. 2003년 12월 8일을 시작으로

메디케어는 6개월 이하의 예후로 말기 질환이 증명된 경우를 제외하고 메디케어 수혜
자들이 주치의로 선택한 임상 간호사들의 모든 서비스 비용을 지불하고 있습니다. 의
사는 말기 질환과 6개월 예후를 증명해야 합니다.

REFERENCES

1. National Hospice and Palliative Care Organization statistics. Available at: www.nhpco.org/nds.
2. Centers for Medicare & Medicaid Services. Hospice Center. Available at: http://www.cms.hhs.
   gov/center/hospice.asp. Accessed July 9, 2006.

〈표 96-1〉 말기 진단과 관련된 호스피스 의사 서비스 비용 청구

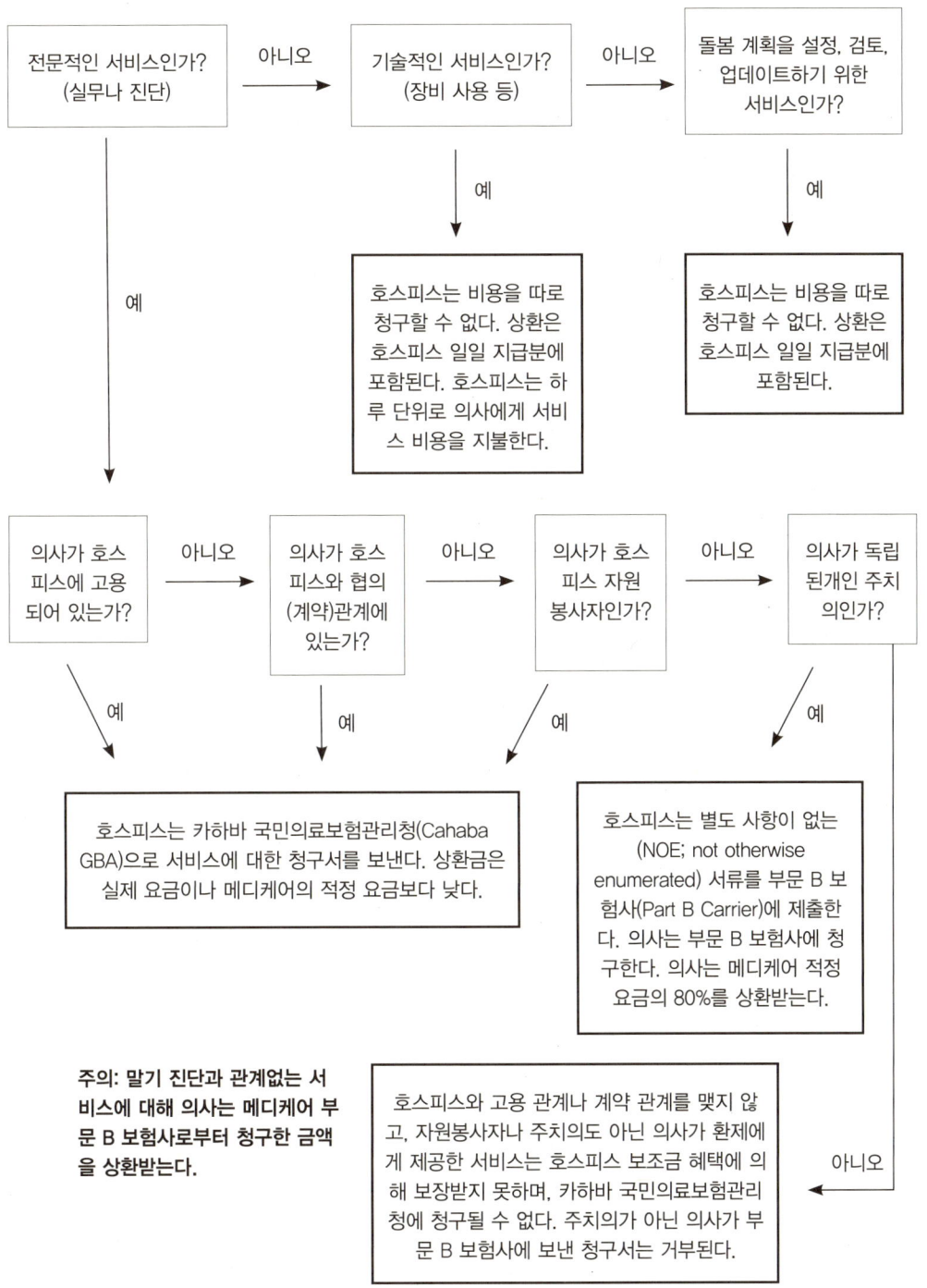

Section 12

임종 윤리

제97장

윤리적 문제와 법적 문제

법적 판례는 이전의 소송 사례들을 근거로 해서 결정된다. 그러나 임종과 관련된 윤리적 문제의 대부분은 현대의학의 급속한 발전에 따른 비교적 최근의 것이기 때문에 그 문제들에 적용할 만한 법적 잣대가 거의 없는 실정이다. 임종 윤리 분야에서 거론되는 가장 큰 법적 문제는 사망 유도(hastening of death)와 사전의료의향서(advanced directives)를 포함한다.

사망 유도

누군가의 죽음을 앞당기는 문제는 법적, 윤리적으로 이중효과 원리와 관련된다(제98장 참조).

- 법적·윤리적 문제에 있어서 가장 중요한 것은 치료 목적이다.(1): 치료의 목적이 환자를 돕는 데 있다면, 예를 들어 '위험한 수술'이나 '샴쌍둥이를 한 명이라도 살리기 위해 분리하는 수술' 등은 대체로 법적인 파문을 몰고 오지 않는다. 그러나 미국에서는 어떤 것이든 소송이 제기될 수 있다!
- 의사는 말기 질환 환자의 통증을 완화하기 위해 필요하다면 죽음을 초래할 수도 있는 치명적인 약을 법적으로 투여할 수 있다.(2)
- '사망 유도'와 관련해서는 자살을 도와준 것이 아니냐는 논란이 여전히 존재한다. 그러나 일반적으로 판사들은 합의에 의해 말기 질환 환자의 죽음에 기여한 의사들에게

는 유죄 판결을 내리지 않는다.

• 서양의 법과 문화는 타인의 보호보다 정보의 전면 공개와 환자의 자율성을 더 높게 평가한다.

사전의료의향서

의료진은 법적으로 환자의 사전의료의향서를 이행할 의무가 있지만(환자 자기결정법, 1991), 실제로는 대부분 그렇게 하지 않는다.(3) 다음은 사전의료의향서에 대한 주요 법적 고려사항들이다.

• 환자가 의사결정을 내릴 수 있는 동안에는 사전의료의향서는 효력이 없다.

• 의사결정 능력이 있는 환자는 어리석은(나쁜) 결정을 할 권리가 있다.

• 의사결정 능력이 있는 환자의 요구가 환자의 죽음을 초래할지라도(예: 환자의 생명유지장치 제거), 의사는 그 결정에 따라 치료를 중지할 법적 의무가 있다.

• 환자가 스스로 잘 알고 있는 상태에서 동의를 한 것이라면 치사량의 진정제를 투여하는 것은 합법적이다.

• 환자는 어떠한 의료 개입도 거부할 수 있다. 의사결정 능력이 있는 환자의 의지에 반한 치료는 법률상 신체적 존엄성(physical integrity)을 훼손하는 것으로 간주된다.(1)

• 대체로 의사들은 환자의 의향을 제대로 알지 못하며, 환자가 사전의료의향서를 가지고 있는지도 파악하지 않는다.(4)

윤리적 문제와 법적 문제

- 환자의 의료 목표를 충실히 이행하겠다는 의지가 임종 시의 법적 · 윤리적 결정 기준이 된다.
- 사전의료의향서는 윤리적, 법적 구속력이 있다. 서양법은 환자의 자율성을 우선시한다.

REFERENCES

1. QuillTE, Dresser R, BrockOW. The rule of double effect—a critique of its role io end—of—life decision making. N Engl J Med. 1997;337:1768—1771.
2. Cantor NL, Thomas GC. Pain relief, acceleration of death, and criminal law. Kennedy Inst Ethics J. 1996;6:107—127.
3. Warm E. Eight myths about advance directives. Fast Facts and Concepts #12. Milwaukee: Medical College of Wisconsin; 2002.
4. The SUPPORT Principal Investigators. A controlled trial to improve care for seriously ill hospitalized patients: the study to understand prognoses and preferences for outcomes and risks of treatments (SUPPORT) [published correction appears in JAMA. 1996;275:1232]. JAMA. 1995;274:1591—1598.

제98장

재촉된 죽음: 이중효과 원리

이중효과 원리(the rule of double effect)는 중세시대 로마가톨릭교 사상의 일부였으며, 부정적인 결과를 피할 수 없는 상황을 가리키기 위해 사용되었다.(1) 오늘날 이중효과 원리는 완화의료의 윤리 원칙으로서 대부분의 의료적 상황에 적용되고 있다.

예를 들어, 박리성 복부 대동맥류(dissecting abdominal aortic aneurysm) 때문에 심각한 통증을 겪고 있는 환자에게는 선택의 여지가 없다. 그리고 환자는 수술을 선택하면서 결국 죽음을 맞이하게 된다. 그러나 윤리적으로 봤을 때 수술은 환자를 죽인 것이 아니다. 수술의 목적이 환자를 돕는 데 있었기 때문이다.

이런 원리는 완화의료에도 적용 가능하다. 완화적 처치 및 진통제·진정제의 투여는 모두 환자의 고통을 덜어주기 위해 시행된다. 치료 목적이 환자를 돕는 것이라면, 그 치료는 환자의 죽음을 재촉하더라도 윤리적으로는 적절하다고 말할 수 있다. 그러나 치료 목적이 환자에게 해를 가하는 데 있다면, 그 치료는 이중효과 원리에 의해 비윤리적으로 간주된다.

임상 적용

이중효과 원리가 모든 임상적 상황에 적용되지는 않지만, 큰 도움이 될 수는 있다.

요점:
• 의학적 치료를 제안하는 목적에 따라 그 치료가 윤리적인지 아닌지 결정된다.

- 모든 치료는 의도한 효과와 의도하지 않은 효과 둘 다 가져온다.

- 설령 환자의 죽음을 재촉한다 하더라도 통증을 완화시키기 위해 모르핀을 주겠다는 임상 계획에 대해 지나치게 염려할 필요는 없다. 호흡 억제 같은 모르핀 부작용의 위험성은 사실 그렇게 크지 않기 때문이다.(2)

- 임종 윤리는 완화의료의 목적을 기준으로 삼는다. 일단 목표가 설정되고 나면, 치료의 유무가 분명해진다.

- 고통의 정도(degree of suffering), 잘 알고 내린 결정(informed consent), 덜 위험한 대체요법(alternative treatment)의 부재 등이 모두 고려 대상이다.(3)

유의: 환자를 죽이는 것은 질병이지 치료가 아니다!

유의: "제가 약을 주는 마지막 사람이 되긴 싫습니다." 누구나 마지막에는 무엇이든—젤라틴, 머리 손질 등—해주고 싶어한다. 마지막으로 환자가 편안해지도록 돕는 것은 특권이 아니겠는가?

 재촉된 죽음: 이중효과 원리

목적이 환자를 돕는 것이라면, (통증 완화 같은) 잠정적 결과는 윤리적으로 타당한 것이다. 윤리적인 치료라 하더라도 (죽음과 같은) 심한 부작용이 초래될 가능성 또한 존재한다.

REFERENCES

1. Pope John Paul II. Evangelium vitae. Washington, DC: U.S. Catholic Conference, March 30, 1995:189.
2. Emanuel LL, von Gunten CF, Ferris FD. The Education for Physicians on End-of-Life Care (EPEC) Curriculum. Chicago: American Medical Association; 1999.
3. Quill TE, Dresser R, Brock DW. The rule of double effect—a critique of its role in end-of-life decision making. N Engl J Med. 1997;337:1768-1771.

제99장

무의미한 치료: 멈춰야 할 때

오늘날 우리 사회는 현대의학의 과학적 한계들을 점점 더 잘 인식하고 있는 추세다. 실제로 일부 치료들은 환자에게 어떠한 희망이나 이익도 제공해주지 못하며,(1) 오히려 해를 끼치는 경우도 있다.

무의미한 치료

현재 윤리적으로 타당한 주장들은 다음과 같다.(2~4)

- 단지 치료법이 존재한다는 이유만으로 꼭 그것을 시행할 필요는 없다.
- 치료 여부에 상관없이, 모든 환자는 결국 죽는다.
- 의사결정 능력이 있는 성인은 모든 치료, 더 정확히 말하면 생명유지치료마저 거부할 권리가 있다.
- 생명을 연장하기 위해 가능한 한 모든 수단을 사용하는 것이 환자에게 항상 이로운 것은 아니다.
- 잠재적 위험성과 유익성, 부담을 따져본 후 결정해야 한다.
- 삶의 질은 생명연장치료를 받거나 거부하는 원인이 된다.
- 환자가 결정을 내리지 못하는 상황이 되면 사전의료의향서나 이전에 확인한 환자의 의사를 존중해야 한다.
- 생명연장치료의 보류나 중단은 윤리적으로 같은 의미이다. 둘 다 질병이 자연스럽게 진행되는 것을 허용한다.

> 환자의 목표가 확실히 결정되고 나면, 윤리적 문제는 사라진다.

멈춰야 할 이유

윤리적 측면에서 볼 때 생명유지치료를 보류하거나 중단할 '적절한' 시기가 있다.(5~7)

1. 더 이상 효과가 없을 때: 생명유지치료는 마치 죽은 사람에게 시행되는 심폐소생술 (CPR)과 같다(〈표 99-1〉 참조. 일반 대중은 심폐소생술의 한계를 잘 이해하지 못한 다!). 그러므로 생명유지치료의 지속은 환자가 아니라 당신을 위한 가장 안이한 결정 이 될 것이다.

2. 시간을 지연시킬 수는 있지만, 삶의 질이나 식물인간 상태 지속 등의 문제가 해결되 지는 않는다.

3. 사실 예전부터 완전히 해결된 문제란 없었다. 페니실린은 폐렴을 낫게 할 수는 있지 만, 말기 치매 환자의 기회 감염(opportunistic infection)을 막지는 못한다.

〈표 99-1〉 심폐소생술(CPR)의 유효성

- 병원 내 심폐소생술(In-hospital CPR): 전 세계적으로 15.2%의 생존율을 보인다(미국 15%, 캐나다 16%, 영국 17%, 기타 유럽 국가 14%).
  - 흉벽 외상(Chest wall trauma) 75%
  - 흡인(Aspiration) 25~50%
- 장기 치료 생존율(Long-term care survival):
  - 115명의 환자들 중 95명이 도착하는 즉시 사망했으며, 48시간 이내에 나머지 10명도 모두 사망했다.
  - 기타 연구: 0~5%

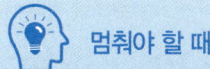 멈춰야 할 때

"무엇보다도 환자를 해치지 마라!"

REFERENCES

1. Storey P, Knight CF. Ethical and Legal Decision Making When Caring for the Terminally Ill. UNIPAC Six. Glenview, Ill: American Academy of Hospice and Palliative Medicine, 2003:43.

2. Finucance TE, Harper M. Ethical decision—making near the end of life. Clin Geriatr Med. 1996;12:369–377.

3. EPEC Project. Withholding, Withdrawing Therapy. Module 11. Institute for Ethics at the American Medical Association; 1999.

4. Henig NR, Faul JL, Raffin TA. Biomedical ethics and the withdrawal of advanced life support. Annu Rev Med. 2001;52:79–92.

5. Dickenson DL. Are medical ethicists out of touch? Practitioner attitudes in the US and UK towards decisions at the end—of—life. J Med Ethics. 2000;26:254–260.

6. Quill TE, Dresser R, Brock DW. The rule of double effect—a critique of its role in end—of—life decision making. N Engl J Med. 1997;337:1768–1771.

7. Victoroff MS. Ethical issues. Paper presented at: Geriatric Medicine for the Family Physician Conference; October 17, 2003; Monterey, Calif.

제100장

자기 관리와 직무 소진 예방

완화의료는 말기 질환 환자의 목표와 가치, 선호도와 요구를 이해하기 위해 환자 및 가족들과 친밀한 관계를 형성한다는 점에서 매우 특별하다고 말할 수 있다. 훌륭한 의사는 관심과 애정을 갖고 환자를 대하며, 환자의 임종 과정에서 인간이라면 자연스럽게 느끼게 되는 감정들을 스스로 억누르지 않는다. 그러나 무분별한 감정 표현으로 환자를 돌보는 일에 지장을 초래하거나 에너지를 소진해서는 안 된다.

자기 인식

임종 돌봄 관련 종사자들은 스스로를 돌아보고, 죽음에 대한 자신의 생각을 제대로 인지하고 있어야 한다.

자기 인식(self-awareness):

- 내가 거절할 수 있을까?
- 나는 공과 사를 구분할 수 있을까?
- 내가 다른 사람의 문제를 해결할 수 있을까?
- 사람들이 나에게 쉽게 의존하는 편인가?
- 요구사항이 많아질 때 나의 반응은 어떤가? 일이 더 힘들어지는가?
- 내가 할 수 있는 한계를 정해놓을 수 있을까?

위험 요소

스스로 균형을 잘 잡고 있는 의사는 다음과 같은 특정 환자나 위기 상황을 쉽게 감지한다.(1)

- 비슷한 직업, 나이, 외모 등을 가진 환자
- 가족, 친구 등과의 친밀한 관계
- 의료 목적에 대한 가족과의 의견 충돌
- 소아 환자
- 실패감이나 자괴감에 빠지게 되는 상황

징후 및 증상

다음은 일반적인 직무 소진(professional burnout) 증상들을 나타낸다.(2) 직무 소진을 겪고 있는 사람들은 대부분 너무 바쁜 나머지 그 증상들을 제대로 인식하지 못한다. 그러므로 동료가 다음과 같은 증상들을 나타내지 않는지 반드시 확인해보자.

- 환자를 돌보는 일이 더 이상 즐겁거나 보람되지 않다.
- 정서적 소진
- 자아감 상실
- 개인적 성취감 감소
- 환자나 가족을 피하거나 필요 이상으로 더 자주 만난다.
- 자기혐오, 자괴감, 죄책감
- 신체적인 스트레스 징후들

치료

임종 환자를 돌보는 의료진이 느끼는 깊은 정서적 괴로움은 정상적이고 불가피한 것이다. 그러므로 이러한 감정을 정신이상이나 장애로 취급하지 말고 인정하고 이해하는 자세가 필요하다. 이에 대한 몇 가지 검증된 접근법들은 다음과 같다.(3)

• 감정을 정확하게 말해본다: 어떤 감정을 느끼고 있는지 인식하고 나면 훨씬 다루기가 쉬워진다.

• 현재 느끼는 감정이 정상적인 것임을 인정한다.

• 현재 감정의 결과를 생각해본다.

• 고립감을 해소하고 지원군을 만들기 위해 믿을 수 있는 동료와 상담한다.

> "당신도 자신이 구조 중독자란 사실을 잘 알 겁니다. 다른 사람의 생명이 당신 눈앞에서 빛을 낼 때 당신은 익사하고 있으니까요." – 벤 울프(Ben Wolfe)

 자기 관리와 직무 소진 예방

• 자신의 한계를 인식하라.
• 위험성이 높은 상황과 환자를 경계하라.
• 자기 자신과 동료의 직무 소진 증상 또는 무분별한 감정 등을 인지하라.
• 감정을 확실히 인식하고, 장애로 이어지기 전에 치료하라.

REFERENCES

1. Marshall AA, Smith RC. Physicians' emotional reaction to patients: recognizing and managing countertransference. Am J Gastroenterol. 1995;90:4–8.
2. Maslach C, Jackson SE, Leiter MP. Job burnout. Annu Rev Psychol. 2001;52:397–422.
3. Meier DE, Back AL, Morrison RS. The inner life of physicians and care of the seriously ill. JAMA. 2001;286:3007–3014.

노인요양병원
완화의료 임상지침서

부록

부록 1. 신생아/소아 완화의료 의약품

약	종류	(몸무게 kg당) 최초 투여량	경로와 간격
아세트아미노펜 (Acetaminophen)	진통제, 해열제	24mg 주입	1회 경구 복용
		10~15mg	4~8시간 간격으로 경구 복용
		45~50mg 주입	1회 직장투여
		20~30mg	6시간 간격으로 직장투여
클로랄 수화물 (Chloral hydrate)	진정제, 수면제	10~25mg	6~8시간 간격으로 경구, 직장 투여
		25~75mg	1회량 경구, 직장 투여
엠라(EMLA)/리도카인 프릴로카인 (Lidocaine-prilocaine) 5%(임신 37주 이전에 태어난 신생아에게는 비사용)	국소 마취제	크림을 얇게 바른다.	수술 1시간 전에 국소부위에 바른 후 밀폐 드레싱으로 덮는다.
펜타닐(Fentanyl)	오피오이드	0.5~4µg	2~4시간 간격으로 정맥(또는 근육 내) 투여
		o.5~5µg/kg/hr	정맥 내 연속주입
푸로세미드 (Furosemide)	이뇨제	1~2mg	12시간 간격으로 정맥 · 경구 · 근육 내 투여
글리코피롤레이트 (Glycopyrrolate)	콜린 억제제, 건조제	0.01mg	4~8시간 간격으로 정맥 · 경구 · 근육 내 투여
로라제팜 (Lorazepam)	벤조디아제핀 (benzodiazepine); 진정제, 불안 완화제, 항경련제	0.05~0.1mg	4~8시간 간격으로 정맥 투여
메타돈(Methadone)	오피오이드	0.05~0.2mg	12~24시간 간격으로 정맥 · 경구 투여
메토클로프라미드 (Metoclopramide)	구토 억제제, 운동성 촉진제	0.03~0.1mg	8시간 간격으로 정맥 · 경구 투여
미다졸람 (Midazolam)	벤조디아제핀; 진정제, 불안 완화제	0.05~0.15mg	2~4시간 간격으로 정맥 · 근육 내 투여
		0.01~0.06 mg/kg/hr	정맥 내 연속 주입
		0.3~0.5mg	경구 복용

약	종류	(몸무게 kg당) 최초 투여량	경로와 간격
모르핀(Morphine)	오피오이드; 호흡곤란 감소	0.05~0.2mg	2~4시간 간격으로 정맥 · 근육 내 투여
		0.2~0.5mg	4~6시간 간격으로 경구 복용
		0.1~0.2mg/kg/hr	정맥 내 연속주입
날록손(Naloxone)	오피오이드 길항제	0.1mg	기관내관(ET)을 통한 정맥 · 근육 내 · 피하 투여
		0.001mg/kg/hr	정맥 주입
자당(Sucrose, 12~25%)	진통제	1~2mL	경구 복용

부록 2. 동등진통 용량표(equianalgesic dose chart)

오피오이드	투여방법	동등 진통 용량	투여 간격	설명
단기 작용형(short acting)				
모르핀(Morphine)	정제-MSIR: 15 · 30mg	경구 · 직장 투여: 30mg	2~4시간	히스타민(histamine) 방출로 인해 광범위한 혈관 확장(systemic vasodilatation)이 발생할 수 있다.
	액제-록사놀 농축액 (Roxanol Contentrate): 20mg/mL		2~4시간	
	좌약-황산 모르핀(Rectal Morphine Sulfate): 5 · 10 · 20 · 30mg	정맥 · 피하 투여: 10mg		록사놀티(Roxanol-T)는 오렌지색에 상큼한 과일 맛이 나는 약이다. 일반 록사놀은 투명하며, 맛이 좋지 않다.
하이드로몰폰 (Hydromorphone)	정제-딜라우디드 (Dilaudid): 1 · 2 · 4 · 8mg	경구 · 직장 투여: 7.5mg	2~4시간	8mg 정제가 일반적이다.
	액제-딜라우디드: 1mg/mL			
	좌약-딜라우디드: 3mg	정맥 투여: 1.5mg	2~4시간	
옥시코돈 (Oxycodone)	정제-옥시IR(OxyIR) 또는 록시코돈(Roxicodone): 5 · 15 · 30mg 옥시코돈/아세트아미노펜: 퍼코셋(Percocet): 2.5/325 · 5/325 · 7.5/325 · 10/325 록시셋(Roxicet): 5/325, 틸록스(Tylox): 5/500mg 옥시코돈/아스피린: 퍼코댄(Percodan): 2.5/325 · 5/325 mg 액제- 록시코돈: 1mg/mL, 20mg/mL; 옥시패스트(OxyFast): 20mg/mL	경구 투여: 20~30mg	2~4시간	옥시코돈/아세트아미노펜 복합제의 일일 최대 용량은 아세트아미노펜의 일일 최대 용량인 4,000mg(노약자나 간질환 환자에게는 더 적은량 투여)을 기준으로 한다.

오피오이드	투여방법	동등 진통 용량	투여 간격	설명
펜타닐(Fentanyl)	구강점막 흡수형 (oral transmucosal) 액틱(Actiq): 200 · 400 · 600 · 800 · 1200 · 1600mg 구강점막 흡수형 (oral transmucosal) 액틱(Actiq): 200 · 400 · 600 · 800 · 1200 · 1600mg	정맥 투여: 100 mcg	30~60분	신장이나 간질환 환자를 위한 최적의 오피오이드. 구강점막 흡수형 구연산펜타닐의 작용 시점은 5분이다. 아편제 경험이 없는 환자는 구강점막 흡수형 구연산펜타 사용을 자제한다. 신장이나 간질환 환자를 위한 최적의 오피오이드. 구강점막 흡수형 구연산펜타닐의 작용 시점은 5분이다. 아편제 경험이 없는 환자는 구강점막 흡수형 구연산펜타 사용을 자제한다.
		구강점막 흡수형 구연산펜타닐(OTFC; oral trnasmucosal fentanyl citrate): 알려져 있지 않음.	30~60분	
하이드로코돈 (Hydrocodone)	정제- 하이드로코돈/아세트아미노펜: 롤탭(Lortab): 2.5/500 · 5/500 · 7.5/500 · 10/500mg 롤셋(Lorcet): 10/650mg 놀코(Norco): 5/325 · 7.5/325 · 10/325mg 비코딘(Vicodin): 5/500, 이에스(ES) 7.5/750, 에이치피(HP) 10/660mg 하이드로코돈/이부프로펜 (ibuprofen): 비코프로펜(Vicoprofen): 7.5/500mg 액제-하이드로코돈/아세트아미노펜: 롤탭 엘릭서(Lortab Elixer): 15mL 당 7.5/500mg	경구 투여: 30mg	3~4시간	아세트아미노펜이나 이부프로펜을 함유한 복합제로만 사용가능. 최대 용량은 두 제제에 의해 제한된다 (4,000mg/24시간. 노약자나 간질환 환자에게는 아세트아미노펜 투여 감소. 이부프로펜 부작용 주의).

오피오이드	투여방법	동등 진통 용량	투여 간격	설명
메페리딘 (Meperidine)	정제-데메롤(Demerol): 50 · 100mg 정제-데메롤(Demerol): 50 · 100mg	경구복용 300mg	경구 복용은 권장되지 않음.	신장질환 환자에게는 사용금지. 만성통증용이 아님. 활성대사체 (active metabolite)는 중추신경계 흥분(CNS excitation)과 발작을 일으킬 수 있다. 최대 용량은 600mg/24시간 이다. 신장질환 환자에게는 사용금지. 만성통증용이 아님. 활성대사체 (active metabolite)는 중추신경계 흥분(CNS excitation)과 발작을 일으킬 수 있다. 최대 용량은 600mg/24시간 이다.
		정맥 투여 75mg	2~3시간	
	액제-데메롤: 10mg/mL			
지속형(long acting)				
모르핀 (Morphine)	정제-엠에스콘틴 (MS contin) 15 · 30 · 60 · 100 · 200mg 오라몰프 에스알 (Ormorph SR) 15 · 30 · 60 · 100mg	경구 복용 30mg 경구 복용 30mg	8~12시간	카디안과 아빈자는 캡슐형으로, 개봉하여 내용물을 위관(G tube)에 넣을 수 있다. 카디안과 아빈자는 캡슐형으로, 개봉하여 내용물을 위관(G tube)에 넣을 수 있다.
	아빈자(Avinza): 30 · 60 · 90 · 120mg 카디안(Kadian) 20 · 30 · 50 · 60 · 100mg		24시간	
옥시코돈 Oxycodone)	정제-옥시콘틴 (Oxycontin) 10 · 20 · 40 · 80	경구 복용 30mg	8~12시간	지효성(sustained release) 정제- 쪼개거나 가루로 만들지 않는다.

오피오이드	투여방법	동등 진통 용량	투여 간격	설명
펜타닐 (Fentanyl)	점착성 패치-옥시콘틴 12 · 25 · 50 · 75 · 100mcg/1시간	피부 부착 15mcg	72시간	작용 시점은 12~24시간. 오피오이드를 투여받은 경험이 없는 환자에게는 사용금지.
메타돈 (Methadone)	정제-5 · 10 · 40mg 액제-메타돈: 1 · 2 · 10mg/mL	통증 전문가와 상담	장시간	예측이 불가능한 긴 반감기를 지닌다. 반복 투여할 경우 누적 발생. 최대 효과는 2~5일까지 나타나지 않는다. 메타돈 사용 시 전문가와 상담이 필요하다.

부록 3. 윌다(Wilda) 평가법

W: 통증을 표현하는 어휘들(Words to Describe Pain)

쑤시다(aching)	계속되다(nagging)	찌르다(stabbing)
화끈거리다(burning)	저리다(numb)	쓰리다(tender)
묵지근하다(dull)	날카롭다(penetrating)	피곤하게 하다(tiring)
진을 빼다(exhausting)	사방으로 퍼지다(radiating)	욱신거리다(throbbing)
물어뜯는 듯하다(gnawing)	찌르는 듯하다(sharp)	견딜 수 없다(unbearable)
우울하게 만든다(miserable)	찌릿찌릿하다(shooting)	

I: 통증 척도(Pain Intensity Scale)

10~9: 가장 강한 통증

8~7: 매우 강한 통증

6~5: 강한 통증

4~3: 중간 통증

2~1: 약한 통증

0: 무통

L: 통증 부위(Locations of Pain)

D: 통증 지속기간(Duration of Pain)

항상 아픈가, 아니면 통증이 있다가 없다가 하는가?

A: 악화/완화 요인(Aggravating and/or Alleviating factors)

무엇이 통증을 악화시키는가?

무엇이 통증을 완화시키는가?

부록 4. 진통제사다리

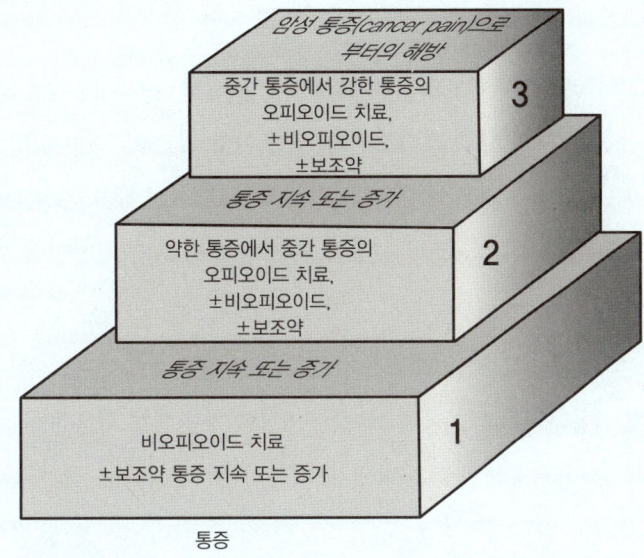

암성 통증(cancer pain)으로
부터의 해방

3

중간 통증에서 강한 통증의
오피오이드 치료,
±비오피오이드,
±보조약

통증 지속 또는 증가

2

약한 통증에서 중간 통증의
오피오이드 치료,
±비오피오이드,
±보조약

통증 지속 또는 증가

1

비오피오이드 치료
±보조약 통증 지속 또는 증가

통증

진통제 참고 가이드

진통제사다리[출처: 1990년 세계보건기구(WHO)]

1. 통증 강도를 평가한다.

2. 적절한 시기에 치료를 시작한다.

3. 통증이 조절될 때까지 단계를 올린다.

통증 조절 원리

1. 오피오이드와 비오피오이드계 보조약물을 결합시킨 다중약물을 사용한다.

2. 만성 통증은 거의 항상 정기적인 약물 투여와 필요 시 투여를 병행한다. 정기적인 약물 투여는 혈청 수준을 일정하게 유지시켜주고 지속적으로 통증을 완화시킨다. 필요 시 투여는 돌발적인 통증의 완화를 위해 필요에 따라 처방한다. 필요 시 투여가 빈번해지면 정기 투여량을 증가시킬 필요가 있다.

3. 투여 간격(본문 참조)을 활용하여 진통제를 정기적으로 투여한다. 정기 투여 시에는 지속형 작용제를, 필요 시 투여에는 단기형 작용제를 사용한다.

4. 가능한 한 비외과적인 투여방법을 사용한다. 급격하고 심한 통증이나 점점 악화되는 통증에는 진통제를 5~15분 간격으로 정맥 투여한다. 만성 통증은 정맥에 연속 주입하는 것이 좋다.

5. 오피오이드 부작용은 적극적으로 치료해야 한다. 변비는 오피오이드 부작용이지만 내성과는 관련이 없다.

오피오이드 전환 사례들

환자의 통증이 8퍼코셋(Percocet) 5mg/24시간에 의해 조절된다면······

- 8퍼코셋는 옥시코돈(Oxycodone) 40mg/24시간이며, 엠에스콘틴(MS contin) 4mg/24시간와도 같다.

- 통증이 제대로 조절된 이후에는 엠에스콘틴 30mg/24시간(15mg/12시간)까지 투여량을 줄인다(통증 조절이 잘 되어 용량을 25%나 줄일 수 있었다).

듀라제식(Duragesic) 패치를 사용하기 위해서는 경구용 모르핀 24시간 총 투여량을 절반으로 나눈 후 근사치의 패치를 붙인다.

- 12시간 간격으로 엠에스콘틴 60mg을 복용하고 있는 상태에서 돌발성 통증 억제를 위해 엠에스아이알(MSIR) 15mg 4정을 복용한 환자라면, 120+60=180mg/2=90mg으로 계산한 후,

  ~만일 환자가 편안해 한다면 75mcg의 패치로 전환한다.

  ~만일 환자의 통증이 계속된다면, 100mcg의 패치를 사용한다.

- 환자가 4시간 간격으로 딜라우디드(Dilaudid) 4mg(24시간 총 투여량 24mg)을 복용한 후 통증이 가라앉았으나 만성 통증의 조절을 위해 지속형 오피오이드로 전환해야 한다면······

  ~경구용 딜라우디드 24mg=엠에스콘틴 90mg/24시간

  ~통증이 조절된다면 투여량을 25% 줄인다.

  ~90-22(25%)=68(mg), 엠에스콘틴 30mg/12시간. 그러므로 돌발성 통증에 대해 필요에 따라 2시간 간격으로 딜라우디드 4mg을 경구 복용한다.

모르핀 2mg/1시간을 정맥 투여했음에도 환자의 통증이 계속된다면······

- 정맥용 모르핀 2mg/1시간=정맥용 모르핀 48mg/24시간=경구용 모르핀 144mg/24시간=펜타닐(Fentanyl) 72mcg 패치.

- '72시간 간격으로 75mcg의 듀라제식 패치 부착'을 처방한다(환자의 통증이 완화되기 전까지는 투여량을 줄이지 않는다).

부록 7. 오피오이드 치료에 대한 보조약물

오피오이드 치료에 대한 보조약물	
보조약물(예시)	일반 권고
알파 수용체 자극제(alpha agonist)/클로니딘 (clonidine)	신경병성 통증(neuropathic pain)
항경련제(anticonvulsants)/가바펜틴 (gabapentin), 프리가발린(pregabalin)	신경병성 통증, 대상포진후신경통(post-herpetic neuralgia), 메스꺼움, 가려움증, 불안증
항히스타민제(antihistamines)/디펜하드라민 (diphenhydramine), 히드록시진(Hydroxyzine), 로라타딘(loratadine)	
벤조디아제핀(benzodiazepins)/클로나제팜 (clonazepam), 디아제팜(diazepam), 로라제팜 (lorazepam)	불안증, 간대성근경련(myoclonus)
코르티코스테로이드(corticosteriods)/덱사메사손 (dexamethasone), 프레드니손(prednisone)	신경압박(nerve compression), 거식증(anorexia)
소염진통제(NSAIDs)와 콕스2 억제제(cox-2 inhibitors)/셀레콕시브(Celecoxib), 이부프로펜 (ibuprofen), 나프록센(Naproxen)	근골격계 통증(musculoskeletal pain)
삼환계 항우울제(tricyclic antidepressants)/아미 트리프탈린(amitriptyline), 데시프라민 (desipramine), 노르트립틸린(nortriptyline)	신경병성 통증, 대상포진후신경통

특이질환에 대한 임상진료지침(Medical Guidelines for Specific Diseases)

8-1. 말기 치매

다음 기준에 부합하는 환자는 말기 치매로 간주될 수 있다.

Ⅰ. 기능 평가 단계

  A. 심각한 치매 환자라도 최대 2년의 생존을 진단할 수 있다. 생존 기간은 합병증 발병이나 포괄적인 돌봄의 정도와 같은 변수에 따라 달라진다.

  B. 환자는 기능 평가 단계 척도(Functional Assessment Staging Scale)상 7단계 이상의 진단을 받아야 한다(부록 참조).

  C. 환자는 다음 특징들을 모두 나타내야 한다.

    1. 보조 없이 보행이 불가능하다.

    2. 보조 없이 의복 착용이 불가능하다.

    3. 혼자 힘으로 목욕하기 힘들다.

    4. 간헐적 또는 지속적 요실금 및 대변실금 증상을 보인다.

    5. 언어적 의사소통이 거의 불가능하다. 정형화된 문구나 6단어 정도만 명확하게 발음할 수 있다.

Ⅱ. 합병증의 동반

  A. 지난 1년 이내에 발생한 심각한 수준의 합병증은 진행성 치매의 생존율을 감소시킨다.

  B. 치매 합병증:

    1. 흡인성 폐렴(aspiration pneumonia)

    2. 신우신염(pyelonephritis)이나 상부요로감염(upper urinary tract infection)

    3. 패혈증(septicemia)

4. 3~4 단계의 욕창(decubitus ulcers), 다발 궤양(multiple ulcers)

5. 항생제 투여 후 고열 재발

C. 환자나 대리인에 의해 관급식(tube feedings)이나 비경구영양법(parenteral nutrition)이 보류된 상태에서, 환자가 음식물을 삼키기 힘들어하거나 거부함에 따라 생명유지에 필요한 수분과 칼로리를 충분히 섭취하지 못한다.

1. 관급식을 받는 환자의 경우 다음과 같은 영양장애 상태가 확인돼야 한다.

    a. 지난 6개월간 10% 이상 몸무게가 자연 감소했다.

    b. 혈청 알부민(serum albumin) 2.5gm/dl 미만은 유용한 예후지표(prognostic indicator)가 될 수 있지만 단독으로 영양불량의 지표로 사용해서는 안 된다.

※ 고려사항: 위의 기준에 부합하지 않더라도 말기 진단을 받을 수 있다. 현재의 기저질환(underlying disease)과 합병증이 환자의 말기 상태에 어떤 영향을 미치는지 평가한다.

8-2. 말기 심장질환

Ⅰ. 안정 시에 재발한 울혈성심부전(congestive heart failure) 증상.

A. 심장질환 환자는 뉴욕심장학회(NYHA, New York Heart Association)가 규정한 심부전 증상 Ⅳ단계로 분류할 수 있다(부록 참조).

B. 20% 이하의 박출 계수(ejection fraction)는 유용한 객관적 징후가 될 수 있지만 이미 사용이 불가한 상태라면 꼭 필요한 것은 아니다.

Ⅱ. 환자는 조기에 이뇨제, 혈관확장제와 보다 양질의 안지오텐신전환효소(angiotensin-converting enzyme) 억제제를 통한 최적의 치료를 받아야 한다.

A. 이뇨제와 혈관확장제를 이용한 효과적인 내과적 처치에도 불구하고 환자의 울혈성심부전 증상이 계속 발생한다.

B. '최적의 치료'(optimally treated)의 의미는 저혈압이나 신장질환 등과 같은 의학적 이유 때문에 환자가 혈관확장제 등의 약물치료를 거부하는 것과 같은 상황을 일컫는다.

C. 카르베딜롤(Carvedilol)처럼 혈관 확장 기능을 가진 개량된 베타차단제가 최근 만성 울혈성심부전에 의한 사망률을 감소시켰다 하더라도 현재로서는 '최적 치료'의 정의에 포함되지 않는다.

III. 위에 설명된 바와 같은 최적의 치료를 받고 있는 만성 울혈성심부전 환자……에서 다음과 같은 인자들은 생존률을 줄여주는 것으로 알려져 있으므로 심장질환 환자를 돌보는 의료직에 대한 호스피스 교육 내용으로 포함시켜도 좋다.

A. 항부정맥 치료제에도 잘 낫지 않는 상심실성 부정맥(supraventricular arrhythmia) 이나 상심실성 빈맥(supraventricular tachycardia)

B. 심정지 및 심폐소생술 이력

C. 원인불명의 실신 이력

D. 심인성 뇌색전(cardiogenic brain embolism) 즉, 색전증에 의한 심혈관 발작(embolic CVA)

E. 인간면역결핍바이러스(HIV) 동반 감염

※ 고려사항: 위의 기준에 부합하지 않더라도 말기 진단을 내릴 수 있다. 현재의 기저질환(underlying disease)과 합병증이 환자의 말기 상태에 어떤 영향을 미치는지 평가한다.

8-3. 말기 HIV질환

I. CD4 세포수(CD4+count)

A. 일정 기간 동안 CD4 세포수가 25개/mcL 미만이고, 급성질환의 발병 가능성이 상대적으로 낮을 때, 기대여명이 6개월 미만인 것으로 진단할 수 있다. 그러나 질병의 진행 과정과 환자의 기능상태 등을 임상적으로 꾸준히 관찰해야 한다.

B. 비면역결핍바이러스와 관련된 중증 질환이 없다면, CD4 세포수가 50개/mcL을 초과하는 환자는 좀 더 긴 기대여명을 가진다.

II. 바이러스 양(viral load)

A. HIV RNA(바이러스 양)가 100,000copies/ml을 초과한 환자는 기대여명 6개월 미만의 진단을 내린다.

B. 소량의 바이러스를 가진 환자가 다음과 같은 상태라면 기대여명 6개월 미만의 진단을 내린다.

　　1. 항레트로바이러스제(antiretroviral medication)와 예방약을 받지 않기로 한다.

　　2. 기능 상태가 저하된다.

　　3. 아래 Ⅲ에서 묘사되는 합병증을 겪는다.

Ⅲ. 다음은 생존율을 현저히 감소시키는 요인들이다.

　A. 병인에 관계없이 만성 설사가 일 년간 계속된다.

　B. 혈청 알부민 2.5gm/dl 미만이 계속된다.

　C. 약물 남용

　D. 50세를 넘는 연령

　E. HIV질환 치료용 약물인 항레트로바이러스제, 화학치료제, 예방약 등을 사용하지 않기로 결정한 경우

　F. 안정 시에 발생한 울혈성심부전 증상

※ 고려사항: 위의 기준에 부합하지 않더라도 말기 진단을 내릴 수 있다. 현재의 기저질환(underlying disease)과 합병증이 환자의 말기 상태에 어떤 영향을 미치는지 평가한다.

8-4. 말기 간질환

Ⅰ. 간 기능 손상의 검사실 지표 (다음의 2가지에 해당되어야 함)

　A. 프로트롬빈 시간(prothrombin time) 5초 이상 지연

　B. 혈청 알부민 2.5mg/dl 미만

Ⅱ. 말기 간질환 임상 지표

　A. 말기 간질환 환자는 다음 중 최소 한 개 이상을 나타내야 한다.

　　1. 나트륨 제한과 이뇨제에도 낫지 않는 복수(ascites), 혹은 환자가 의료진의 지시를 따르지 않을 때

　　2. 원발성 세균성 복막염(Spontaneous bacterial peritonitis, SBP)

3. 간신증후군(hepatorenal syndrome)(일일 400ml 미만의 핍뇨(oliguria)와 10mEq/l 미만의 요나트륨 농도로 인한 크레아티닌(creatinine) 및 혈액요소질소(BUN) 상승

4. 단백질 제한과 락툴로오스(lactulose), 네오마이신(neomycin)에 저항력이 강한 간성뇌증(hepatic encephalopathy)

5. 강도 높은 치료에도 불구하고 재발된 정맥류 출혈(variceal bleeding)

III. 예후를 악화시키는 요인들은 다음과 같다.

1. 영양실조 진행

2. 근력과 근지구력 감소에 따른 근 소모(muscle wasting)

3. 만성적인 진행성 알코올 중독(하루 에탄올 섭취량이 80gm보다 많을 때)

4. 간세포암종(hepatocellular carcinoma)

5. HBsAg(B형 간염) 양성

※ 고려사항: 위의 기준에 부합하지 않더라도 말기 진단을 내릴 수 있다. 현재의 기저질환(underlying disease)과 합병증이 환자의 말기 상태에 어떤 영향을 미치는지 평가한다.

8-5. 말기 폐질환

Ⅰ. 심각한 만성 폐질환:

  A. 안정 시에 발생한 호흡곤란이 기관지확장제(bronchodilator)에 거의 반응하지 않으며, 이로 인해 신체적 활동 저하가 초래된다. 예를 들면 피로와 기침 같은 쇠약 증상에 따른 병세의 악화로 침대와 의자에 의존하게 된다.

    기관지확장제 투여 후 FEV1(forced expiratory volume in one second)이 30% 미만일 경우라면 유용한 객관적 증거가 될 수 있지만 이미 사용이 불가한 경우라면 꼭 필요한 것은 아니다.

  B. 진행성 폐질환

    1. 폐감염(pulmonary infection)이나 호흡부전(respiratory failure)에 의한 입원이나 응급실 방문 증가

    2. 연간 40ml 이상 투여 후 나타난 FEV1의 감소는 유용한 객관적 증거가 될 수 있지만 이미 사용이 불가한 경우라면 꼭 필요한 것은 아니다.

Ⅱ. 폐성심(Cor pulmonale) 또는 우심부전(right heart failure)

  A. 좌심질환(left heart disease)이나 심판막질환(valvulopathy)에 의해 진행된 폐질환이 원인이다.

  B. 폐성심 진단:

    1. 심초음파 검사(echocardiography)

    2. 심전도(electrocardiogram)

    3. 흉부 X선 촬영(chest x-ray)

    4. 우심부전의 신체적 징후

Ⅲ. 추가산소(supplemental oxygen) 투여 시에 발생한 저산소증(hypoxemia)

  A. 추가 산소 투여 중 산소분압(pO2) 55mmHg 미만

  B. 추가 산소 투여 중 산소포화도 88% 이하

Ⅳ. 과탄산혈증(hypercapnia)

  A. 이산화탄소 분압(pCO2) 50mmHg 이상

Ⅴ. 지난 6개월간 몸무게의 10% 자연 감소

Ⅵ. 만성 폐색성 폐질환 환자(COPD)의 분당 100회 이상의 빈맥(tachycardia)

※ 고려사항: 위의 기준에 부합하지 않더라도 말기 진단을 내릴 수 있다. 현재의 기저질환(underlying disease)과 합병증이 환자의 말기 상태에 어떤 영향을 미치는지 평가한다.

8-6. 말기 신장질환

Ⅰ. 신부전의 진단 기준

투석을 받지 않는 신부전 환자나 투석 중단 후 1~2주 이상 생존한 환자에게는 다음 기준치가 적용될 수 있다.

　　A. 크레아티닌 청소율(creatinine clearance)이 분당 10cc 미만(당뇨병 환자는 분당 15cc 미만)

　　B. 혈청 크레아티닌(serum creatinine)이 8.0mg/dl 초과(당뇨병 환자는 6.0mg/dl 초과)

Ⅱ. 신부전 관련 임상적 징후 및 증상

　　A. 요독증(uremia); 신부전의 임상적 징후

　　　　1. 의식 장애, 둔감(obtundation)

　　　　2. 만성적인 메스꺼움과 구토

　　　　3. 전반적인 가려움

　　　　4. 불안, '하지 불안'(restless legs)

　　B. 핍뇨(oliguria): 1일 소변량 400cc 미만

　　C. 만성 고칼륨혈증(hyperkalemia): 내과 치료에 반응하지 않는 혈청 칼륨 수치 7.0 초과

　　D. 요독성심낭염(uremic pericarditis)

　　E. 간신증후군(hepatorenal syndrome)

　　F. 만성 체액과부하(fluid overload)

Ⅲ. 급성신부전: 합병증의 발생은 조기 사망의 위험을 증가시킨다.

　　　　1. 기계적 인공호흡(mechanical ventilation)

2. 다른 기관계에 발생한 악성종양

3. 만성 폐질환

4. 심각한 심장질환이나 간질환

5. 패혈증

6. 알부민 3.5 gm/dl 미만

8. 악액질(cachexia)

9. 혈소판수 25,000 미만

10. 75세 초과

11. 파종성혈관내응고(disseminated intravascular coagulation)

12. 소화관 출혈

※ 고려사항: 위의 기준에 부합하지 않더라도 말기 진단을 내릴 수 있다. 현재의 기저질환(underlying disease)과 합병증이 환자의 말기 상태에 어떤 영향을 미치는지 평가한다.

8-7. 뇌졸중과 혼수상태

Ⅰ. 출혈성·허혈성 뇌졸중에 이은 다음의 급성기 증상들은 조기 사망을 강하게 예측할 수 있는 변수이다.

　A. 뇌졸중에 의한 혼수상태나 식물인간 상태가 3일 이상 지속된다.

　B. 무산소성 뇌졸중, 혼수상태, 극심한 둔감 이후 심한 간대성근경련이 3일 이상 지속된다.

　C. 3일 이상 혼수상태에 있는 환자가 다음 중 4개 이상을 나타낸다면 2개월 이내에 사망할 확률이 97%다.

　　1. 비정상적인 뇌간반응.

　　2. 언어 반응이 없다.

　　3. 통증에 대한 철회반사(withdrawal response)가 일어나지 않는다.

　　4. 혈청 크레아티닌 1.5mg/dL 초과

5. 70세 초과

　D. 인공영양과 수액 투여를 거부하거나 지원하지 않은 환자에게 생명유지에 필요한
　　음식물과 수분 섭취를 방해하는 심한 연하곤란이 발생한다.

　E. 전산화단층촬영(CT scan)이나 자기공명영상촬영(MRI scan) 결과 생존 가능성 감
　　소가 확인되거나 기능 회복이 거의 불가능하다 판단될 경우. 이는 생명유지장치나
　　호스피스를 결정하는 데 영향을 미친다.

II. 심한 만성기 뇌졸중 환자의 생존율과 관련된 임상 요인들은 다음과 같다.

　A. 70세 초과

　B. 카노프스키 지수(Karnofsky score) 50% 미만의 기능상태 저하

　C. 기능평가단계척도(FAST) 7 이상인 뇌졸중 후 치매

　D. 인공영양 공급에 상관없이 매우 저조한 영양상태

　　1. 지난 6개월간 10% 초과하여 몸무게 자연 감소

　　2. 혈청 알부민 2.5gm/dl 미만은 유용한 예후지표가 될 수 있으나, 별도로 활용돼
　　　서는 안 된다.

　E. 쇠약 및 진행성 퇴보 관련 합병증

　　1. 흡인성 폐렴

　　2. 상부요로감염

　　3. 패혈증

　　4. 난치성 욕창 3단계

　　5. 항생제 투여 후 고열 재발

※ 고려사항: 위의 기준에 부합하지 않더라도 말기 진단을 내릴 수 있다. 현재의 기저질
환(underlying disease)과 합병증이 환자의 말기 상태에 어떤 영향을 미치는지 평가한다.

8-8. 전신 쇠약

Ⅰ. 환자의 상태가 '시한부 상황'(life-limiting condition)이면, 환자와 가족에게 이에 대

해 통보한다.

1. '시한부 상황'은 구체적인 진단 결과와 복합 질병에 따른 것이며, 구체적으로 원인이 확인되지 않는 경우도 있다.

II. 환자와 가족은 치료 목적을 완치보다는 증상 완화에 둔다.

III. 환자는 다음의 하나에 해당한다:

  A. 임상적 상태의 진행은 다음을 통해 확인할 수 있다.

1. 구체적 질병 기준에 명시된 대로 의사의 진단, 검사실 검사, 방사선 검사 등에 의해 입증된 원발성 질환(primary disease)의 진행.

2. 지난 6개월간 다수의 응급실 방문 혹은 병원 입원

3. 가정의료서비스(home health services)를 받는 환자의 경우, 방문 간호사의 진단을 통해 확인될 수 있다.

4. 최근의 기능상태 저하

  a. 신체 기능상태 감소는 다음 중 하나에 의해 결정된다.

1. 카노프스키 수행지수(Karnofsky Performance Status)가 50% 이하인 경우

2. 다음 6가지 중 최소 3가지 이상의 일상생활수행(ADL)을 보조인에 의존하는 경우

  a. 목욕

  b. 의복 착용

  c. 식사

  d. 이동

  e. 대변 및 소변

  f. 독립보행

  B. 말기 진행에 따른 최근 영양 장애 상태 확인

1. 지난 6개월간 10%를 초과한 체중의 자연 감소

2. 혈청 알부민 2.5gm/dl 미만은 유용한 예후지표가 될 수 있으나, 별도로 활용돼서는 안 된다.

8-9. 루게릭병(ALS; amyotrophic lateral sclerosis, 근위축성 측색 경화증)

Ⅰ. 병의 급속한 진행과 심각한 환기능력(ventilatory capacity) 장애가 발생한다.

  A. 루게릭병의 급속한 진행. 대부분의 장애가 12개월 이내에 발생한다.

    1. 독립 보행이 불가능해지며 휠체어나 침대에 의존해 생활하게 된다.

    2. 말하기가 힘들어지고 발음이 불명확해져 의사소통에 장애가 생긴다.

    3. 정상적인 식사가 힘들어져 반유동식(pureed diet)으로 먹어야 한다.

    4. 거의 모든 일상 활동이 혼자 힘으로 불가능해지고 보조인에 의존하게 된다.

  B. 심각한 환기능력 장애

    1. 폐활량(VC: Vital Capacity)이 예측치의 30% 미만

    2. 안정을 취한 상태에서 발생한 심한 호흡곤란

    3. 추가 산소 공급 필요

    4. 환자가 인공 인공호흡기를 거부한다.

Ⅱ. 루게릭병의 급속한 진행과 심각한 영양장애

    1. 생명유지에 필요한 충분한 양의 영양과 수분을 구강으로 섭취하기 힘들다.

    2. 지속적인 몸무게 감소

    3. 탈수증이나 저혈량증(hypovolemia)

    4. 인공영양법을 사용하지 않는다.

Ⅲ. 루게릭병의 급속한 진행과 치명적인 합병증

    1. 관급식 여부와 관계없는 흡인성 폐렴의 재발

    2. 3~4단계의 욕창 감염이 빈번히 발생한다.

    3. 상부요로감염. 예: 신우신염(pyelonephritis)

    4. 패혈증

    5. 항생제 치료 후 고열 재발

※ 고려사항: 위의 기준에 부합하지 않더라도 말기 진단을 내릴 수 있다. 현재의 기저질환(underlying disease)과 합병증이 환자의 말기 상태에 어떤 영향을 미치는지 평가한다.

기능평가단계(FAST)

(가장 관련이 깊은 정도의 장애 수준에 표시하시오)

1. 주관적 또는 객관적으로 신체기능에 어려움이 없다.

2. 물건의 위치를 자주 잊는다고 호소한다. 주관적인 기능 장애.

3. 업무기능이 저하되었음을 동료들이 분명히 알아챈다. 새로운 장소를 찾아가는데 어려움을 겪는다. 조직 능력(organizational capacity) 저하.*

4. 복잡한 업무 수행능력 저하. 예를 들어 저녁 초대 계획, 공과금 납부 등의 개인 재무 관리, 장보기 등.

5. 날씨, 계절이나 장소에 적절한 의복을 선택하는 데 도움이 필요하다. 예를 들어 적절한 도움을 주지 않으면 환자가 똑같은 옷을 계속해서 입는다.*

6. A) 도움이나 지적이 없을 경우 옷을 부적절하게 입는다. 예를 들어 잠옷 위에 외출복을 입거나 신발을 거꾸로 신는다. 지난 몇 주간 단추를 잠그는 데 애를 먹는 경우가 가끔 또는 점점 자주 발생한다.*

   B) 지난 몇 주간 목욕을 하는 데 어려움을 겪는 경우(예를 들어 목욕물 온도 조절)가 가끔 또는 점점 자주 발생한다.

   C) 지난 몇 주간 용변 처리를 제대로 하지 못하는 경우(예를 들어 용변 후 깜빡하고 변기 물을 내리지 않거나 뒤를 닦지 않으며, 휴지를 제대로 버리지 못한다)가 가끔 또는 점점 자주 발생한다.*

   D) 요실금이 지난 몇 주간 가끔 또는 점점 자주 발생한다.*

   E) 대변실금이 지난 몇 주간 가끔 또는 점점 자주 발생한다.*

7. A) 평상시나 긴장된 상황에서 대략 여섯 단어 정도만 정확한 발음으로 말할 수 있다.

   B) 평상시나 긴장된 상황에서 하나의 쉬운 단어만 사용할 수 있다(또는 한 단어만을 계속 반복해서 말한다).

   C) 보행능력 상실(보조 없이 걸을 수 없다)

   D) 보조 없이 앉을 수 없다. 예를 들어 의자에 팔걸이가 없으면 바닥으로 쓰러진다.

E) 웃지 못한다.

F) 혼자 힘으로 고개를 들지 못한다.

*승인된 보고나 범주를 통해 입수된 정보를 바탕으로 구성된 척도

부록 10. 완화의료 수행지수(PPS; Palliative Performance Scale)

%	보행	활동과 질병 징후	자가 간호	음식물 섭취	의식 수준
100	정상	정상 활동 질병의 징후 없음	정상	정상	정상
90	정상	정상 활동 약간의 징후	정상	정상	정상
80	정상	얼마간의 노력이 필요한 정상 활동 약간의 징후	정상	정상 또는 감소	정상
70	감소	일상적인 업무수행 불가 약간의 징후	정상	정상 또는 감소	정상
60	감소	취미활동이나 가사일 수 행 불가 중증	일시적인 보 조 필요	정상 또는 감소	정상 또는 혼미
50	주로 앉아있거 나 누워있음	아무 일도 할 수 없음 질병의 확장	상당한 정도 의 보조 필요	정상 또는 감소	정상 또는 혼미
40	주로 누워있음	위와 같음	주로 보조에 의존	정상 또는 감소	정상 또는 기면 또는 혼미
30	항상 누워있음	위와 같음	전반적인 돌 봄(total care)에 의존	감소	정상 또는 기면 또는 혼미
20	위와 같음	위와 같음	전반적인 돌 봄에 의존	몇 모금 정도의 최소량	정상 또는 기면 또는 혼미
10	위와 같음	위와 같음	전반적인 돌 봄에 의존	구강 간호 (mouth care) 에만 의존	기면 또는 혼수 상태
0	사망	～	～	～	～

1. 완화의료 수행지수를 확인하려면, 왼쪽 칸('보행')부터 아래로 읽어 내려가면서 가장 알맞은 란에 ○표를 하시오.
2. 오른쪽 칸('활동과 질병 징후')으로 이동한 후 아래로 읽어 내려가면서 가장 알맞은 란에 ○표를 하시오.
3. 같은 방식으로 다섯 단계에 모두 가장 알맞은 란을 선택하시오.
4. 가장 적합한 지수를 확인하시오.
5. 완화의료 수행지수의 증가는 10%씩만 가능하다(예를 들어, 42%나 35% 같은 지수 증가는 나올 수 없다).

부록 11. 여자 몸무게 표

사망률이 가장 낮은 25~59세의 여자 체중(Kg)

(실내복 무게 1.4Kg, 신발 굽 2.5cm)

신장(cm)	작은 체격(Kg)	중간 체격(Kg)	큰 체격(Kg)
149.9	45.9–50.0	49.1–54.5	53.1–59.0
152.4	46.4–50.9	50.0–55.4	54.0–60.3
152.4	46.8–51.8	50.9–56.7	54.9–61.7
154.9	47.7–53.1	51.8–58.1	56.3–63.0
157.5	48.6–54.5	53.1–59.4	57.6–64.4
160.0	50.0–55.8	54.5–60.8	59.0–66.2
162.6	51.3–57.2	55.8–62.1	60.3–68.0
165.1	52.7–58.5	57.2–63.5	61.7–69.8
167.6	54.0–59.9	58.5–64.8	63.0–71.6
170.2	55.4–61.2	59.9–66.2	64.4–73.4
172.7	56.7–62.6	61.2–67.5	65.7–75.2
175.3	58.1–63.9	62.6–68.9	67.1–76.5
177.8	59.4–65.3	63.9–70.2	68.4–77.9
180.3	60.8–66.6	65.3–71.6	69.8–79.2
182.9	62.1–68.0	66.6–72.9	71.1–80.6

http://healthchecksystems.com/heightweightchart.htm

부록 16. 심장질환 단계

뉴욕심장협회(NYHA; New York Heart Association) 분류

최적의 치료 과정을 결정하기 위해 의사들은 뉴욕심장협회의 기능 분류 시스템에 따라 심부전 단계를 평가한다. 이 시스템은 증상을 일상생활 능력 및 환자의 삶의 질과 관련시킨다.

분류	환자의 증상
I 단계(약)	신체활동이 제한되지 않는다. 일상의 신체활동으로 인한 과도한 피로, 심계항진(palpitation), 호흡곤란(숨이참) 등이 일어나지 않는다.
II 단계(약)	신체활동이 약간 제한된다. 안정 시에는 편안한 상태이지만 일상의 신체활동이 피로와 심계항진, 호흡곤란 등을 일으킨다.
III 단계(중)	신체활동이 상당한 정도로 제한된다. 안정 시에는 편안한 상태이지만 가벼운 신체활동에도 피로나 동계, 호흡곤란 등이 일어난다.
IV 단계(강)	모든 신체활동에 불편함을 가진다. 안정 시에도 심부전 증상이 나타나고 약간의 신체활동에도 불편함이 가중된다.

부록 12. 남자 몸무게 표

사망률이 가장 낮은 25~59세 남자 체중(Kg)

(실내복 무게 2.3Kg과 신발 굽 2.5cm)

(단위 Kg)

신장(cm)	작은 체격	중간 체격	큰 체격
157.5	57.6–60.3	59.0–63.5	62.1–67.5
160.0	58.5–61.2	59.9–64.4	63.0–68.9
162.6	59.4–62.1	60.8–65.3	63.9–70.2
165.1	60.3–63.0	61.7–66.6	64.8–72.0
167.6	61.2–63.9	62.6–68.0	65.7–73.8
170.2	62.1–65.3	63.9–69.3	67.1–75.6
172.7	63.0–66.6	65.3–70.7	68.4–77.4
175.3	63.9–68.0	66.6–72.0	69.8–79.2
177.8	64.8–69.3	68.0–73.4	71.1–81.0
180.3	65.7–70.7	69.3–74.7	72.5–82.8
182.9	67.1–72.0	70.7–76.5	73.8–84.6
185.4	68.4–73.8	72.0–78.3	75.6–86.4
188.0	69.8–75.6	73.8–80.1	77.4–88.7
190.5	71.1–77.4	75.2–82.4	79.2–90.9
193.0	72.9–79.2	77.0–84.2	81.5–93.2

http://healthchecksystems.com/heightweightchart.htm

부록 13. 체격 크기 계산법

다음은 메트로폴리탄 생명보험(Metropolitan Life Insurance Company)이 체격 크기를 계산하기 위해 사용했던 방식이다.

1. 팔뚝이 몸통과 평행을 이룰 수 있도록 팔꿈치를 90도로 구부린 채 팔을 앞으로 뻗는 다.

2. 손가락을 곧게 펴고 손목 안쪽을 몸을 향하도록 위치시킨다.

3. 양쪽 팔꿈치에 돌출된 두 개의 뼈 위로 엄지와 검지를 올려놓은 다음 줄자나 캘리퍼 스(calipers)를 이용해 뼈의 간격을 측정한다.

4. 아래의 도표와 비교한다. 아래 도표는 중간 체격의 팔꿈치 치수이다. 특정 키의 팔꿈 치 치수가 표에 기재된 수치보다 작다면 작은 골격이며, 특정 키의 팔꿈치 치수가 표에 기재된 치수보다 크다면 큰 골격이다.

중간 체격의 팔꿈치 치수

(단위 cm)

남자 키	팔꿈치 치수	여자 키	팔꿈치 치수
157.5–160.0	6.4–7.3	147.3–149.9	6.4–6.4
162.6–170.2	6.7–7.3	152.4–160.0	5.7–6.4
172.7–180.3	7.0–7.6	162.6–170.2	6.0–6.7
182.9–190.5	7.0–7.9	172.7–180.3	6.0–6.7
193.0–182.9	7.3–8.3	182.9–182.9	6.4–7.0

부록 14. 65세 이상의 여자 몸무게 표

(출처: 미국의사협회지[JAMA] Vol 177, p.558)

(단위 Kg)

신장(cm)	65-69세	70-74세	75-79세	80-84세	85-89세	90-94세
147.3	54.0-65.7	50.4-62.1	50.0-60.8	–	–	–
149.9	54.5-66.2	51.3-63.0	50.4-61.2	45.0-54.9	44.6-54.5	–
152.4	54.9-66.6	53.1-63.9	50.9-62.6	48.6-58.5	45.9-55.8	–
154.9	55.4-68.0	53.1-64.8	51.8-63.5	49.1-59.9	46.8-57.6	–
157.5	56.3-68.9	54.5-66.2	53.1-64.8	50.4-62.1	48.6-59.4	48.2-59.0
160.0	57.2-69.8	55.4-68.0	54.5-66.2	51.8-63.5	50.4-61.2	48.2-59.0
162.6	58.5-71.1	57.6-69.3	55.4-68.0	53.6-65.3	51.8-63.5	48.6-59.4
165.1	59.4-72.9	58.5-71.1	56.7-69.3	54.9-67.5	54.0-65.7	50.4-61.2
167.6	61.2-74.7	59.4-72.9	57.6-70.7	56.7-69.3	55.8-68.4	52.2-63.9
170.2	63.0-76.5	61.2-74.7	59.0-72.5	58.5-71.1	57.6-70.2	–
172.7	64.4-78.8	63.0-76.5	–	–	–	–
175.3	66.6-81.0	64.8-79.2	–	–	–	–

부록 15. 65세 이상의 남자 몸무게 표

(출처: 미국의사협회지[JAMA] Vol 177, p.558)

(단위 Kg)

신장(cm)	65-69세	70-74세	75-79세	80-84세	85-89세	90-94세
154.9	57.6-71.1	56.3-68.9	55.4-68.0	-	-	
157.5	58.5-71.1	57.2-69.8	56.3-68.9	54.9-66.6	-	
160.0	59.0-68.0	58.1-70.7	57.2-69.8	54.9-67.5	54.0-65.7	
162.6	60.3-69.3	59.0-72.5	58.1-70.7	55.8-68.4	54.9-66.6	
165.1	61.2-74.7	60.3-73.8	58.5-72.0	57.2-69.8	56.3-68.9	52.7-64.4
167.6	62.1-76.1	61.7-75.2	59.9-73.4	58.5-71.1	57.6-70.2	54.0-66.6
170.2	63.0-77.4	63.0-76.5	61.2-74.7	59.4-72.9	58.5-72.0	54.9-67.5
172.7	64.4-78.8	63.9-78.3	62.6-76.1	60.8-74.3	59.9-73.4	56.7-69.3
175.3	66.2-80.6	65.7-80.1	63.9-78.3	62.6-76.1	61.7-75.2	58.5-71.1
177.8	67.5-82.8	66.6-81.9	65.7-80.1	64.4-78.8	63.0-77.4	60.3-73.8
180.3	69.8-85.1	68.4-83.7	67.1-82.4	66.6-81.0	64.8-79.2	62.6-76.1
182.9	71.6-87.8	70.2-85.5	69.3-84.6	68.9-84.2	66.6-81.9	
185.4	73.8-90.0	72.0-88.2	71.1-86.4	-	-	

색인 index

노인요양병원
완화의료 임상지침서

A Practical Guide to Palliative Care
by Jerry L. Old/Daniel L. Swagerty
Copublished by arrangement with Wolters Kluwer Health, Inc., USA
Copyright ⓒ 2007 by LIPPINCOTT WILLIAMS & WILKINS-a Wolters Kluwer business
Korean language edition ⓒ 2014 by Bookmark Publishing Co
KOREAN translation rights arranged through EntersKorea Co., Ltd., Seoul, Korea.
All rights reserved. This book is protected by copyright.

노인요양병원
완화의료 임상지침서

초판 1쇄 인쇄일 | 2014년 9월 26일
초판 1쇄 발행일 | 2014년 9월 30일

지은이 | Jerry L. Old, Daniel L. Swagerty
옮긴이 | 대한노인요양병원협회
펴낸곳 | 북마크
펴낸이 | 정기국
책임편집 | 김수진
디자인 | 서용석 안수현
마케팅 | 조은아
관리 | 안영미

주소 | 서울특별시 중구 퇴계로42길 26 (중앙빌딩 2층)
전화 | (02) 325-3691
팩스 | (02) 335-3691
홈페이지 | www.bmark.co.kr
등록 | 제 303-2005-34호(2005.8.30)

ISBN | 979-11-85846-05-7 (13510)
값 | 22,000원

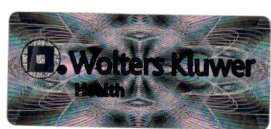